Wessinghage/Feil/Ryffel
Sportverletzungen von A–Z:
Gesundheitscoach

Die Autoren

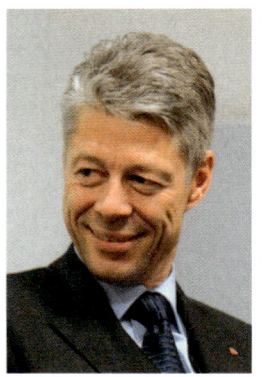

Professor Dr. Thomas Wessinghage

Facharzt für Orthopädie, Facharzt für Physikalische und Rehabilitative Medizin, Sportmedizin. Seit dem 1. Februar 2008 leitet er als Ärztlicher Direktor die Kliniken Medical Park Bad Wiessee St. Hubertus, Medical Park Bad Wiessee Am Kirschbaumhügel und Fachklinik Bad Wiessee. Er ist langjähriger Autor und Dozent für die Themenbereiche »Laufen«, Biomechanik, Orthopädie und seit 2008 Fachbereichsleiter der Deutschen Hochschule für Prävention und Gesundheitsmanagement in Saarbrücken. Professor Dr. Wessinghage hat verschiedene wissenschaftliche Forschungsprojekte geleitet, hat sich als Autor und Fernsehexperte einen Namen gemacht und führt seit rund 30 Jahren Bewegungs- und Gesundheitsseminare an verschiedenen Standorten durch. In den siebziger und achtziger Jahren war Thomas Wessinghage ein Ausnahmeathlet mit großen nationalen und internationalen Erfolgen über verschiedene Laufdistanzen (1500 m–5000 m).

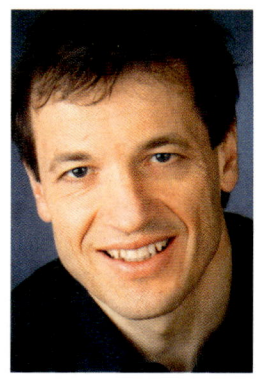

Dr. rer. nat. Wolfgang Feil

Biologe und Sportwissenschaftler, Vitalstoffexperte und Nährstoffberater. Er ist einer der führenden Vitalstoffexperten Deutschlands. Als Nährstoffberater mehrerer Nationalmannschaften, und Spitzensportler und Bundesligavereine bringt er diese immer wieder zu Spitzenleistungen. Seit 1995 ist er Leiter einer Forschungsgruppe Darmgesundheit und Neurodermitis, »Neurokid« sowie Dozent an der Universität Furtwangen. Außerdem hält er Seminare in Sachen Ernährung und Sport. Außerdem bildet er Physiotherapeuten an der Akademie für Physiotherapeuten in Fellbach aus. Der Autor mehrerer Bücher und zahlreicher Veröffentlichungen rund um die Themen Ernährung, Sport, Stoffwechselaktivierung, Wohlfühlgewicht ist selbst aktiver Ausdauersportler und Marathonläufer.

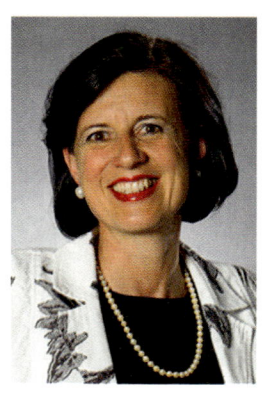

Jacqueline Ryffel

Fachapothekerin FPH Klassische Homöopathie sowie Geschäftsführerin und Herstellungsleiterin der Spagyros. Sie ist große Kennerin und Verfechterin der komplementärmedizinischen Heilmethoden, insbesondere der Homöopathie und Spagyrik. Seit 2008 ist sie Vizepräsidentin der Schweizerischen Ärztegesellschaft für Homöopathie. Als Gründerin des Schweizer Frauenlaufes hielt sie während 16 Jahren das OK-Präsidium inne. Zudem half sie bei der Gründung sowie beim Aufbau der Firma Ryffel Running mit. Sie ist beruflich wie privat seit vielen Jahren stark mit dem Spitzen- und dem Breitensport verknüpft. Den Ausgleich findet sie zusammen mit der Familie in der Natur beim Wandern, Pflanzensammeln, Joggen und Nordic-Walken.

Prof. Dr. Thomas Wessinghage
Dr. rer. nat. Wolfgang Feil
Jacqueline Ryffel

Sportverletzungen von A–Z: Gesundheitscoach

Von Schulmedizin bis Naturheilkunde:
- rasche Heilung
- bessere Regeneration
- schnell wieder aktiv

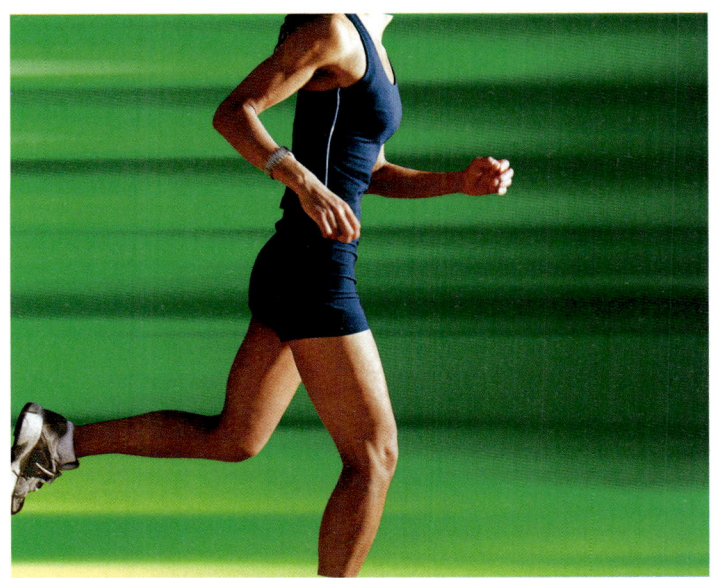

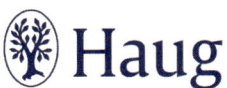

Inhalt

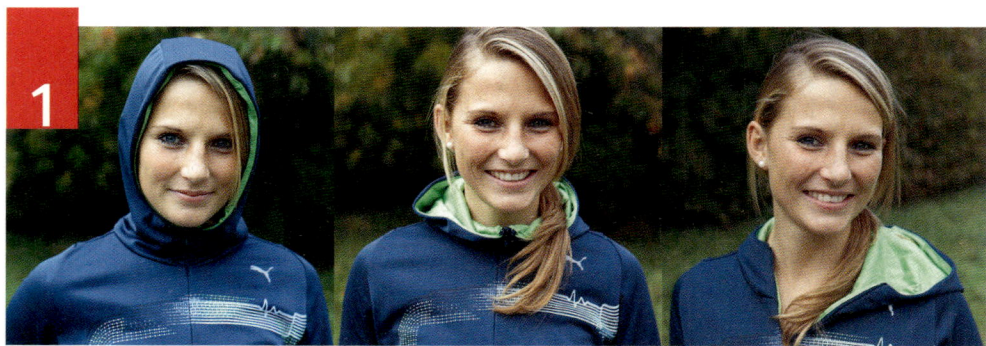

1

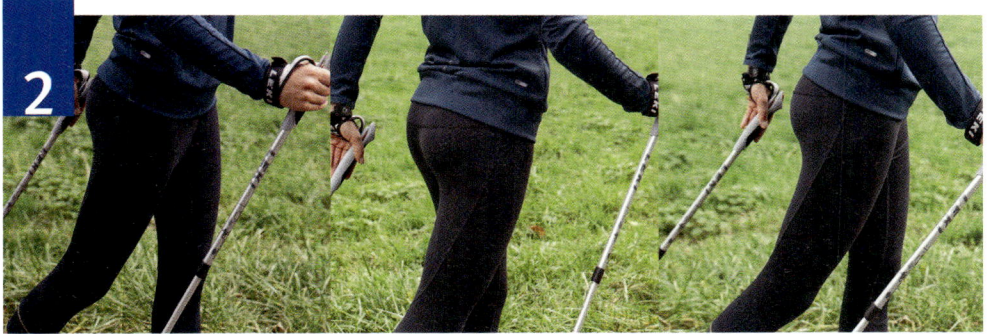

2

Krankheiten

Inhalt

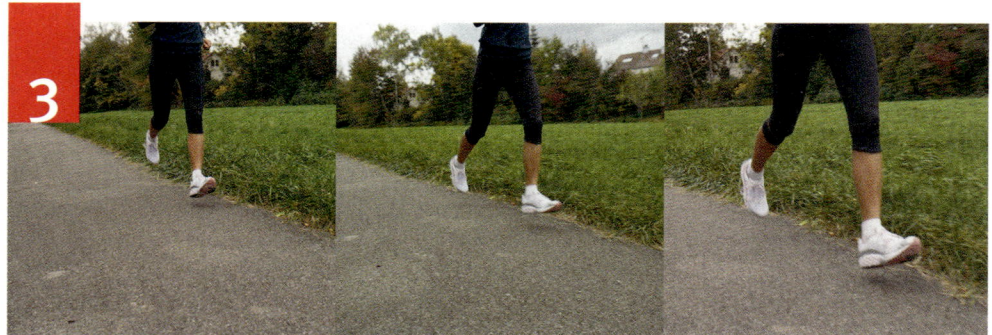

Symptome

Anhang

Liebe Leserin, lieber Leser,

Wenn Sie an Tipps für Ihre Gesundheit interessiert sind und diese gern sportlich in die Tat umsetzen möchten, gehören Sie zu einer Elite unserer Gesellschaft. Die meisten Menschen möchten heutzutage gesund sein, aber viel zu wenige sind bereit, dafür auch etwas zu tun. Und das, obwohl es wirklich nur kleiner Dinge bedarf, um einen großen Unterschied herbeizuführen.

Ausreichende Bewegung ist eine unverzichtbare Grundvoraussetzung für einen robusten, widerstandsfähigen und anpassungsfähigen Organismus. Gesunde Ernährung ist leicht zuzubereiten und kann geschmacklich ganz hervorragend sein. Wenn die nicht reicht, gibt es immer noch die Ernährungsmedizin. Und kleinere oder größere Befindlichkeitsstörungen lassen sich mit naturheilkundlichen Maßnahmen hervorragend lindern oder gar beseitigen.

Die Sportlergesundheit wird im vorliegenden Buch von verschiedenen Seiten ausführlich und integrativ beleuchtet. Somit handelt es sich bei diesem Buch um einen innovativen, neuen Ansatz, der den Inhalt eines Ratgebers mit kurzweilig verfasster, abwechslungsreicher Darstellungsweise verbindet.

Wir wünschen Ihnen viel Freude beim Lesen unseres Buches, noch viel mehr aber bei der möglichst regelmäßigen Umsetzung Ihrer Bewegungs- und Ernährungsziele im Alltag.

Herzlichst

Ihre Autoren

Prof. Dr. Thomas Wessinghage
Dr. Wolfgang Feil
Jacqueline Ryffel

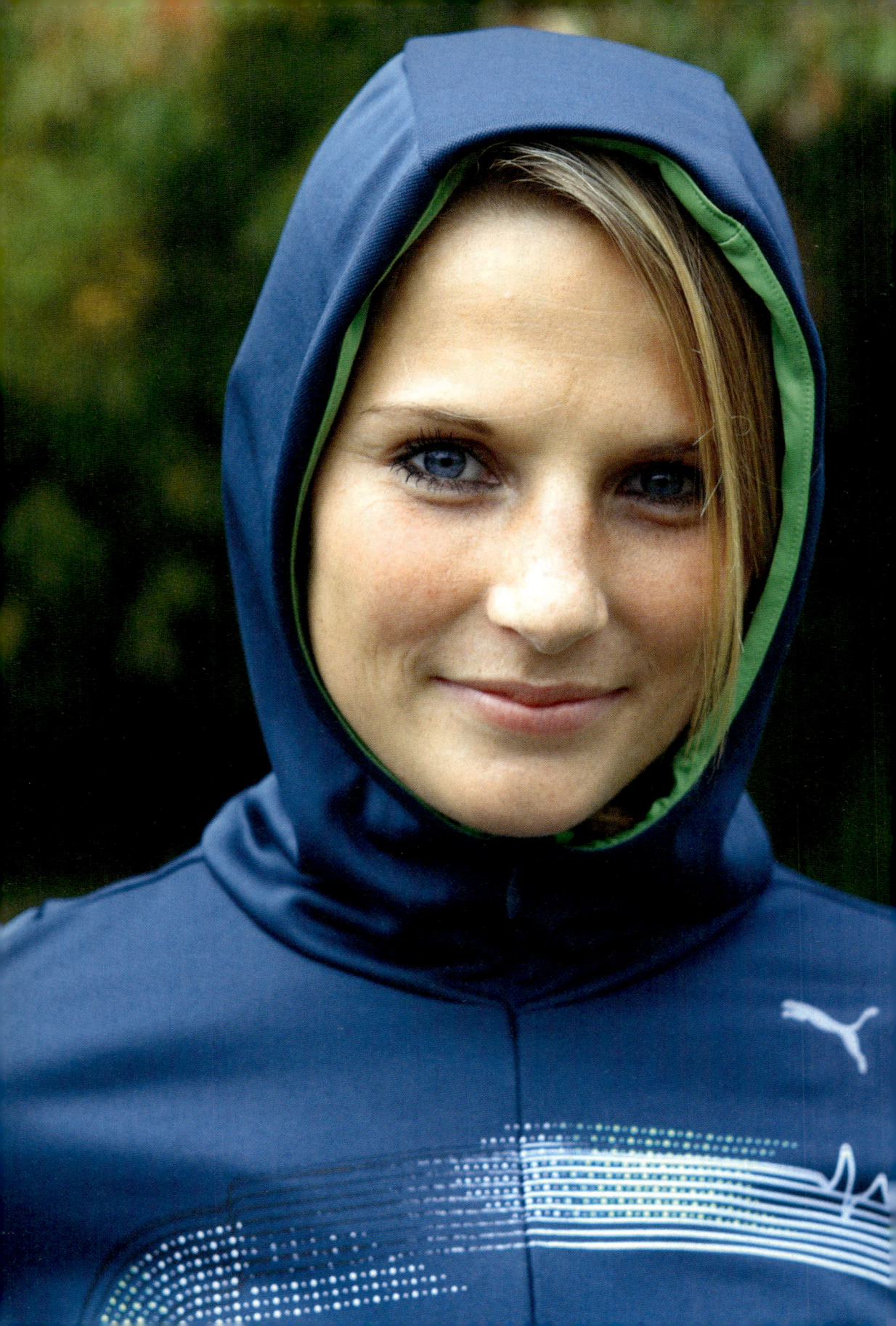

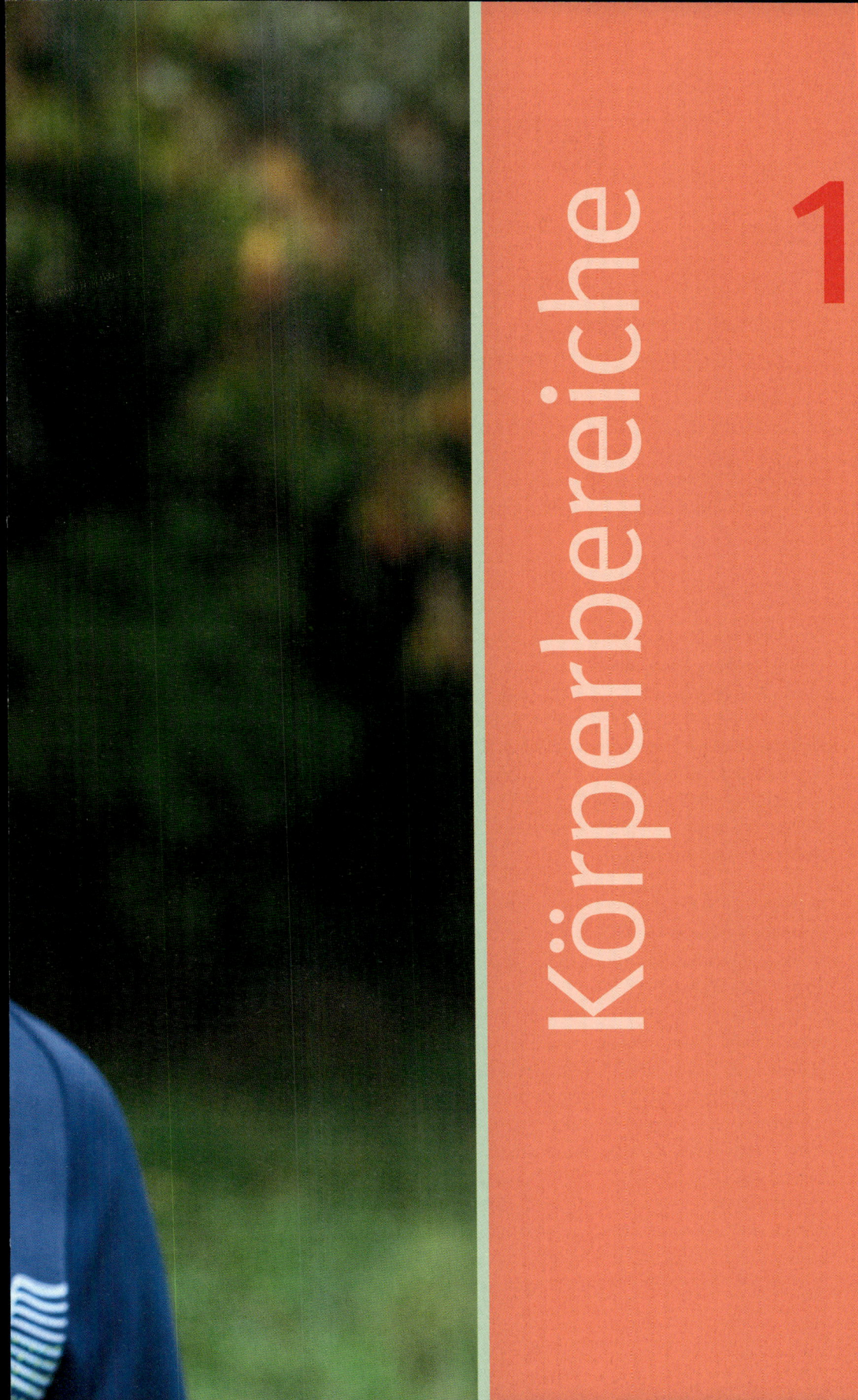

Körperbereiche

1

Bein

▶ **Schienbeinkantensyndrom**
▶ **Tibiakantensyndrom**
▶ **Reizung der Schienbeininnenkante**

Der menschliche Knochen ist generell von einer kräftigen Haut (der sogenannten Knochenhaut) überzogen. Lediglich an den Stellen, an denen andere Strukturen diesen Platz besetzen, wie beispielsweise Muskeln oder Sehnen, die am Knochen verankert sind, ist dieser Überzug unterbrochen.

Diagnose

Schmerzen in der Region der Schienbeine (Schienbeinkantensyndrom) werden oft auch als Knochenhautreizung bezeichnet. Wenn sie allerdings bei Läufern und noch dazu beidseits auftreten, handelt es sich in den meisten Fällen nicht um eine eigentliche Reizung der Knochenhaut, sondern um Beschwerden am Ansatz der überlasteten Unterschenkelmuskulatur.

Betroffen ist häufig vor allem der hintere Schienbeinmuskel (M. tibialis posterior). Er hat eine wichtige Funktion beim Laufen, da er in der Flugphase den Fuß in die Supinationshaltung zieht, d.h. den Fußinnenrand anhebt. Damit gelangt der Fuß in die geeignete Position, um die Dämpfung des Aufpralls vorzubereiten. Nach dem Aufsetzen des Fußes mit dem Fußaußenrand bewegt sich dieser in einer pronatorischen Bewegung (Absenken des Fußinnenrandes) in die Mittelstellung und ggf. darüber hinaus und benutzt den angespannten hinteren Schienbeinmuskel als elastisches Widerlager. Auf diese Weise entsteht ein »Bremsweg«, um die Bewegungsenergie beim Aufsetzen des Fußes dosiert abzubauen, gleichzeitig wird die Großzehe in die Belastungszone gebracht, um die Ab-

GUT ZU WISSEN

Überlastung des vorderen Schienbeinmuskels

Interessant in diesem Zusammenhang ist die ähnliche Situation bei einer Überlastung des vorderen Schienbeinmuskels (M. tibialis anterior), der an der Vorderseite des Unterschenkels entlang bis auf den Fußrücken zieht und den Fuß anhebt (Flex-Bewegung). Beim Aufsetzen des Fußes mit der Ferse kommt es zu einer Hebelbewegung des Fußes nach vorn, die umso stärker ausgeprägt ist, je kräftiger der Fuß vorher angehoben wurde. Ein zusätzlich verstärkendes Moment – beispielsweise eine stark ausgestellte, nach hinten vorkragende Sohle – kann die Hebelwirkung akzentuieren und den vorderen Schienbeinmuskel überfordern (sogenannte exzenrische Belastung).

stoßbewegung vorzubereiten. Es entstehen aber auch hohe Zugspannungen am Ursprung des hinteren Schienbeinmuskels – der inneren Schienbeinkante.

Sinnvoll beim Schienbeinkantensyndrom ist eine exakte klinische Diagnostik, auch der betroffenen Muskulatur, sowie eine Diagnose der auslösenden Mechanismen wie etwa dem Laufstil, dem Laufschuh, dem Trainingsgelände und der Trainingsmethodik, um eine gezielte Therapie einleiten zu können.

Was macht der Arzt?

Allgemeine entzündungshemmende Maßnahmen können die Symptome lindern, bekämpfen aber nicht die Ursache, sodass selbst bei erfolgreicher Behandlung mit dem Wiederauftreten gerechnet werden muss.

Was kann ich tun?

Ernährung und Vorbeugung
siehe S. 97, 218

Komplementärmedizin
Bei einem Gefühl »wie Schaben mit einem Messer an der Knochenhaut«, bei nächtlichem, empfindlichem Schmerz sowie Zugluft, die den Schmerz verschlimmert und Wärme, die ihn bessert, nimmt man das homöopathische Präparat Phosphoricum acidum C 30 (3 Gaben in 24 Stunden).

Stretching
Zum Stretching eignet sich die Übung 9 (Rücken-/Gesäßmuskel) S. 27 mit aufrechtem Oberkörper.

▶ Kompartmentsyndrom/Logensyndrom

Die Muskeln an Armen und Beinen werden durch derbe Faszienhüllen in sogenannte Logen zu Gruppen zusammengefasst. Diese Hüllen kann man sich als nicht dehnbare Strümpfe vorstellen, die u. a. für die äußere Form der Muskulatur verantwortlich sind. Am Unterschenkel gibt es beispielsweise 4 Kompartments für

- die Wadenmuskulatur (Zwillingswaden- und Schollenmuskel),
- die tiefe (Zehen-)Beugemuskulatur,
- die Wadenbein- (Peroneal-)muskulatur an der Unterschenkelaußenseite und
- die Schienbeinmuskulatur an der Unterschenkelvorderseite.

Glück gehabt

Im 5000-m-Finale der Europameisterschaften 1986 in Stuttgart wurde der Schweizer Markus Ryffel durch ein akutes Kompartmentsyndrom zur Aufgabe gezwungen. Zum Glück konnte der Schweizer Mannschaftsarzt durch eine gezielte medikamentöse abschwellende Behandlung die ansonsten nötige Operation verhindern.

Diagnose

Kommt es zu einer Schwellung der Muskulatur (z.B. ausgelöst durch eine Prellung bzw. einen Tritt), nimmt der Druck innerhalb ihrer Loge zu, was eine Störung der Durchblutung nach sich ziehen kann. Schmerzen und Schwellung des Unterschenkels sowie Taubheitsgefühl im Fuß können erste Symptome sein. Ein chronisches Kompartmentsyndrom äußert sich durch ständige, belastungsabhängige Schmerzen (z.B. regelmäßig an gleicher Stelle der Unterschenkelmuskulatur nach etwa derselben Dauer des Lauftrainings) und eine damit verbundene Verhärtung der Muskulatur.

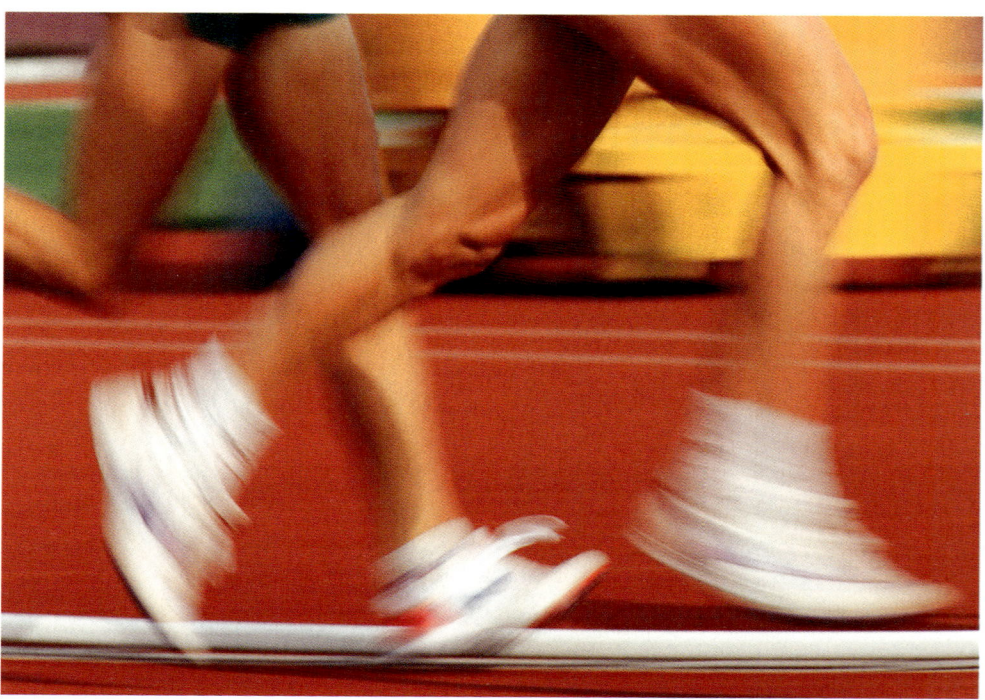

Wann zum Arzt?

Passiert dies kurzfristig innerhalb von Minuten bis Stunden, besteht die unmittelbare Gefahr, dass Muskelanteile aufgrund der Minderdurchblutung absterben. Im Falle eines solchen akuten Kompartmentsyndroms kann die sofortige Entlastung der Muskulatur durch einen Faszienschnitt erforderlich werden.

Was macht der Arzt?

Zunächst sollten physiotherapeutische Behandlungsmethoden wie Massagen, Unterwasserdruckstrahlmassagen oder Lymphdränagen eingesetzt werden. Auch Injektionen mit muskelentspannenden Medikamenten können lindernde bis heilende Wirkung haben. Dennoch kann auch bei chronischem Verlauf ein operativer Eingriff erforderlich werden, so geschehen bei nicht wenigen Weltklasseläufern.

Was kann ich tun?

Veränderungen im Trainingsprogramm wie intensives Stretching, Kräftigung der betroffenen Muskelgruppe bzw. ihrer Gegenspieler sind wichtig. Diese Maßnahmen haben auch vorbeugende Wirkung.

Ernährung und Vorbeugung
S. 97, 218

Komplementärmedizin
Zur Abschwellung nimmt man Arnica C30 (3 Gaben in 24 Stunden).

Physiotherapie
Physiotherapeutische Behandlungsmethoden wie Massagen, Unterwasserdruckstrahlmassagen oder Lymphdränagen sind sinnvoll und haben auch einen vorbeugenden Charakter.

Taping
Bei chronischen Beschwerden eignet sich Kinesiotape s. S. 62.

Knie

▶ **Kniescheibe/Patella**
▶ **Patella-Spitzensyndrom**
▶ **Chondropathia patellae**
▶ **Kniegelenksarthrose, Knorpelschaden**

Eigentlich besteht das Kniegelenk aus zwei, ja sogar drei Gelenken. Neben dem (inneren und äußeren) Gelenk zwischen Ober- und Unterschenkel ist das Gelenk zwischen Oberschenkel und Kniescheibe als funktionell eigenständig zu betrachten. Die Kniescheibe (Patella) dient zur Druckverteilung der Kraft, die der große, vierköpfige Oberschenkelstreckmuskel (M. quadriceps femoris) auf das Kniegelenk ausübt. Sie schützt also die Sehne vor dem Gelenk und umgekehrt. Da die Knieschiebe regelrecht in die Sehne eingelassen ist, spricht man oberhalb der Kniescheibe von der Quadricepssehne, unterhalb von der Patellarsehne. Letztere entspringt am unteren Kniescheibenpol, dort, wo die Patella in einer Spitze ausläuft und zieht zum Unterschenkel, wo ihr Ansatz zu einer oft kräftigen knöchernen Verdickung des Unterschenkels, der sog. Schienbeinrauigkeit (Tuberositas tibiae) geführt hat. Das Anspannen des M. quadriceps führt zu hohen punktuellen Belastungen an den knöchernen Befestigungspunkten der Sehne, insbesondere bei plötzlich auftretendem Muskelzug – z.B. beim Treppensteigen, beim schnellen Antritt oder Richtungswechsel (Tennis, Badminton) oder auch beim (Tor-)Schuss des Fußballers. Gerade bei Fußballspielern ist daher diese Verletzung nicht selten.

Diagnose

Typisch ist der zunehmende Schmerz bei Anspannung der Oberschenkelstreckmuskulatur gegen einen Widerstand, z.B. beim Treppabgehen, aber auch bei längerem Sitzen mit gebeugten Kniegelenken wie beispielsweise im Auto. Oft ist die Patellarsehne selbst druckempfindlich, gelegentlich spielt sich die Problematik aber auch nur am knöchernen Ansatz der Sehne ab. Bei genauer Untersuchung finden sich oftmals typische muskuläre Befunde. Meist sind es ein sehr kräftiger, verkürzter oder verhärteter Kniestreckmuskel und eine abgeschwächte Kniebeugemuskulatur, die zur dauerhaft erhöhten Druckbelastung der Kniescheibe führen und auch ein Patella-Spitzensyndrom verursachen können. Stehen die Veränderungen der Kniescheiben-Gelenkfläche im Vordergrund, spricht man von einer Patellofemoralarthrose (Chondropathia patellae).

Was macht der Arzt?

Lokale reizmindernde Maßnahmen wie Ultraschall, Eismassage oder Salbenverbände der Patella-Spitze können zusätzlich zur Selbsthilfe ergriffen werden. In der Regel haben sie aber keine heilende, sondern nur eine vorübergehende, das Symptom mindernde Wirkung. Ein weiteres, bewährtes Hilfsmittel ist der Patellarsehnen-Tapeverband, durch den ebenfalls eine Kniescheibenentlastung erzielt werden kann.

Was kann ich tun?

Die von Ihnen zu treffenden Gegenmaßnahmen sind vergleichsweise einfach, wenn sie nur frühzeitig genug angewendet werden. Durch Dehnung (Stretching) der Oberschenkelstreckmuskulatur auf der Vorderseite und Kräftigung der Beugemuskulatur auf der Rückseite des Oberschenkels kann das gestörte Gleichgewicht der kniegelenksnahen Muskulatur positiv beeinflusst, gegebenenfalls sogar wiederhergestellt werden. Das Krafttraining sollte ca. 3-mal wöchentlich durchgeführt werden, z. B. in Form der sogenannten hinteren Brücke. Zwei bis drei Serien mit 20 bis 30 Wiederholungen (beidbeinig oder einbeinig) stellen für viele Sportler eine angemessene Dosierung dar. Die Dehnung der Kniestreckmuskulatur (im Stand, bes-ser noch in Bauchlage) hingegen lässt sich täglich mehrmals absolvieren.

Ernährung und Vorbeugung
siehe S. 97, 218

Komplementärmedizin
Die Einnahme von Arnica C 30 (3 Gaben in 24 Stunden) kann hilfreich sein.

Stretching und Kräftigung
Zum Stretching eignet sich die Übung S. 24 oben. Zur Kräftigung eignen sich die Übungen (Bridging rückwärts) S. 82.

Tape
Patellarsehnen-Tape S. 62.

▶ **Reizung Tuberositas tibiae**
▶ **Ansatz Lig. patellae**
▶ **Insertionstendopathie**
▶ **Morbus Osgood-Schlatter**

Ein weiterer Ort hoher mechanischer Belastung am Unterschenkel ist die Schienbeinrauigkeit, an der die Kniescheibensehne (Lig. patellae) ansetzt. Bei Fußballern beispielsweise ist sie heftigen Zugbeanspruchungen ausgesetzt, auch bei abrupten Richtungswechseln wie bei Badminton, Squash, bei Fußballern im Wachstum kann daraus eine aseptische Knochennekrose (Morbus Osgood-Schlatter) entstehen.

Was kann ich selbst tun?

Auch hier gilt es, durch Dehnung (Stretching) der Oberschenkelstreckmuskulatur auf der Vorderseite und Kräftigung der Beugemuskulatur auf der Rückseite des Oberschenkels den Einfluss der Kniestreckmuskulatur zu dämpfen – am besten dauerhaft als trainingsbegleitende Maßnahme.

Ernährung und Vorbeugung
siehe S. 97, 218

Weniger Schmerzen durch Entzündungssenkung
Der Körper hat ein hohes Selbstheilungspotenzial. Er ist deshalb bestrebt, Verletzungen immer zu reparieren. Kaputte Zellstrukturen werden abgebaut und es kommt am Ort der Verletzung zu Entzündungsreaktionen mit mehr oder weniger ausgeprägter Wassereinlagerung (»ein Gelenk wird dick«). Hierbei werden Schmerzrezeptoren gereizt, die dieses Signal an das Gehirn weiterleiten. Dort wird es als Schmerz erkannt.

Entzündungsreaktionen laufen meist überschießend ab. Die Herunterregulierung überschießender Entzündungsreaktionen und Entzündungsstoffen kann deshalb Schmerzen entscheidend verringern. Entzündungssenkend wirken Omega-3-Fettsäuren (enthalten in Seefisch, besonders Hering und Makrele), Polyphenole (Grüner, Schwarzer Tee, Traubenschalen und gemahlene Traubenkerne, Walnüsse, Grünkohl, Vollkornweizen, Zwiebeln, Ingwer, Zimt, Curcuma) und Sulfide (Zwiebeln, Knoblauch, Schnittlauch).

Besonders wirksam sind Chili und Brennnessel, da diese Gewürze die Schmerzweiterleitung abschwächen. Das Auftragen dieser Wirkstoffe mithilfe von speziellen Wickeln oder Balsam ist auf S. 214 beschrieben.

Komplementärmedizin
Die Einnahme des homöopathischen Präparates Arnica C30 (3 Gaben in 24 Stunden) kann hilfreich sein.

▶ Meniskusverletzung/Meniskusschaden

Die Menisken sind 2 unscheinbare, gleichwohl höchst bedeutsame, annähernd C-förmige Gebilde im Kniegelenk. Der innere (mediale) Meniskus ist größer und weniger beweglich, der äußere (laterale) stärker gekrümmt, kleiner, beweglicher.

Ihre Konsistenz entspricht der eines Radiergummis, ihre Oberfläche ist glatt, eine feingewebliche Oberflächenstruktur lässt sich bei gesunden Menisken mit bloßem Auge nicht ausmachen.

Diagnose

Durch die Belastungen, denen das Knie im Leben eines Menschen ausgesetzt ist, altern die Menisken. Sie verlieren ihre Elastizität, werden spröder und verletzungsanfälliger. So kann es, gerade bei älteren Menschen, schon bei Bagatellbewegungen (leichtes Wegknicken, Stolpern, Verdrehen des Kniegelenkes) zu Meniskuseinrissen oder -abrissen kommen. Zu 95 % ist dabei der Innenmeniskus betroffen.

Vor allem aber sind es die häufigen, bei vielen Spielsportarten oft mehr oder weniger unbemerkt auftretenden Mikroverletzungen (Umknicken, Pressschlag, Kollision mit dem Gegner, Tackling, gefoult werden, den Ball nicht richtig treffen), wie sie bei Fußball, Handball, Basketball usw. an der Tagesordnung sind und die Lebensdauer eines Meniskus erheblich reduzieren können.

Was macht der Arzt?

Die moderne Mikrochirurgie hat aus der ehemals technisch schwierigen Operation einen Bagatelleingriff gemacht, der heute ambulant vorgenommen wird. Ziel des Operateurs ist es, so viel wie nötig (aber so wenig wie möglich) vom Meniskus zu entfernen, um eine ausreichende Restfunktion zu gewährleisten.

Was kann ich tun?

Ernährung und Vorbeugung
S. 97, 218

Komplementärmedizin
Die Einnahme des homöopathischen Präparates Arnica C30 (3 Gaben in 24 Stunden) kann hilfreich sein.

Tape
Stabilisierendes Knie-Tape bis zum Zeitpunkt der Arthroskopie.

▶ Kreuzbandriss, vorderer (vordere Kreuzbandruptur)

Der Riss des vorderen Kreuzbandes ist eine der schwersten Verletzungen des Kniegelenks überhaupt.

Vorderes und hinteres Kreuzband befinden sich im Inneren des Gelenkraumes (von außen nicht sicht- oder tastbar) und gehören zu seinen wichtigsten Strukturen. Vordergründig verhindern sie Falschbewegungen zwischen Unterschenkel (Schienbein) und Oberschenkel, insbesondere, dass sich der Unterschenkel gegen den Oberschenkel nach vorn oder hinten verschiebt.

Zusätzlich kommt den Kreuzbändern noch eine ganz besonders wichtige Funktion zu. Die Beugung und Streckung des Kniegelenkes stellt eine höchst komplizierte Kombination aus Roll- und Gleitbewegung dar. Der ständige, unaufhörliche Wechsel vom Rollen zum Gleiten und zurück hängt von funktionsfähigen (also vorhandenen, nicht gelockerten) Kreuzbändern ab. In dieser Funktion der Kreuzbänder ist möglicherweise auch die Hauptursache dafür zu sehen, dass eine unversorgte Kreuzbandverletzung früher oder später mit an Sicherheit grenzender Wahrscheinlichkeit in eine Arthrose des Kniegelenkes mit Bewegungseinschränkung und Schmerzen mündet.

Diagnose

Der Unfallmechanismus, der zur Kreuzbandverletzung führt, kann höchst unterschiedlicher Natur sein. Die Palette reicht von Bagatellbewegungen wie Stolpern, Ausrutschen auf glattem Untergrund, Verdrehen des Oberkörpers bei fixiertem Fuß, bis hin zu schweren Komplexverletzungen (Autounfall, Skiunfall). Daher ist die Diagnosestellung auch nicht immer einfach. Klinische Tests, wie manuelle Untersuchung des Kniegelenkes durch den Arzt, sind oft, aber nicht in jedem Falle aufschlussreich. Einfache Röntgenaufnahmen stellen nur die knöchernen Strukturen dar, geben also wenn überhaupt nur indirekte Hinweise auf eine Kreuzbandverletzung. Die Magnetresonanztomografie (MRT, NMR, Kernspintomografie) bildet die Verhältnisse am ruhenden Knie in hervorragender Weise ab, gibt aber keinen Hinweis auf die tatsächliche funktionelle Situation des Gelenkes. Am aufschlussreichsten ist letztlich die arthroskopische Untersuchung (Gelenkspiegelung), die jeder operativen Revision des Kreuzbandes vorangeht.

Was macht der Arzt?

Die modernen Operationsmethoden bei Kreuzbandverletzungen sehen einen Ersatz der zerrissenen Bandstrukturen vor. Das vordere Kreuzband ist in über 95 % der Fälle betroffen und wird heute sehr häufig einer operativen Behandlung zugeführt. Dabei wird das Kreuzband mit körpereigenem Sehnenmaterial ersetzt, entweder mit einem Drittel der längsgespaltenen Kniescheibensehne (Patellarsehne) oder mit der Sehne des halbsehnigen Muskels (M. semitendinosus) an der Oberschenkelrückseite. In der Regel wird die isolierte Sehne mithilfe von Bohrlöchern in Schienbein und Oberschenkel so fixiert, dass sie dem verletzten vorderen Kreuzband entsprechend durch das Kniegelenk verläuft. Man spricht von einer »vorderen Kreuzband-Ersatzplastik«.

Die Nachbehandlung ist bei der der minimal invasiven Operationsmethode einfacher geworden. Oft ist die freie Beweglichkeit schon bald nach der Operation erreicht. Reizzustände und Schmerzen sind in aller Regel gering. Eine Entlastung mit Gehstützen für wenige Wochen und das Tragen einer Orthese (Kniegelenksschiene) werden eigentlich nur noch aus Sicherheitsgründen gefordert, um das Knie und die implantierte Sehne vor zu früher Belastung zu schützen.

Bei erfolgreichem Kreuzbandersatz kann sich die volle Sportfähigkeit sehr weitgehend und praktisch für jede Sportart wieder einstellen, einen konsequenten Trainingsaufbau (Kraft, Beweglichkeit, Koordination, Ausdauer) über Monate vorausgesetzt. Das beweisen viele Beispiele von Spitzensportlern. Andererseits gibt es auch Sportlerkarrieren, die durch eine Kreuzbandruptur und einen nicht erfolgreichen Behandlungsversuch enden.

Insofern stellt sich immer wieder die Frage, ob eine Kreuzbandverletzung in jedem Falle operativ behandelt werden muss. Bei der Antwort auf diese Frage sind viele Faktoren zu berücksichtigen: z.B. spielen das Alter des Patienten, das zu erwartende Belastungsprofil (z.B. Sport), die Situation des verletzten Kniegelenks (Stabilität) usw. eine entscheidende Rolle. Eine nicht

GUT ZU WISSEN

Trainingsstart mit Vorsicht

Auf eine Besonderheit der Nachbehandlung einer solchen vorderen Kreuzband-Ersatzplastik muss aber noch hingewiesen werden. Zum Zeitpunkt der Operation wird das Sehnengewebe fest im Knochen fixiert. Im Laufe der folgenden Wochen wird die eingesetzte Sehne in neues, körpereigenes Sehnengewebe überführt. In dieser Phase des Gewebeumbaus sinkt die Belastungsfähigkeit des neuen Kreuzbandes. Damit ergibt sich das Paradox, dass der Patient seine steigende Fitness spürt, die Belastungsfähigkeit des operierten Kniegelenkes jedoch vorübergehend wieder nachlässt. Vor allem im Zeitraum zwischen der 6. und 16. Woche nach der Operation scheint die Gefährdung am höchsten zu sein. Es hat sich bewährt, in dieser Phase noch keine heftigen, ruckartigen oder mit hohem Krafteinsatz verbundenen Trainingsmaßnahmen durchzuführen.

geringe Zahl von Patienten kommt nach der Kreuzbandverletzung ohne operative Versorgung im Alltagsleben gut zurecht. Das Knie vermittelt einen ausreichend stabilen Eindruck, es gibt kein Wegknicken, keine Reizerscheinungen (Schwellung, Rötung, Überwärmung) und keine Schmerzen. Bei diesen Patienten kann zumindest zugewartet werden, um die weitere Entwicklung zu beobachten.

Bei Instabilitätszeichen und jüngeren, sportlich aktiven Menschen wird man aber prinzipiell zur Operation tendieren, weil die modernen Techniken eine größere Sicherheit und ein geringeres Arthroserisiko versprechen.

Was kann ich tun?

Ernährung und Vorbeugung
S. 97, 218

Komplementärmedizin
Die Einnahme des homöopathischen Präparates Arnica C 30 (3 Gaben in 24 Stunden) kann hilfreich sein.

Kräftigungsübungen
Bei chronischer Instabilität eignen sich die Übungen auf S. 82 (Bridging rückwärts).

Tape
Ein stützendes und stabilisierendes Tape bis zur operativen Versorgung und in der Nachbehandlungsphase, bei chronischer Instabilität auch vor besonderen Belastungen (Wanderungen, Sport).

Stretching für Läufer

Stretching gehört zu den bewährtesten und bei Läufern beliebtesten Entspannungsmaßnahmen. Während einer Belastung (Training oder Wettkampf) erhöht sich die Spannung der Muskulatur und ermöglicht eine höhere Leistungsfähigkeit. Stretching hat die Funktion, die Muskelspannung nach Belastungsende wieder zu reduzieren und damit die Regeneration von Muskulatur und Sehnen zu fördern. Gleichzeitig dient die Entspannung der Muskulatur dem Schutz der Gelenke.

Stretching gehört folglich an das Ende einer Belastung, kann allerdings auch Teil eines komplexen Aufwärmprogramms sein. Isoliert sollte Stretching nicht vor der Belastung angewendet werden.

Bei der statischen Übungsausführung wird die Spannung langsam aufgebaut, bis sie unangenehm zu werden beginnt. Stretching sollte nie Schmerzen verursachen. Die Dehnposition sollte zwischen 10 und 20 Sekunden gehalten werden. Ggf. 10–20 Sekunden Pause, dann 1–2 Wiederholungen.

Bei der dynamischen Übungsausführung kann sanftes, langsames Auf- und Abbewegen beim Stretching sinnvoll sein, wenn es als angenehm empfunden wird (keine heftigen Bewegungen). Dauer 20–30 Sekunden.

Stretching Wadenmuskulatur

Dehnung des Zwillingswadenmuskels (M. gastrocnemius)

Schrittstellung, ggf. werden die Hände an einer Wand abgestützt. Die Füße stehen parallel. Das vordere Kniegelenk wird gebeugt, das hintere kräftig durchgestreckt, sodass von den Schultern bis zur Ferse eine gerade Linie entsteht. Becken und Rumpf werden langsam nach vorn bewegt, bis sich die hintere Ferse vom Boden zu lösen beginnt. Dehnungsreiz i. d. R. im oberen Bereich der Wade.

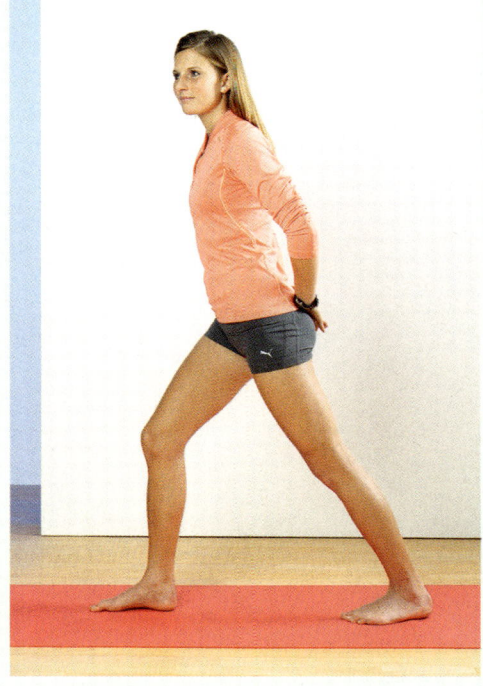

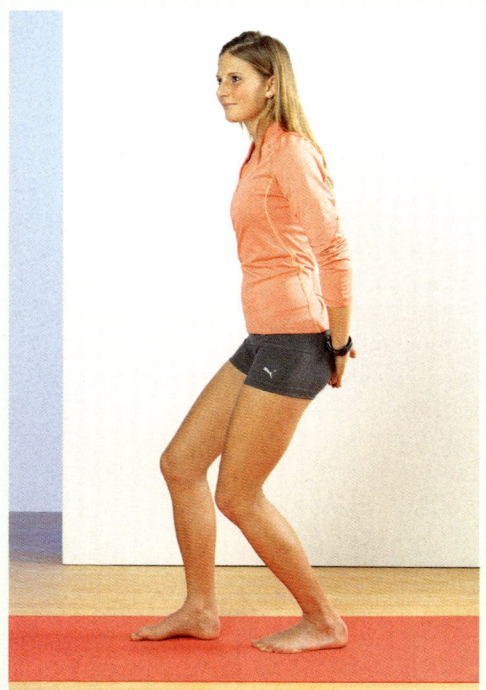

Dehnung des Schollenmuskels (M. soleus)

In gleicher Ausgangsstellung wird der hintere Fuß ca. 1 Fußlänge nach vorn gezogen (Schrittstellung etwas verkürzen). Das Körpergewicht ruht vermehrt auf dem hinteren Bein, das hintere Kniegelenk wird gebeugt. Dadurch maximale Dehnung der Achillessehne und des Schollenmuskels.

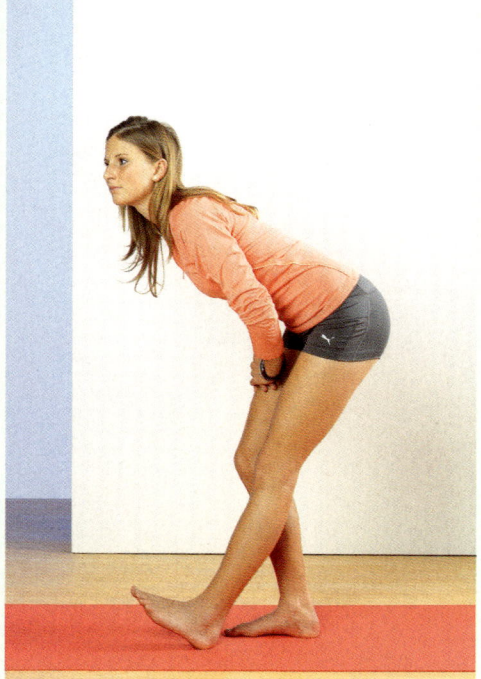

Stretching hintere Oberschenkelmuskulatur (stehend)

Dehnung der hinteren Oberschenkelmuskulatur (sog. ischiokrurale Muskulatur, Hamstrings)

In Schrittstellung, Körpergewicht auf dem hinteren Bein, wird das Kniegelenk des nach vorn gerichteten Beines kräftig gestreckt und mit der Ferse auf den Boden aufgesetzt. Das hintere Knie ist leicht gebeugt. Der Rücken wird gestreckt (leichte Hohlkreuzhaltung) und der Rumpf dann langsam nach vorn bewegt, bis sich im vorderen Bein einschl. Gesäß ein Spannungsgefühl zu entwickeln beginnt. Oft ist der stärkste Dehnungsreiz unterhalb der Kniekehle am Oberrand der Wade spürbar (Ansatz dieser Muskelgruppe).

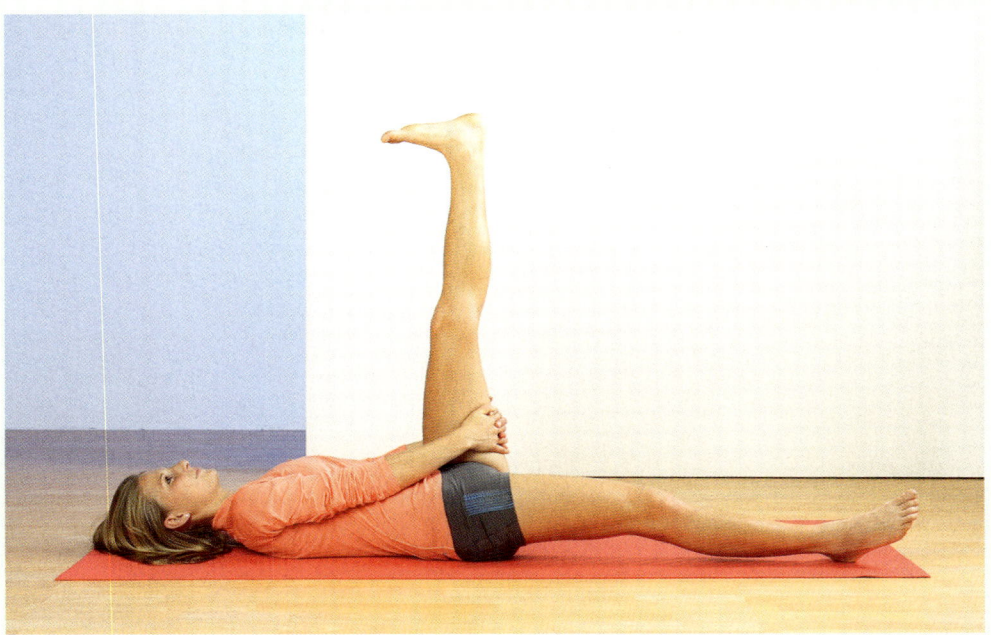

Stretching hintere Oberschenkel-muskulatur (liegend)

Dehnung der hinteren Oberschenkel-muskulatur (sog. ischiokrurale Muskulatur, Hamstrings)

In Rückenlage wird ein Bein gestreckt kräftig auf die Unterlage gedrückt, während das andere Bein im Hüftgelenk rechtwinklig gebeugt wird (Oberschenkel steht senkrecht, ggf. mit den Händen fixieren). Das Kniegelenk wird langsam gestreckt, sodass im Idealfall das obere Bein vollkommen senkrecht steht. Der Dehnungsreiz ist auf der Oberschenkelrückseite zwischen Gesäß und Kniekehle zu spüren.

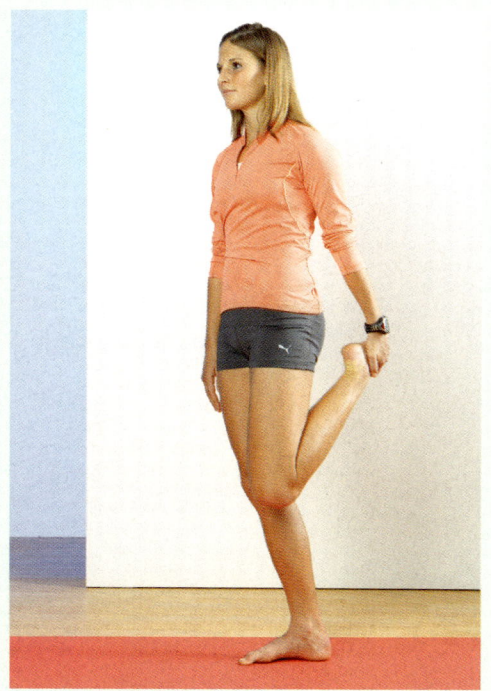

Stretching vordere Oberschenkelmuskulatur

Dehnung der vorderen Oberschenkelmuskultur (M. quadriceps, Kniestreckmuskel)
Sicherer Einbeinstand, Kniegelenk leicht gebeugt, Abstützen mit der freien Hand sinnvoll. Zunächst wird das Hüftgelenk des zu dehnenden Beines gestreckt (Bein nach hinten bewegen bzw. Becken nach vorn schieben). Anschließend wird das Knie gebeugt und die Ferse langsam in Richtung Gesäß gezogen. Die Kniegelenke sollten eng geführt werden (nicht abspreizen!).

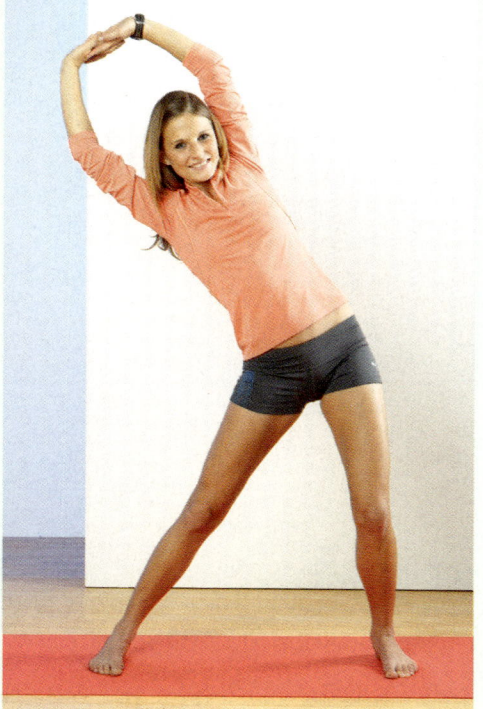

Stretching Oberschenkelinnenseite

Dehnung der Oberschenkelinnenseite (Adduktoren)
In Grätschstellung wird das Körpergewicht zunächst auf das rechte Bein verlagert, das Kniegelenk des rechten Beines wird gebeugt, das linke gestreckt. Der Rumpf wird nach links geneigt.
Anschließend Seitenwechsel.
Der Dehnungsreiz sollte an der Innenseite des gestreckten Beines auftreten.

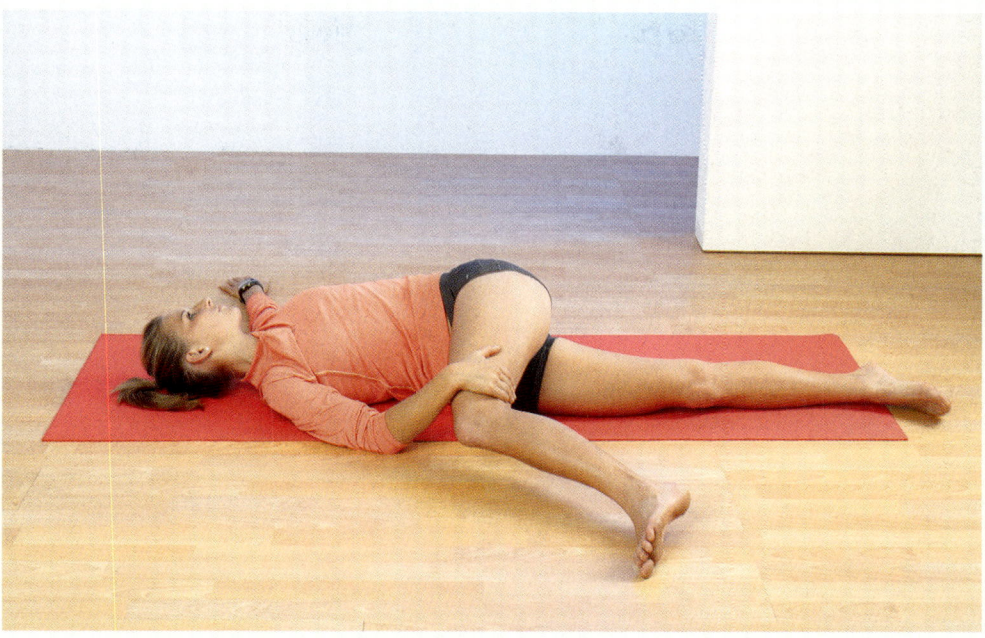

Stretching seitliche Gesäß-muskulatur

Dehnung der seitlichen Gesäßmuskulatur (M. gluteus medius)
In Rückenlage wird das in Hüfte und Knie rechtwinklig gebeugte Bein durch den gegenseitigen Arm zur Körpermitte und ggf. darüber hinaus gezogen.

Das Spannungsgefühl entwickelt sich in der Gesäßmuskulatur. Der Rücken bleibt flach auf der Unterlage.

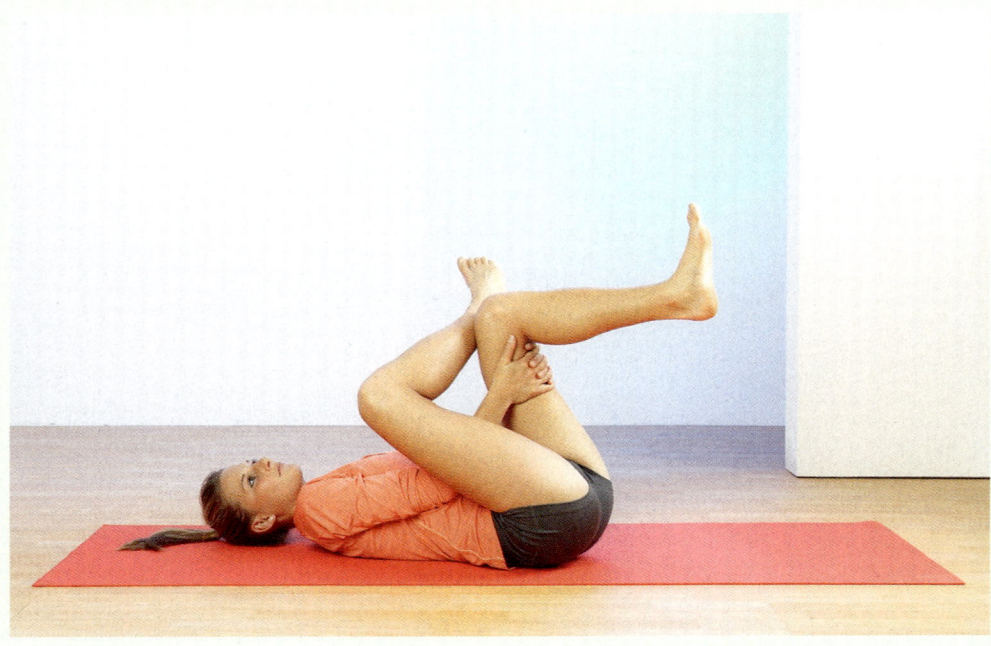

Stretching tiefe Gesäßmuskulatur

**Dehnung der tiefen Gesäßmuskulatur
(z. B. M. piriformis)**
In Rückenlage wird ein Bein im Hüftgelenk maximal gebeugt und nach außen gedreht, sodass der Außenknöchel auf dem gegenseitigen Oberschenkel knapp oberhalb des Knie-gelenks aufgesetzt werden kann. Dieses Bein wird ebenfalls im Hüftgelenk gebeugt und mit den Händen langsam körperwärts gezogen. Dadurch kommt es zur Dehnung der tiefliegenden Gesäßmuskulatur des gegenseitigen Beins.

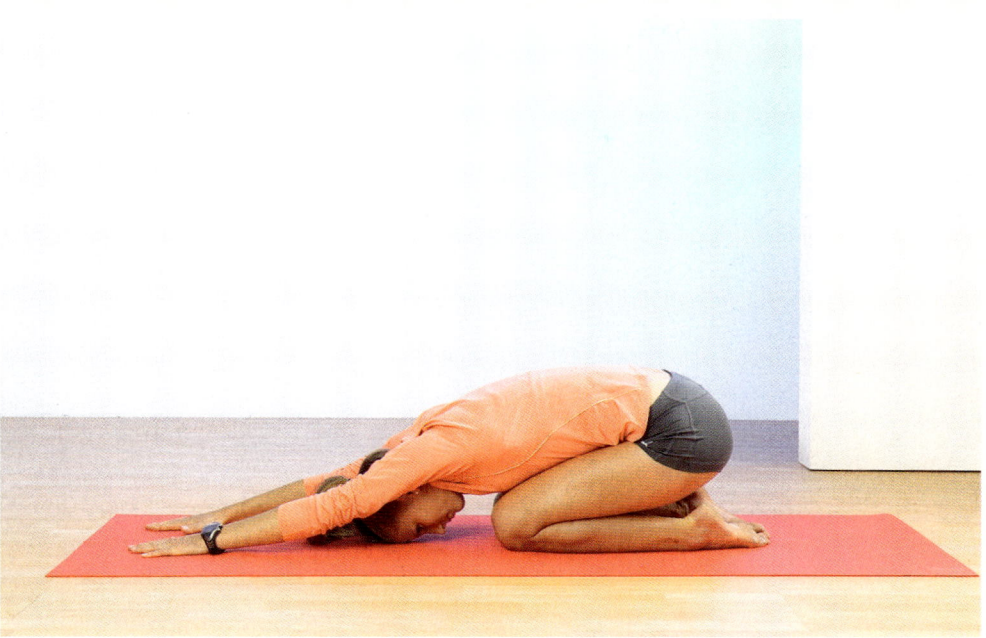

Stretching Rückenstreck- und Gesäßmuskulatur

**Dehnung Rückenstreckmuskulatur
(M. erector trunci) und Gesäßmuskulatur
(M. gluteus maximus)**
Im Kniestand werden beide Hände weit vor dem Körper auf dem Boden aufgesetzt, dann das Gesäß langsam auf die Fersen gesenkt.

Durch Anspannen der Rückenstreckmuskulatur wird der Rumpf gegen die Oberschenkel gedrückt, dann langsam entspannen und einen runden Buckel (»Katzenbuckel«) bilden. Langsame Ausführung, Muskelanspannung ggf. ohne sichtbare Bewegung.

Fuß, Sprung- und Fußgelenke

▶ **Achillessehne**
▶ **Achillessehnenreizung**
▶ **Achillessehnenriss**
▶ **Schleimbeutelentzündung am Achillessehnenansatz (Tuber calcanei)**
▶ **Insertionstendopathie**

Hinter den Überlastungsschäden der großen Sehne, die Wadenmuskulatur und Fuß miteinander verbindet, verbirgt sich eines der häufigsten und schwierigsten Probleme der Sporttraumatologie. So vielschichtig sind die möglichen Ursachen einer Achillessehnenreizung, dass deren Aufzählung an dieser Stelle stichwortartig erfolgen muss:

- Fußfehlstatik (wie Knick-Senk-Fuß oder Hohlfuß)
- Beinachsenfehler (wie starkes O- oder X-Bein)
- Verkürzungen der Wadenmuskulatur (Zwillingswadenmuskel, Schollenmuskel)
- Beinlängendifferenz
- Wirbelsäulenprobleme unterschiedlichster Art, von der Verkrümmung oder anders gearteten strukturellen Veränderung bis hin zu banalen Rückenschmerzen ohne nachweisbare Ursache
- traumatische Gründe (Umknicken im Sprunggelenk, Fouls beim Mannschaftssport usw.)
- falsche (weil z. B. nicht passende) Sportschuhe und viele andere Gründe mehr …

Die Funktion der Achillessehne ist als Teil eines komplexen und durch das moderne Leben (viel Sitzen, wenig Bewegung) erheblich beeinträchtigten Bewegungssystems zu verstehen. Wenn in der heutigen Industriegesellschaft die Rückenschmerzen zunehmen, dann ist das gleichbedeutend mit einem höheren Risiko von Achillessehnenproblemen. Die Achillessehne findet sich quasi an der Stelle der höchsten punktuellen Belastung der hinteren Funktionskette – also des Zusammenwirkens von Rückenstreckmuskulatur, Gesäßmuskulatur, hinterer Oberschenkelmuskulatur und Wadenmuskulatur – die ihrerseits wiederum eng mit der vorderen Kette (Bauchmuskulatur, Hüftbeuger, Oberschenkelstreckmuskulatur, Schienbeinmuskulatur) verknüpft ist.

Diagnose

Vielfach treten Achillessehnenbeschwer-den schleichend und zunächst kaum spür-bar auf, häufig sind sie nur kurz morgens nach dem Aufstehen zu spüren. Dann wer-den die Schmerzen ein bisschen häufiger, ein bisschen intensiver, bis sie Sport und Alltagsleben erheblich beeinträchtigen und gegebenenfalls für eine wochen- bis monatelange Sportpause verantwortlich sein können. Häufigste Verletzungsorte an der Achillessehne sind der Übergang vom Muskel zur Sehne (8 %), die engste Stelle der Achillessehne (90 %) und der Ansatz am Fersenbein (2 %).

In diesen Fällen reagiert zunächst nicht die Sehne selbst auf die Fehlbelastung, sondern das sie umgebende Gleitgewebe. Es schwillt an, oft lassen sich Rötung und Überwärmung nachweisen. In diesem Sta-dium kann die Sehne noch vollkommen unversehrt sein, kann aber auch bereits erste degenerative Veränderungen auf-weisen. Darunter werden Veränderungen der Faserstruktur verstanden, die mit Störungen des lokalen Stoffwechsels und einer Beeinträchtigung der Belastbarkeit verbunden sind und in den Anfangsstadi-en oft unbemerkt verlaufen. Im weiteren Verlauf (Wochen, Monate, Jahre) können diese Reaktionen der Sehne selbst stärker werden und beispielsweise zu einer so-genannten spindelförmigen Auftreibung (= Verdickung) führen.

Spätestens in diesem Stadium sind dann Druck- und/oder Belastungsschmerzen spürbar, die in aller Regel sehr hartnäckig sind. Im Zentrum der Schwellung finden sich abgestorbene Sehnenfasern (nekro-tische Bezirke), sodass die Sehne an ih-rer dicksten Stelle sogar ihre schwächste Stelle haben kann. In diesen Fällen ist bei plötzlichen, heftigen Bewegungen ein Riss der Sehne nicht auszuschließen.

Tipp

Ein Leitsatz

Eine gesunde Sehne reißt nicht! Dieser Leitsatz kann viele unerwartete und den Patienten völlig unvorbereitet treffende Achillessehnenrisse erklären. Wenn eine Bagatellbewegung, wie etwa ein Fehltritt, das Verfehlen einer Treppenstufe oder das ruckartige Anheben eines schweren Gegen-standes aus der Hocke, zum Achillessehnenriss führt, war diese Sehne vorgeschä-digt – leider oftmals unmerklich.

Daher ein persönlicher Rat am Rande: Wie so oft ist Vorbeugen besser als Heilen. Ausreichendes Auf- und Abwärmen, regel-mäßiges und richtiges (!) Stretching, die angemessene Mischung von Belastung (Training und Wettkampf) und Regenerati-on, überhaupt ein vernünftiger Trainings-aufbau sind die beste Prophylaxe gegen Überlastungsschäden jeder Art.

Was macht der Arzt?

Die sinnvollste therapeutische Maßnahme ist es, die Ursache der Achillessehenenreizung zu erkennen und zu beseitigen. Leider ist gerade das oft sehr schwierig, zumal individuelle Auffälligkeiten nicht in allen Fällen gleich zu bewerten sind. Mit anderen Worten: Wenn der Sportler A von einer stützenden Schuheinlage profitiert, brauchen die Achillessehnenbeschwerden des Sportlers B noch lange nicht genauso positiv auf Einlagen zu reagieren. Sogar das Gegenteil kann der Fall sein.

Neben der Vielzahl der möglichen Ursachen und der entsprechenden ursächlichen Behandlungsmaßnahmen wird das Bild aber auch dadurch kompliziert, dass nicht selten einfache symptomatische Behandlungen, z.B. entzündungshemmende Maßnahmen, gute Erfolge erbringen. Im

Falle der Achillessehnenreizung haben sich beispielsweise Dehnungen der Wadenmuskulatur (Zwillingswadenmuskel und Schollenmuskel separat!), tiefe Querfriktionen, Ultraschallbehandlungen (durch den Physiotherapeuten) und Eisanwendungen bewährt. Ergänzend können Medikamente eingesetzt werden, die den prinzipiellen Nachteil haben, dass sie die Symptomatik verschleiern: die Schmerzen lassen gegebenenfalls nach, ohne dass eine wirkliche Besserung (Heilung) eingetreten wäre. Injektionen an der Achillessehne (allenfalls in das umgebende Gleitgewebe) sind mit besonderer Zurückhaltung einzusetzen. Letztlich können falsche Behandlungen, beispielsweise die Injektion von Kortikoidpräparaten in die Sehne hinein, die nachhaltige Schwächung und sogar den Riss einer Sehne nach sich ziehen.

Was kann ich tun?

Ernährung und Vorbeugung
siehe S. 97, 218

Komplementärmedizin
Wenn fortgesetzte Bewegung und Wärme bessern, Ruhe und der Beginn der Bewegung aber die Beschwerden verschlimmern, kann man Rhus tox. C30 (während 5 Tagen täglich eine Gabe à 5 Globuli) verwenden.

Stretching und Kräftiungsübungen
Zum Stretching eignet sich die Übung S. 22 oben. Zur Kräftigung steht man mit dem Vorfuß auf einer Treppenstufe, hebt den Körper in den Zehenstand und senkt ihn wieder ab (15 Wiederholungen in 1–3 Serien).

Tape
Ein stabilisierender und entlastender Tapeverband oder Kinesiotape S. 62 können hilfreich sein.

▶ ## Distorsion oberes Sprunggelenk
▶ ## laterale Band-Kapsel-Ruptur
▶ ## Umknicken, Verstauchung

Das obere Sprunggelenk ist ein Scharniergelenk, in dem die Auf- und Abbewegungen des Fußes (Fuß nach oben ziehen/»Flex«, Fuß nach unten strecken/»Point«) um eine fest definierte Gelenkachse erfolgen. Die Bewegung wird seitlich durch den Bandapparat gesichert, der unterhalb von Innen- und Außenknöchel verläuft. Die Distorsion des oberen Sprunggelenkes (Umknicken, Verstauchung) ist sicherlich eine der häufigsten Akutverletzungen bei Sporttreibenden. Besonders gefährdet sind beispielsweise Mannschaftssportler wie Basketballer und Volleyballer, bei denen sich das Risiko noch dadurch erhöht, dass die ständigen Sprungbelastungen in unmittelbarer Nähe von Mit- und Gegenspielern erfolgen. Ein häufiger Verletzungsmechanismus ist daher die Landung auf dem Fuß eines anderen Spielers. Fußballer sind beim Tackling besonders gefährdet, Handballer beim »Infight« in der Deckung am Kreis, bei der die Spielanlage prinzipiell wenig Raum und unvermeidliche Kollisionen bedingt. Viele Spieler versuchen, das Verletzungsrisiko von vornherein durch die Verwendung geeigneter Schienen (Air-Cast) oder Bandagierungen (Taping) zu verringern.

Aber auch der Individualsportler ist gefährdet, zum Beispiel beim entspannten Laufen auf unebenem Untergrund (Waldboden, Trail Running), bei dem die Konzentration sich möglicherweise mehr auf die Schönheiten der Natur als auf die Sicherheit des Auftritts richtet. Dann ist es schnell passiert: Der Fuß knickt nach außen im Sinne einer Inversionsbewegung um. Darunter versteht man eine Bewegung des Fersenbeines im O-Bein-Sinne. Normalerweise wird diese Bewegung durch den Kapsel-Band-Apparat an der Außenseite des Sprunggelenkes gehemmt. Ist die Krafteinwirkung jedoch zu vehement, kommt es zur Überdehnung oder gar zum Zerreißen der Bänder.

Diagnose

Zuerst ist stets das vordere Sprungbein-Wadenbein-Band (Ligamentum talofibulare anterius) betroffen, das den Außenknöchel nach schräg vorn unten mit dem Sprungbein (Talus) verbindet. Danach kommt das Fersenbein-Wadenbein-Band (Ligamentum calcaneofibulare) an die Reihe, das von der Außenknöchelspitze senkrecht nach unten zum Fersenbein zieht. Als letzte Bastion dient das hintere Sprungbein-Wadenbein-Band (Ligamentum talofibulare posterius), das hinter dem Außenknöchel in nahezu waagerechter Richtung verläuft.

> Eine derartige Verletzung ist wahrlich keine Bagatelle, auch wenn nach einigen Tagen die Schwellung zurückgehen mag und normales Gehen, ja sogar oftmals leichtes Joggen bald wieder möglich sind. Die Gefahr liegt in einer langfristigen Instabilität des Sprunggelenkes mit unangenehmen Folgen, bis hin zum möglichen Gelenkverschleiß, der sogenannten posttraumatischen Arthrose.

Was macht der Arzt?

Wenn sich ein Bluterguss zeigt, sollte der Arzt durch eine Röntgenuntersuchung eine knöcherne Verletzung (z.B. Abriss der Außenknöchelspitze) ausgeschlossen werden. Ist der Knochen heil geblieben, ist von Band-(teil-)rissen auszugehen.

In einem solchen Falle benötigt der Organismus etwa 6 Wochen bis zur stabilen Ausheilung der Verletzung. In dieser Phase sollte das obere Sprunggelenk nicht bewegt werden – wohl aber der Rest des Beines! Ein Gipsverband ist daher weniger sinnvoll. Stattdessen empfiehlt sich eine konsequente (Tag und Nacht!) Schienenbehandlung, wobei allerdings darauf zu achten ist, dass das obere Sprunggelenk konsequent (also auch der Mittelfuß!) ruhig gestellt ist. Denn schon leichte Beuge- und Streckbewegungen des Fußes, vermeintlich ohne Belastung der Seitenbänder, üben eine Zugbeanspruchung auf den verletzten Bandapparat aus und können daher die Bildung einer straffen, belastbaren Narbe beeinträchtigen.

Eine operative Behandlung ist heute eher die Ausnahme und bringt in aller Regel keine, vor allem keine zeitlichen Vorteile gegenüber der Schienenbehandlung.

Was kann ich tun?

Im akuten Falle sollten Sie unmittelbar die PECH-Regel anwenden:
P = Pause (sportliche Aktivität unmittelbar abbrechen)
E = Eis (Kühlung, z.B. mit kaltem Wasser, nicht zu stark abkühlen)
C = Compression (milder Druckverband)
H = Hochlagerung (Blutabfluss fördern, Blutstau vermeiden)

Ernährung und Vorbeugung
siehe S. 97, 218

Komplementärmedizin
Wenn fortgesetzte Bewegung und Wärme bessern, Ruhe und der Beginn der Bewegung aber die Beschwerden verschlimmern, kann man Rhus tox. C 30 (während 5 Tagen täglich eine Gabe à 5 Globuli) verwenden.

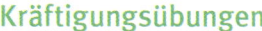

Kräftigungsübungen

Fußgymnastik in jeder Form (Barfußlaufen, Fußkreisel, Eimer mit Mainskörnern etc.) zur Kräftigung von Fuß- und Unterschenkelmuskulatur.

Tape

Bei akuten Ereignissen hilft ein stabilisierender Tape-Verband (Achtung: Schwellungsneigung!), ggf. über insgesamt 6 Wochen alle 2 bis 3 Tage wiederholen), ebenso bei chronischer Instabilität vor besonderen Belastungen (Sport).

▶ Reizung der Plantarsehne (Plantarfasciitis)
▶ Reizung des Lig. plantare longum

Die Plantarsehne (Fußsohlensehnenplatte, Plantaraponeurose) ist eine flache, breite, oberflächlich liegende Sehne, die sich vom Fersenbein bis zu den Zehengrundgelenken erstreckt. In einer tieferen Schicht verläuft das Ligamentum plantare longum, das »lange Fußsohlenband«, das ebenfalls vom Fersenbein zu den Mittelfußköpfchen zieht und zusätzlich kräftige Faserzüge zum Würfelbein (Os cuboideum) aufweist.

Diagnose

Beide Strukturen dienen vor allem der passiven Verspannung des Fußlängsgewölbes, bieten aber auch den kleinen Muskeln der Fußsohle (Zehenbeugemuskulatur) Halt. Überlastung droht bei schwachem Fußgewölbe (Senkfuß, Knick-Senk-Fuß, Plattfuß). Durch dauerhaften Zug und Druck in der Ursprungsregion am Fersenbein kann sich sogar ein stiftförmiger Knochenvorsprung bilden, der als plantarer (unterer) Fersensporn bezeichnet wird und zu hartnäckigen Reizerscheinungen Anlass geben kann.

Was macht der Arzt?

Die Behandlung von derartigen Beschwerden sollte stets zweigleisig erfolgen. Zur raschen Linderung der Symptome gehört zunächst die Erkundung der Ursachen, wie etwa falsche, nicht passende oder zu harte Schuhe, aber auch ungewohnte Belastungen z. B. beim Sport oder eine rasche Gewichtszunahme. Als Sofortmaßnahme kann eine Weichbettung des schmerzhaften Bezirks genauso dienen wie lokale physiotherapeutische Maßnahmen (Massage, Eis, Ultraschall, Dehnungen usw.). Darüber hinaus gilt es, das Fußgewölbe zu stützen, z. B. mit orthopädischen Schuheinlagen.

Auch die Operation als quasi letzte Instanz bei der Behandlung chronischer Beschwerden durch einen knöchernen Fersensporn wird auf Dauer nur dann erfolgreich sein, wenn zuvor die auslösenden Faktoren beseitigt werden konnten.

Was kann ich tun?

Vor allem durch Kräftigung wie etwa Fußgymnastik, Barfußgehen und -laufen können Sie das Fußgewölbe stützen und stabiler und leistungsfähiger machen.

Ernährung und Vorbeugung
siehe S. 97, 218

Komplementärmedizin
Die Einnahme des homöopathischen Präparates Arnica C 30 (3 Gaben in 24 Stunden) kann hilfreich sein.

Kräftigungsübungen
Fußgymnastik in jeder Form (Barfußlaufen, Fußkreisel, Eimer mit Maiskörnern etc.) zur Kräftigung von Fuß- und Unterschenkelmuskulatur.

Tape
Hilfreich ist ein stabilisierender entlastender Tape-Verband des ganzen Fußes.

▶ Fersenbein (Calcaneus)
▶ Fersensporn

Der hintere Fersensporn ist eine Reaktion des Knochens am Ansatz der Achillessehne. Durch erhöhten Zug dieser starken Sehne kommt es zu knöchernen Anbauten.

Diagnose

Diese Anbauten, die eigentlich den Sehnenansatz verstärken, können langfristig aber mechanische Probleme verursachen, die sich durch Druck, Reibung und Entzündungen äußern.

Was macht der Arzt?

Eine wirklich *moderne* Behandlungsmethode ist eine *ursächliche* Behandlungsmethode, die nicht nur lokale Symptome vermindert, sondern langfristigen Erfolg sichert. Ein einmal entfernter Fersensporn wird mit großer Wahrscheinlichkeit wiederkommen, wenn die Ursachen für seine Entstehung nicht beseitigt werden. Und diese stecken in den eigenen Fähigkeiten bzw. Schwächen, wie zum Beispiel einer Überforderung der Wadenmuskulatur (Verkürzung, gestörte Kraftverhältnisse), im Bewegungsverhalten (Laufstil, Trainingsgelände), in der Trainingsmethodik (Häufigkeit, Umfang und Intensität des Trainings usw.). Auch Veränderungen der Fußgewölbe (Hohlfuß, Senkfuß, Knickfuß) können Fehlbelastungen zur Folge haben.

GUT ZU WISSEN

Gleichgewicht herstellen

Die Erfolg versprechenden Änderungsmöglichkeiten liegen also weniger in der Art der medizinischen Gegenmaßnahme (Tablette oder Spritze) noch in deren Dosierung, um langfristig wieder beschwerdefrei laufen zu können. Die Änderungen haben vielmehr das Ziel, das Gleichgewicht von Belastung und Regeneration wieder herzustellen. Dieses therapeutische Ziel kann auch nicht durch orthopädische Hilfsmittel wie Einlagen, Bandagen o.Ä. ersetzt – wohl aber ergänzt! – werden.

Was kann ich tun?

Ein paar kleine Tipps aus der Praxis:
- Dehnen Sie intensiv täglich mehrmals Ihre Wadenmuskulatur (hintere Unterschenkelmuskulatur).
- Kräftigen Sie Ihre Schienbeinmuskulatur (vordere Unterschenkelmuskulatur).
- Kühlen Sie Fersenbein und die Sehne (nach dem Dehnen) täglich mit kaltem Wasser oder Eis.
- Dosieren Sie Ihr Training angemessen, nutzen Sie regenerationsfördernde Maßnahmen.
- Laufen Sie lieber häufiger kurze Strecken als seltener lange Strecken.
- Kräftigen Sie Ihre Rumpfmuskulatur.

Ernährung und Vorbeugung
siehe S. 97, 218

Komplementärmedizin
Die Einnahme des homöopathischen Präparates Arnica C 30 (3 Gaben in 24 Stunden) kann hilfreich sein.

Stretching und Kräftigungsübungen
Zum Stretching eignet sich die Übung S. 22 oben. Zur Kräftigung steht man mit dem Vorfuß auf einer Treppenstufe, hebt den Körper in den Zehenstand und senkt ihn wieder ab (15 Wiederholungen in 1–3 Serien).

Tape
Ein stabilisierender und entlastender Tape-Verband oder Kinesiotape S. 62 können hilfreich sein.

Interview mit Dr. Thomas Wessinghage

Der Facharzt für Orthopädie und Ausnahmeathlet mit internationalen Erfolgen über verschiedene Laufdistanzen gibt in diesem Gespräch Tipps für den Umgang mit Sport.

Welche Auswirkungen hat mein Sport auf mich?

Sport verändert die Menschen, körperlich, psychisch, emotional. Nach Jahren des Sporttreibens ändern sich Lebenseinstellung und Perspektiven, Selbstwertgefühl und Körperbewusstsein und vieles mehr. Nicht alles ist positiv. Sportler, vor allem Individualsportler, laufen Gefahr, sich an eine stark Ich-zentrierte Sichtweise zu gewöhnen. Das Ziel ihres Sports ist es ja oft einzig und allein, die eigenen Fähigkeiten zu verbessern. Also steht die Beschäftigung mit sich selbst im Zentrum ihrer Bemühungen. Positiv ist fraglos die offene Einstellung zur Leistung, das Erlernen von Fleiß und Disziplin, das Akzeptieren von Regeln, das Wertschätzen der sportlichen Gegner, die Begegnung mit Teamgefühl, Kameradschaft, Fairness.

Wann und wie macht mein Sport mich euphorisch?

Sport und Bewegung machen gute Laune – eigentlich immer. Kinder bewegen sich oft pausenlos im Spiel, tollen herum, toben und leben ihren Bewegungsdrang aus. Die Grundlage dafür ist unter anderem in der stimmungsaufhellenden Wirkung der Bewegung zu suchen. Sport macht euphorisch, wenn höhere, gegebenenfalls unerwartete Leistungen erbracht werden. Dann setzt gleichzeitig auch eine schmerzunterdrückende Wirkung ein.

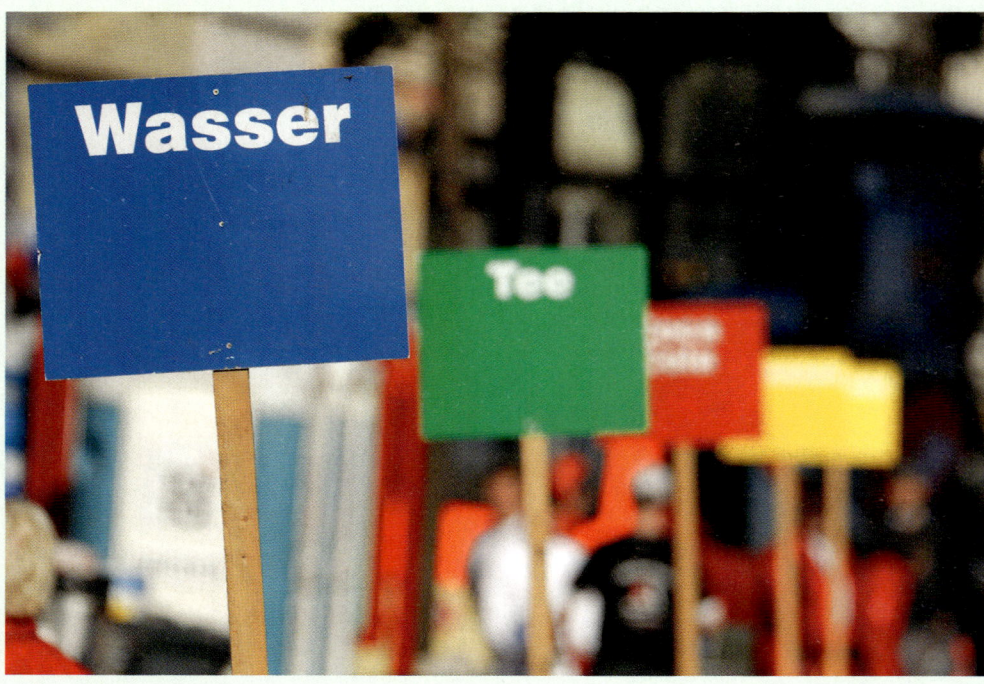

Wie wirkt sich das auf Körper und Psyche aus?

Der Körper empfindet (kurzfristig) weniger Schmerzen, wird leistungsfähiger. Die körperliche Leistungsfähigkeit wird durch die psychisch-emotionale Ebene unterstützt. Je höher die Leistung, je wichtiger der Anlass, desto stärker in der Regel der euphorisierende Effekt. Alles wird der körperlichen Leistung untergeordnet – eine in der Entwicklungsgeschichte des Menschen unverzichtbare und höchst wirksame Überlebensstrategie.

Welche Warnsignale kann mein Körper während des Sports senden?

Schmerz ist meist das erste und oft das wichtigste Signal des Körpers, vor Überlastung zu warnen. Weitere Symptome drücken gegebenenfalls aus, dass Grenzen bereits überschritten sind (Schwindel, Wahrnehmungsstörungen, Orientierungsverlust, Bewusstseinseintrübung usw.).

Wie kann ich die erkennen (normal)?

Der normal reagierende, nicht durch eine Ausnahmesituation beeinflusste Mensch empfindet Hunger und Durst, spürt ein Hitze- oder Kältegefühl oder beispielsweise einen leichten Kopfschmerz bei starker Sonneneinstrahlung – und verhält sich entsprechend, bevor gesundheitliche Beeinträchtigungen eintreten.

Wie kann ich die erkennen, wenn ich z. B. in einer Wettkampfsituation bin und mir der Zugang zu Störfaktoren versagt ist?

Es ist das Wesen der Ausnahmesituation, dass ich in ihr gefangen bin. Daher kann ich eigentlich nur dann adäquat reagieren, wenn ich (noch) nicht zu stark gefangen bin. Je weiter ich hineintauche, desto schwieriger wird es, sich aus eigener Kraft zu befreien.

Gibt es da Hilfskonstrukte wie etwa die Zeit?

Jede Situation ist anders, so ist es schwierig, feste Messgrößen zu definieren. Ausdauersportler (Triathleten) haben gute Erfahrungen mit der Herzfrequenzsteuerung der Belastung, um frühzeitige Überforderung zu vermeiden und die Belastung kognitiv (nicht emotional) zu steuern.

Was sind autonom geschützte Reserven?

Unter diesem Begriff werden diejenigen Reserven des Körpers verstanden, die er in der Regel nicht angreift, um immer genug Energie für die Aufrechterhaltung der Vitalfunktionen (Herzschlag, Atmung, Versorgung der Gehirn-/Nervenzellen) zu besitzen. Gewisse Doping-Substanzen können dafür sorgen, dass auch diese Reserven verbraucht werden (sog. Stimulanzien, Amphetamine, Aufputschmittel). Dann wird es möglicherweise lebensgefährlich (s. Tom Simpson 1967 am Mont Ventoux).

▶ **Mittelfußknochen (Metatarsalia)**
▶ **Marschfraktur (Ermüdungsbruch, Stressfraktur)**

Historisch gesehen ist die Marschfraktur die häufigste Erscheinungsform des Ermüdungsbruchs. Der Begriff »Marschfraktur« greift die seinerzeit offenbar typische Konstellation auf, bei der ein ungeübter Rekrut beim Wehrdienst zu längeren Märschen in festen Armeestiefeln gezwungen wird und nach einiger Zeit über hartnäckige Schmerzen im Bereich des Mittelfußes klagt.

Diagnose

In der heutigen Zeit, in welcher der Europäer oder Nordamerikaner mindestens einmal in seinem Leben einen Marathon absolvieren muss (zumindest glauben das viele Zeitgenossen), ist die Stressfraktur zu einer Domäne der Langstreckenläufer und vor allem -läuferinnen geworden. Dabei beschränkt sich die Lokalisation des Ermüdungsbruchs keineswegs auf Röhrenknochen, nicht einmal auf Beine und Arme. Auch Ermüdungsbrüche des Beckens und der Wirbelsäule sind bekannt.

Die Mittelfußknochen werden beim Gehen, Stehen und Laufen hohen Belastungen ausgesetzt. Druck und Zug wechseln ständig ab. Betroffen sind meist der 2. oder 3. Mittelfußknochen. Die hohe Zugkraft ihrer Beugesehnen (M. flexor hallucis longus/ brevis) stabilisiert die Großzehe, wohingegen die vergleichsweise geringe Zugkraft der Beugesehnen der 2. und 3. Zehe deren Biegebelastung erhöht. Zudem findet sich unter dem 2. Mittelfußköpfchen die höchste Druckbelastung, folgerichtig auch die größte Dicke des Unterhautpolsters.

Eine wichtige Rolle bei der Druckverteilung im Mittel- und Vorfußbereich kommt dem Fußquergewölbe zu. Es dient der Entlastung der Mittelfußköpfchen 2–4, die Hauptbelastung liegt stattdessen auf dem Großzehen- und Kleinzehengrundgelenk. Zur Sicherung des Quergewölbes tragen Faserzüge der Plantaraponeurose (s. S. 33) bei, dynamisch wird das Quergewölbe durch die Sehnen des hinteren Schienbeinmuskels (M. tibialis posterior) und des langen Wadenbeinmuskels (M. peroneus longus) verspannt.

Wann zum Arzt?

Starke, auf den Knochen zu lokalisierende Schmerzen im Vorfußbereich, die während körperlicher Belastung (Laufen) nicht nachlassen bzw. noch zunehmen, lassen an einen Ermüdungsbruch denken.

Was macht der Arzt?

Nach zielgerichteter Diagnostik wird möglichst jede schmerzhafte Bewegung unterbunden (z.B. Lauftraining, längeres Gehen). Schmerzfreie Bewegungen hingegen (z.B. Radfahren, kürzere Gehstrecken) bleiben erlaubt. Gegebenenfalls muss eine Schuhzurichtung erfolgen, um den Vorfuß zu stützen bzw. zu entlasten.

Was kann ich tun?

Einer Überlastung der Mittelfußknochen ist am besten vorzubeugen durch vorsichtig dosierte Steigerung von Belastungen bei sportlichem Training, durch gute Bewegungstechnik (z.B. Laufstil) und nicht zuletzt durch eine sorgfältige Pflege der stabilisierend wirkenden Muskulatur. Darunter ist vor allem deren gezielte und regelmäßige Kräftigung zu verstehen (Barfußgehen, Fußgymnastik), aber auch entspannungsfördernde Maßnahmen wie Massagen, Bäder, Dehnübungen usw.

Ernährung und Vorbeugung
siehe S. 97, 218

Komplementärmedizin
Symphytum Q3, täglich 1 Tropfen (während 4 Wochen)

Kräftigungsübungen
Fußgymnastik in jeder Form (Barfußlaufen, Fußkreisel, Eimer mit Maiskörnern etc.) zur Kräftigung von Fuß- und Unterschenkelmuskulatur.

Tape
Hilfreich kann ein entlastender Tape-Verband sein, der nur nach ärztlichem Rat angewendet werden sollte.

▶ Großzehe, Großzehengrundgelenk
▶ Arthrose
▶ Hallux valgus, Hallux rigidus

Die Großzehe trägt die Hauptlast des Fußes beim Gehen und Laufen, vor allem in der Abstoßphase. Ballerinen stehen, wenn sie sich auf die Fußspitzen erheben, nur auf der Großzehe – die restlichen Zehen wären dafür zu schwach. Um die Großzehe jeweils in die geeignete Position zu bringen und sie zudem zu stabilisieren, steht ein höchst komplexes System von Muskeln, Sehnen und Gewölben des Fußes zur Verfügung. Wird dessen Funktionsfähigkeit aus welchen Gründen auch immer gestört, drohen

39

- funktionelle Störungen (die Aufgabe kann nicht mehr gemeistert werden) oder auch
- strukturelle Veränderungen (die Form ändert sich, und das hat nachteilige Auswirkungen auf die Funktion).

- Eine der häufigsten strukturellen Veränderungen, die sich beim Menschen finden lassen, sind Zehendeformitäten, und unter diesen wiederum der Hallux valgus, d. h. eine nach außen (in Richtung auf den Fußaußenrand) abweichende Großzehe.

Diagnose

Frauen sind häufiger betroffen als Männer, viele von ihnen an beiden Füßen. Meist tritt die Krankheit im 5. Lebensjahrzehnt auf. Nicht allerdings die Ursachen, die vor allem im jahrelangen Tragen von falschen Schuhen, in daraus resultierenden Veränderungen der Fußgewölbe, vor allem dem Spreizfuß, und auch einer genetischen Veranlagung bestehen können.

Neben dem kosmetischen stellt der Hallux valgus auch ein funktionelles Problem dar. Das Abrollen des Fußes ist behindert, das Gangbild verändert sich, infolge dessen können Schmerzen auch an anderen Körperregionen auftreten, z. B. im Kniegelenk.

Was macht der Arzt?

Die Therapie des Hallux valgus bietet konservative und operative Möglichkeiten. In frühen Stadien der Krankheit kann eine sogenannte Hallux-valgus-Nachtschiene die Fehlstellung der Großzehe aufhalten. Diese Schiene ist zu groß, als dass sie im Schuh getragen werden könnte, daher muss sie nachts angelegt werden. Tagsüber können Zwischenzehenpolster unterstützend eingesetzt werden. Auch orthopädische Schuheinlagen zur Unterstützung des Quergewölbes und geeignete Schuhe mit weiter Zehenbox dienen demselben Zweck. Darüber hinaus können auch geeignete gymnastische Übungen die Großzehe in ihrer ursprünglichen Position halten – beschwerlich aber wirkungsvoll.

In einem frühen Stadium der Krankheit kann durch eine Weichteiloperation ohne einen Eingriff am Knochen versucht werden, die Großzehe »zu richten«. Meist hält der Erfolg nicht lange an, wenn er überhaupt eintritt. Ist der Prozess weiter fortgeschritten, stehen moderne, aufwendige, gelenkerhaltende Operationsmethoden zur Verfügung. Durch geschicktes Durchtrennen des ersten Mittelfußknochens sowie begleitenden Korrekturen an den Weichteilen gelingt die Geradestellung.

WICHTIG

Hallux rigidus

Weniger häufig aber ähnlich beschwerlich ist für die Patienten die Situation, dass die Großzehe nicht aus ihrer ursprünglichen Achse abweicht, sondern durch eine Arthrose des Großzehengrundgelenks zunehmend versteift. Man bezeichnet diese Situation als Hallux rigidus (»steife Großzehe«). Dadurch wird der Fuß funktionell gesehen länger, und zwar erheblich. Ein Abrollen des Vorfußes ist praktisch nicht mehr möglich, sodass es zu Ausweichbewegungen beim Gehen kommt – meist in Form eines Rotierens des Unterschenkels. Die Folge sind Schmerzen in Knie- und Hüftgelenken, im schlimmsten Fall auch hier ein beschleunigter Gelenkverschleiß.

In den Anfangsstadien wird durch Schuhzurichtungen (Abrollhilfe: Ballenrolle, Verjüngen der Zwischensohle nach vorn) das Gehen erleichtert. Ist der Prozess weiter fortgeschritten, wird auch hier die operative Behandlung immer stärker ins Zentrum der Überlegungen rücken. Eine Verkürzung der Großzehe, die oben beschriebene Entfernung eines Teils der Großzehe, und die Versteifung sind gängige aber nicht immer vollständig befriedigende Verfahren.

Was kann ich tun?

Ernährung und Vorbeugung
siehe S. 97, 218

Komplementärmedizin
Die Einnahme von Arnica C 30 (3 Gaben in 24 Stunden) kann hilfreich sein.

Kräftigungsübungen
Fußgymnastik in jeder Form (Barfußlaufen, Fußkreisel, Eimer mit Maiskörnern etc.) zur Kräftigung von Fuß- und Unterschenkelmuskulatur.

Tape
Hilfreich bei Hallux rigidus kann ein entlastender und stabilisierender Tape-Verband sein.

▶ Fußpilz, Nagelpilz, Mykose

Pilze kommen in der Natur in fast unüberschaubarer Häufigkeit und Vielfalt vor. Auch die gesunde Haut des Menschen ist besiedelt, ohne dass es aufgrund dessen zu Krankheitserscheinungen kommen müsste. Unter bestimmten Bedingungen aber können sich Hautpilze stark vermehren und unangenehme Hautveränderungen hervorrufen oder gar innere Organe befallen.

Für den Menschen von Bedeutung sind die Fadenpilze (Dermatophyten, z.B. Microphyton), die Hefepilze (Sprosspilze, z.B. Candida albicans, Soor) und die Schimmelpilze (verschiedene Arten von Penicillium, unter anderen Penicillium chrysogenum, verwendet zur Penicillinherstellung, oder Penicillium camemberti, genutzt in der Weichkäseherstellung).

Eine Pilzinfektion wird durch ein feuchtwarmes Klima begünstigt. Typischerweise befallen sind die Zehenzwischenräume, die Leisten- und die Genitalregion. Neben stärkerer Schweißabsonderung ist an diesen Stellen häufig die Belüftung schlecht, oft verursacht durch enge oder ungünstige Kleidung. Auch der intensive Kontakt mit Pilzerregern in Schwimmbad oder Umkleideraum wird für die Entstehung einer Pilzinfektion verantwortlich gemacht. In den USA ist gar der Begriff »Runner's Foot« gleichbedeutend mit einer Fußpilzinfektion.

Diagnose

Eine Pilzinfektion kündigt sich in der Regel durch leichte Rötung, Juckreiz oder Brennen an. Hefepilze (Candida albicans, Soor) erzeugen einen weißlichen, typischen Belag. Falls erforderlich, erfolgt die Sicherung der Diagnose beim Arzt durch einen Abstrich.

Was macht der Arzt?

Abhängig von der Art des Erregers wird ein geeigneter Wirkstoff (Antimykotikum) gegen die Pilzinfektion eingesetzt (beispielsweise Clotrimazol). Die Behandlung wird durch den Arzt gesteuert. Er achtet unter anderem darauf, dass nach Abklingen der Symptome noch einige Tage bis Wochen weiterbehandelt wird, um auch die Pilzfäden (Mycel) zu erreichen, die in tieferen Hautschichten verborgen sind. Insbesondere bei Nagelpilz kann die Behandlung langwierig und aufwendig sein.

Was kann ich tun?

Einer Pilzerkrankung vorzubeugen ist vergleichsweise einfach. Die wichtigste Maßnahme ist gute Körperhygiene, also regelmäßiges aber nicht übertriebenes Waschen aller Hautregionen und anschließend sorgfältiges Abtrocknen, gerade auch zwischen den Zehen. Bei bestehendem Infekt am besten mit Toilettenpapier oder Kleenex-Tüchern. Das Schneiden der Fußnägel sollte vorsichtig erfolgen, um Verletzungen oder das Einwachsen der Nägel zu verhindern.

Die Kleidung inklusive der Schuhe sollte atmungsaktiv und locker sein, sodass die Haut trocken bleibt. Und selbstverständlich sollte die Bekleidung regelmäßig gewechselt werden, zum Beispiel die Socken – eigentlich überflüssig, das zu erwähnen.

Ernährung und Vorbeugung
siehe S. 97, 218

Komplementärmedizin
Die Einnahme von Arnica C 30 (3 Gaben in 24 Stunden) kann hilfreich sein. Ergänzend können desinfizierende Fußbäder eingesetzt werden zum Beispiel mit schwarzem Tee, Teebaumöl, Lavendelöl.

▶ **Fußdeformitäten**
▶ **Längsgewölbe**
▶ **Quergewölbe**
▶ **Spreizfuß, Senkfuß, Knick-Senk-Spreiz-Fuß, Plattfuß**

Unsere Füße sind unsere Basis, unser Fundament. Auf Ihnen ruht alles, sie bewegen alles, sie bekommen alles ab. Sie sind weit entfernt vom Körperzentrum, noch weiter von der Schaltzentrale und manchmal kaum noch erkennbar, wenn der Wohlstand den direkten Blick auf unseren Unterbau mit allzu üppigen Rundungen verwehrt.

Entsprechend zweifelhaft ist gelegentlich auch der Pflegezustand unserer Füße, nicht selten steht er in direktem Widerspruch zu dem der Gesichtshaut. Hornhäute, Hühneraugen, Blasen, Pilzkulturen – all das findet sich oft und reichlich an den Füßen derer, die sonst auf Etikette halten.

Aufbau und Funktion

Im Stand wird die Belastung, die über die Unterschenkel auf den Fuß einwirkt, etwa gleichmäßig auf Ferse und Vorfuß verteilt. Beginnt der Mensch sich zu bewegen, so heißt langsames Gehen – in seiner natürlichsten Erscheinungsform barfuß –, den Fuß mit der Ferse relativ vorsichtig auf den Boden aufzusetzen. Dabei reichen die recht dünnen Dämpfungspolster unter dem Fersenbein aus, den Knochen und die

darüber liegenden Gelenke bei dieser vergleichsweise sanften Bewegungsform vor Stößen zu schützen. Das Fußlängsgewölbe biegt sich auf, erhält aber eine zusätzliche, dynamische Verspannung durch die Fuß- und Unterschenkelmuskulatur und die zugehörigen Sehnen, insbesondere auch die Fußsohlensehnen (Plantaraponeurose, Ligamentum plantare longum).

Heftiger geht es zu beim Barfußlaufen. Das bedeutet zunächst für die überwiegende Mehrzahl aller Menschen, die Gelenke von Fuß und Bein in Verbindung mit der vorgespannten Muskulatur zur Dämpfung der bei jedem Schritt auftretenden Kräfte (sogenannte Bodenreaktionskraft) zu nutzen, wenn kein Schuh und keine weiche Sohle zum Schutz vorhanden sind. Die Belastungen können dabei ganz erhebliche Größenordnungen annehmen, denn das Laufen ist ja – physikalisch gesehen – eine Aneinanderreihung von Sprüngen, im alemannischen Sprachraum bis heute nachvollziehbar (»springen« für schnelles Laufen). Der Körper wird gegen die Erdanziehungskraft beschleunigt und fällt von der erreichten Höhe wieder hinab. Man rechnet pro Schritt mit einer Belastung in der Größenordnung des 2- bis 3-fachen Körpergewichtes. Verständlich ist deshalb auch, dass allein das Polsterfett unter der Ferse für die Dämpfung derartiger Kräfte nicht ausreichen kann.

Auch hier spielt die Muskulatur eine große, ja unverzichtbare Rolle. Sie dient als Bremse bei der Abwärtsbewegung des Körpers, indem sie den Impuls verlangsamt und somit die Belastung der passiven Strukturen vermindert.

Beim darauf folgenden Abdrücken des Fußes, kurz bevor er sich vom Boden löst, erhebt er sich auf den ersten Strahl (Großzehe und I. Mittelfußknochen, fortgesetzt durch die innere Reihe der Fußwurzelknochen, Sprungbein, Schienbein). Er ist viel stärker ausgelegt als die übrigen, weiter außen angelegten Knochen. Um ihn zur allein tragenden Säule zu machen, verdreht sich der Fuß – wie auch beim Zehenstand. Während der Rückfuß, vor allem das Fersenbein, nach innen rotiert, heben sich die äußeren Zehen vom Boden ab. Diese Torsion verleiht dem Fuß Stabilität, indem Muskeln und Bänder eine höhere Vorspannung erhalten.

GUT ZU WISSEN

Wunderwerk Füße

Dabei sind die Füße ein hoch kompliziertes und bei entsprechender Pflege enorm belastbares Funktionssystem. Jeder Sportler weiß – oder sollte zumindest wissen – wie wichtig ihm seine Füße sind, ganz gleich, ob er nun Fußballer, Handballer, Läufer oder vielleicht Sportkegler ist oder eine andere Sportart unter Zuhilfenahme seiner Beine betreibt. Man stelle sich vor: Schon bei einem lockeren 10-km-Lauf werden die Füße jeweils ca. 4000-mal mit dem 2–3-Fachen des Körpergewichtes belastet. Für einen durchschnittlich gewachsenen Mitteleuropäer von 75 kg bedeutet das insgesamt ca. 750 Tonnen pro Fuß!!

Unvorstellbar hoch muss die Regenerationsfähigkeit der Gewebe (Knochen, Bänder, Gelenkflächen) sein, unvorstellbar gut aber auch die Konstruktion der Füße. Diese zeichnet sich durch zwei nahezu rechtwinklig zueinander stehende Gewölbe aus. Diese sind nicht nur statisch ausgelegt, wie etwa bei Kathedralen, sondern sie erlauben Abroll- und Greifbewegungen, Verdrehungen und Verwringungen und stehen gleichzeitig für höchste Belastbarkeit.

Diagnose

Ein erkrankter Fuß ist nicht in der Lage, die Torsionsbewegung auszuführen, sodass die Funktion, wenn sie einmal gestört ist, immer weiter nachlässt. Typische Folgen eines Spreizfußes, also eines abgesunkenen Quergewölbes, sind der Hallux valgus (Abweichen der Großzehe nach außen, schmerzhafte Ballenbildung, Arthrose des Großzehengrundgelenkes) bzw. die Hammer- oder Krallenform der kleinen Zehen. Auch schmerzhafte Reizungen der Mittelfußköpfchen II, III und IV sind nicht selten. Gleichfalls sehr häufig ist der Senkfuß (Absinken des Längsgewölbes, Endstadium: Plattfuß), der oft in Verbindung mit dem Knickfuß auftritt (Abkippen des Fersenbeines im X-Bein-Sinne, wodurch sich der Innenknöchel nach innen schiebt). In diesem Falle ist vor allem der Rückfuß mit den Gelenken um das Sprungbein herum gefährdet.

Gegenteilige Verhältnisse liegen beim Hohlfuß vor. Ein generell erhöhter Muskeltonus, bedingt durch die zentralnervöse Steuerung, verursacht ein hohes, starres, wenig flexibles Gewölbe.

Was macht der Arzt?

Natürlich besteht die Möglichkeit, die geschwächten oder überforderten Gewölbestrukturen des Fußes zu unterstützen. Das geschieht mit Einlagen, die zu den orthopädischen Hilfsmitteln zählen. Bevor der Arzt sie verschreibt, muss er für sich und mit dem Patienten die Frage klären, ob Einlagen unverzichtbar sind – denn sie sind mit unbestreitbaren Nachteilen verbunden. Einmal unterstützt, werden die Gewölbe und die sie stabilisierenden Muskeln niemals mehr allein zum Idealzustand zurückkehren. Der Trainingsreiz, die Notwendigkeit dazu, fehlen. Insofern gilt: einmal Einlagen, immer Einlagen. Es ist gut möglich, dass das ein tragfähiger Kompromiss ist – weniger Schmerzen, bessere Belastbarkeit. Aber immer bleibt die Notwendigkeit, die Einlagen auf Dauer tragen zu müssen.

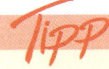

Alltagsübungen

Da es aber oft schwierig ist, diesen Anforderungen im Alltagsleben gerecht zu werden, können Übungen das Barfußgehen ersetzen, z. B.

- Greifübungen mit den Zehen (dienen zur Kräftigung der Zehenbeugemuskulatur und damit Sicherung der Fußgewölbe).
- Stretching für die Zehenbeugemuskulatur (Zehen nach oben ziehen, um die Zehenbeugemuskulatur zu dehnen).
- Stehen auf einem Bein (barfuß, beim Zähneputzen) verbessert das koordinative Zusammenspiel der Fuß- und Unterschenkelmuskulatur, für Fortgeschrittene auf einem Therapiekreisel.

Denken Sie einfach ein wenig öfter an Ihre Füße. Sie haben es verdient.

Was kann ich tun?

Wie aber können wir unsere Füße gesund erhalten. Reicht es, regelmäßig Sport zu treiben, zu laufen oder zu schwimmen, oder müssen wir Zusätzliches tun? Sind vielleicht tägliche Übungen (Fußgymnastik) erforderlich?

Wie immer in der Medizin geht um Menschen, die sich deutlich voneinander unterscheiden. Was für den einen ausreichend ist, kann für den nächsten schon zu viel sein. Aber die Grundprinzipien sind identisch. Das wichtigste Prinzip verlangt nach Training, nach regelmäßiger Belastung jeder Struktur, die wir benutzen wollen. Das Gehirn funktioniert besser, wenn es gefordert wird. Der Muskel baut Kraft auf, wenn er trainiert wird. Der Fuß wird belastbarer, wenn er beansprucht wird. Die beste und wirksamste Form der Fußgymnastik ist Barfußgehen oder Barfußlaufen auf unterschiedlichen Untergründen, auf Rasen, Sand, im Bachbett, auf Kies usw. Wäre uns das täglich möglich, hätten wir viel, viel weniger deformierte Füße.

Ernährung und Vorbeugung
siehe S. 97, 218

Komplementärmedizin
Die Einnahme von Arnica C 30 (3 Gaben in 24 Stunden) kann hilfreich sein.

Kräftigungsübungen
Fußgymnastik in jeder Form (Barfußlaufen, Fußkreisel, Eimer mit Maiskörnern etc.) zur Kräftigung von Fuß- und Unterschenkelmuskulatur.

Tape
Tape-Verbände haben sich hier sehr bewährt. Vorfuß-Tape bei Spreizfußbeschwerden, ggf. mit kleiner Schaumstoffpolsterung unter den Mittelfußknochen II und III.

▶ Ermüdungsbruch/Stressfraktur

Das Skelett besteht aus Knochen und bildet ein inneres Gerüst des Körpers. Die Knochen sind dabei ein erstaunlicherweise höchst aktives Gewebe. Unbemerkt finden ständige Umbauprozesse statt, die im Idealfall beim Erwachsenen ein Gleichgewicht aus ständigem Knochenabbau und -aufbau aufrechterhalten. Äußere Einflüsse können die Knochenmasse kräftigen (z. B. die natürliche Belastung durch das Körpergewicht beim Gehen, Stehen, Laufen) aber auch empfindlich schwächen (z. B. die Entlastung eines Beines nach Operation oder Unfall).

Sport und Schuh

Die Wahl der richtigen (Lauf-)Schuhe ist sicherlich einer der wichtigsten – allerdings keineswegs der allein entscheidenden – Faktoren, wenn es darum geht, den Bewegungsapparat, vor allem die Füße, vor übermäßigen Belastungen zu schützen.

Die wichtigsten Regeln hierzu erscheinen fast zu einfach: Gute Schuhe müssen passen, zumal, wenn sie wie im Sport besonderen Ansprüchen genügen sollen.

»Lang genug«

Es ist wichtig, einen »Sicherheitsabstand« vor den Zehen unter allen Umständen, d. h. allen Bewegungssituationen, zu gewährleisten. Also muss der Schuh ausreichend lang sein. Vor allem bei Bergabstrecken oder beim Abbremsen besteht ansonsten die Gefahr, dass der Fuß im Schuh nach vorn rutscht und die Zehen gegen die Schuhspitze gedrückt werden. Daraus können sich Verletzungen von Zehen und/oder Zehennägeln, Deformitäten sowohl der Zehen als auch der Fußgewölbe entwickeln.

»Schmal genug«

Um dieses Rutschen sicher zu verhindern, muss der Schuh außerdem möglichst eng sitzen. Und zwar nicht vorn in der Zehenbox, sondern am Sattel, dem Teil des Schaftes, an dem die Schnürung des Schuhes verankert ist. Hier sollte ein guter Sportschuh so eng wie möglich sitzen, vorn an den Zehen hingegen sollte er hoch und weit geschnitten sein. Gerade Menschen mit schmalen, schlanken Füßen haben oft Schwierigkeiten, geeignete Schuhe zu finden, die gleichzeitig lang und schmal genug sind. In der Zeit der konfektionierten Schuhe wächst der Umfang eines Schuhs mit jeder Längenzunahme im französischen Stich (das sind die Männergrößen etwa zwischen 40

und 47, die Frauengrößen zwischen 36 und 42) um durchschnittlich 0,6 Zentimeter. So ergeben sich typische Probleme dergestalt, dass ein Schuh oft lang genug aber zu weit oder eng genug aber zu kurz ist. Dann hilft nur der Wechsel zu einem besser geeigneten Modell, eventuell eines anderen Herstellers.

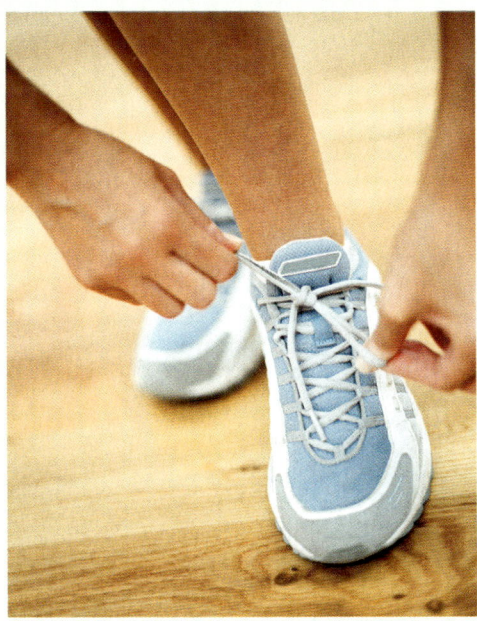

Richtige Leistenform

Jeder Schuh wird auf einem Leisten gearbeitet, einem Rohling, der die spätere Form des Schuhs im Wesentlichen vorgibt. So unterschiedlich wie die Fußformen der Menschen sind auch die Leistenformen der Schuhe. Nur wenn der Leisten, den der Kunde niemals zu Gesicht bekommt, und damit der Schuh in seiner Form (z. B. der Längsachse, der Sprengung, des Vorfuß-Rückfuß-Verhältnisses) dem Fuß des späteren Besitzers weitestgehend entsprechen, wird der Schuh gut bis ideal sitzen – und umgekehrt.

Richtige Machart

Der Schuh muss auf das Körpergewicht des Besitzers ausgerichtet sein. Es liegt nahe, dass ein Schuh, der den Anforderungen eines muskulösen Mannes von mehr als 100 kg entspricht, nicht für eine schlanke Frau mit etwa dem halb so hohen Gewicht genauso gut geeignet sein kann. Der Härtegrad der dämpfenden Zwischensohle, das Verhältnis von Stabilität und Flexibilität usw. müssen den Anforderungen des Nutzers entsprechen. Stabile Schuhe weisen oft eine stützende Innensohle auf (früher als Brandsohle bezeichnet), flexible Schuhe orientieren sich am Mokassinschnitt mit maximaler Biegsamkeit von Sohle und Schaft.

Funktionselemente

Erst jetzt, wenn der Schuh möglichst optimal sitzt, kommen die vermeintlich so wichtigen Funktionselemente (z. B. sog. Anti-Pronationsstütze) ins Spiel. Aber noch einmal: sie nützen

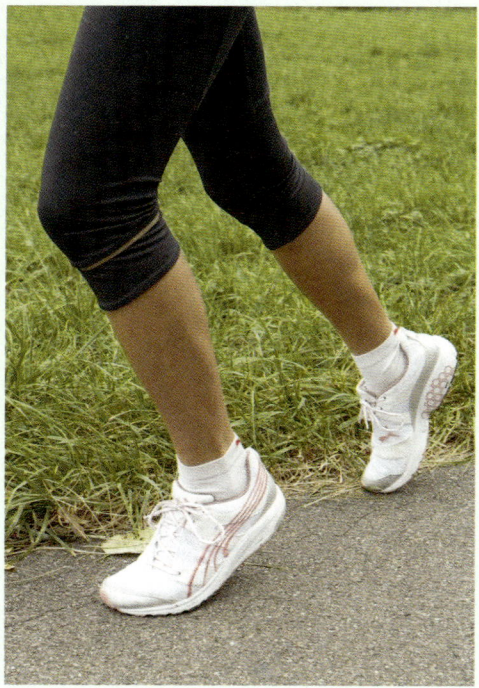

wenig bis nichts, wenn der Schuh nicht optimal passt, und bergen eine Gefahr. Korrektur bedeutet immer, dass natürliche Bewegungsabläufe verändert werden. Damit ist die Konsequenz verbunden, Belastungen von einer auf eine andere Struktur zu verlagern. Die Unterstützung (oder Beeinträchtigung) von Bewegungen des unteren Sprunggelenks (Pronation/Supination) kann Mehrbelastungen im Bereich der LBH-Region (Lenden-Becken-Hüft-Bereich) verursachen – mit der Gefahr dortiger Überlastungen.

Neu genug

Schuhe verändern sich im Laufe ihres Lebens – wie der Mensch auch. Die Schuhe werden härter, da sich die Anzahl der Lufteinschlüsse in der dämpfenden Zwischensohle verringert. Insofern sollte die Lebenszeit eines Sportschuhs nicht über Gebühr ausgereizt werden. Ein aussagekräftiger Vergleich kann angestellt werden, wenn man den bereits eine Weile getragenen Sportschuh mit einem neuwertigen identischer Bauart vergleicht.

Das eigene Gefühl des Benutzers von Sportschuhen ist das genaueste und aussagekräftigste Instrument, wenn es darum geht, die Eignung eines Schuhs zu bewerten. Das Kriterium ist einfach zu benennen: Wohlgefühl. So wie wir es auch beim Kauf von Konfektionsschuhen anstreben – eine Mischung aus Passform und Tragekomfort.

Selbstverständlich gibt es Auffälligkeiten und auch eindeutig schädigende oder krankhafte Veränderungen, die einer Behandlung bzw. einer Korrektur bedürfen. Dies können Zurichtungen an den Schuhen oder auch korrigierende Einlagen sein (sog. Orthesen), die vom Arzt bezüglich ihrer Vor- und Nachteile bewertet und dementsprechend verordnet werden.

Aber auch die Trainingsgestaltung kann in vielen Fällen darüber entscheiden, ob Beschwerden entstehen oder nicht. Training sollte immer vorsichtig aufgebaut und nur langsam schrittweise gesteigert werden. Es sollte abwechslungsreich gestaltet werden und ausreichend Raum zur Regeneration bieten. Und immer sollte das therapeutische Prinzip gelten, dass der Verbesserung der eigenen Fähigkeiten prinzipiell der Vorzug vor der externen Korrektur zu geben ist.

GUT ZU WISSEN

Passt der Schuh?

Der Mensch verfügt über eine unendliche Vielzahl von kleinsten Messfühlern, die unter dem Oberbegriff der »propriozeptiven Fähigkeiten« das Empfinden für den eigenen Körper herstellen. Sie teilen uns mit, unter welcher Spannung sich Muskeln und Sehnen gerade befinden, welche Winkelstellung ein Gelenk eingenommen hat und zum Beispiel irgendetwas auf irgendeine Stelle unserer Körperoberfläche drückt. Zusammen genommen fügt sich die Summe dieser Informationen zu einem Gesamtbild zusammen, das uns zum Beispiel sagt, ob ein Sportschuh gut passt oder nicht. Ob er fest oder weich genug ist, ob er uns Halt bietet oder ganz weich und flexibel ist.

Diese Eigenempfindungen sind auch mehr wert als externe Versuche, Bewegungsabläufe zu erfassen und (vor allem) zu bewerten. Die oft praktizierte Videoanalyse auf dem Laufband kann das Gefühl, das der Besitzer für seine Sportschuh entwickelt, niemals ersetzen – allenfalls sinnvoll ergänzen. Aber rechte Winkel sind in der Natur nun mal nicht der letzte Schluss, und deshalb ist eine pronatorische Bewegung im unteren Sprunggelenk auch nicht von vornherein als nachteilig zu bewerten. Geradezu gefährlich wird eine solche »Analyse«, wenn das Sichtfeld knapp oberhalb des Knöchels endet und damit so wichtige Regionen wie Knie, Becken und Lendenwirbelsäule ausblendet. Daher ist es von entscheidender Bedeutung, die Bewegungen des Körpers in allen Etagen zu erfassen und auch eine ganzheitliche Betrachtung für mögliche Konsequenzen zugrunde zu legen.

Diagnose

Erstes und oft einziges Symptom für einen Ermüdungsbruch ist der Schmerz, der charakteristischerweise während des Laufens nicht nachlässt, anders als z. B. bei den häufigeren Überlastungsreaktionen wie Achillessehnenreizungen oder dem Patella-Spitzensyndrom.

Die Diagnose lässt sich aus der Anamnese (unerwartet auftretender, nicht beeinflussbarer Schmerz) und der körperlichen Untersuchung vermuten. Gesichert wird sie durch eine Röntgenschichtaufnahme, eine Magnetresonanztomografie (MRT, »Kern-spin«), oft auch erst (Ultima ratio) durch eine Knochenszintigraphie. Bei dieser Untersuchung wird ein sehr schwach radioaktiv markiertes Isotop (Technetium 99) injiziert, welches sich sehr rasch im gesamten Knochensystem, besonders stark aber in Regionen erhöhten Umbaus anreichert und dort mithilfe eines Scanners bestimmt werden kann. Eine normale Röntgenuntersuchung bringt erst in Spätstadien einen positiven Befund (Verdickung, z. B. eines betroffenen Röhrenknochens, sogenannte Looser'sche Umbauzonen).

Was macht der Arzt?

Die Behandlung eines Ermüdungsbruchs besteht darin, die auslösenden Belastungen zu vermeiden und die Widerstandsfähigkeit des Knochens zu erhöhen. Ein großes Programm also, welches auf den Patienten wartet. Oftmals ist es nicht minder schwer, die den Knochen (zer)störenden Faktoren zu erkennen, als sie anschließend durch geeignete Modifikationen im Trainings- und Wettkampfprogramm zu beseitigen. Eine Schlüsselrolle spielen oft der Laufstil, die Muskelkraft sowie die Ernährung. Je nach Lokalisation kann es ausreichen, das Training umzustellen (Aqua-Jogging oder Radfahren statt Lauftraining) oder vorübergehend einzustellen. In schwerwiegenden Fällen muss aber eventuell auch eine vollständige Entlastung, z. B. an Unterarmgehstützen, erfolgen. Nur sehr selten wird eine Gipsruhigstellung, eine Operation praktisch nie, erforderlich.

Was kann ich tun?

Ernährung und Vorbeugung
siehe S. 97, 218

Komplementärmedizin
Die Einnahme von Arnica C 30 (3 Gaben in 24 Stunden) kann hilfreich sein.

Kräftigungsübungen
Nach dem Abklingen der akuten Beschwerden können Übungen je nach Lokalisation gemacht werden. Sie sollten mit dem behandelnden Arzt abgestimmt werden.

GUT ZU WISSEN

Kleine Ursachen – große Wirkung

Die tragenden Strukturen des Knochens werden Trabekel genannt. Sie ordnen sich den mechanischen Belastungslinien entsprechend an. Insofern können ständig wiederkehrende Fehlbelastungen den geregelten Auf- und Abbau des Knochens stören. Treffen diese Fehlbelastungen (z.B. ausgelöst durch nicht passende, zu harte, zu weiche Laufschuhe, schlechten Laufstil, schlechtes Gelände, usw.) auf einen geschwächten Knochen, kann sich ein Ermüdungsbruch, auch als Stressfraktur bezeichnet, entwickeln. Die azyklischen, sich ständig ändernden Bewegungsabläufe bei Fußball oder Handball stellen eine geringere Gefährdung dar als z.B. das Langstreckenlaufen. Hier beansprucht der gleichförmige Bewegungsablauf den Knochen in immer derselben, stets wiederkehrenden Form. Ein nur geringfügiges Hinken, beispielsweise aufgrund einer Blase oder eines eingewachsenen Zehennagels, multipliziert sich bei einem ruhigen Lauf über 10 km mit fast 5000 Schrittzyklen. Bei einem Marathonlauf wären es schon über 20 000 Zyklen. So lässt sich verstehen, dass kleine Ursachen in ungünstigen Fällen große Wirkungen (z.B. einen Ermüdungsbruch) nach sich ziehen können.

Historisch gesehen ist die Marschfraktur die häufigste Erscheinungsform des Ermüdungsbruchs. Die besonders belasteten Knochen von Fuß und Beinen weisen immer noch die höchste Quote von Ermüdungsbrüchen auf. In der wissenschaftlichen Literatur wird die Häufigkeit mit 2 bis über 10 % aller Sportverletzungen sowie 4,7 bis 15,6 % aller Verletzungen bei Läufern angegeben.

Eine aus dem leistungssportlichen Geräteturnen, Trampolinturnen, Schwimmen (Delphin), Speerwerfen usw. bekannte Form des Ermüdungsbruchs betrifft den Wirbelbogen (Spondylolyse), führt zum Wirbelgleiten (Spondylolisthese) und löst dadurch eine chronische, schmerzhafte Instabilität der Wirbelsäule aus.

Tape

Zur Entlastung (Schmerzlinderung) und je nach Lokalisation können Tape-Verbände eingesetzt werden. Sie sollten mit dem behandelnden Arzt abgestimmt werden.

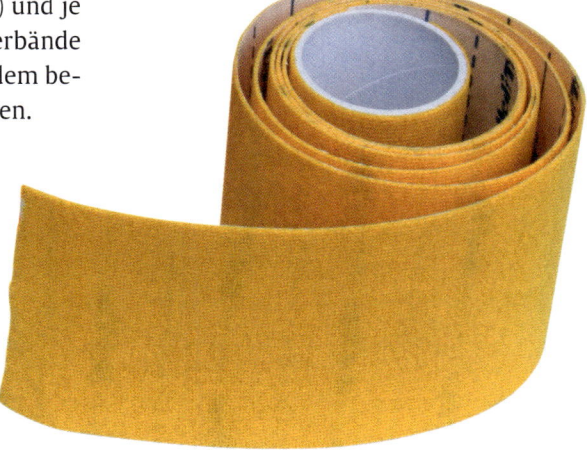

Female Athlete Triad

Eine bekannte, aber gelegentlich bewusst oder unbewusst nicht wahrgenommene Erscheinungsform eines Ermüdungsbruchs ist ihr Auftreten im Rahmen der Female Athlete Triad. Dabei handelt es sich um eine Krankheit, die insbesondere bei Ausdauersportlerinnen – vornehmlich Marathonläuferinnen – vorkommt. Kenner der Szene vermuten, dass ca. $^2/_3$ der weltbesten Langstreckerinnen von dieser Problematik betroffen sind. Die Krankheit hat psychische und körperliche Aspekte. Sie wird charakterisiert durch

- Anorexie (Essstörung, verbunden mit krankhafter Gewichtsabnahme),
- Amenorrhö (Hormonstörung, die sich in unregelmäßiger oder ausbleibender Regelblutung, mangelhafter Ausbildung der weiblichen Geschlechtsmerkmale bis hin zur Uterusinvolution/zu kleine Gebärmutter äußert) und
- Osteoporose (unzureichende Knochenstruktur, erhöhte Knochenbrüchigkeit).

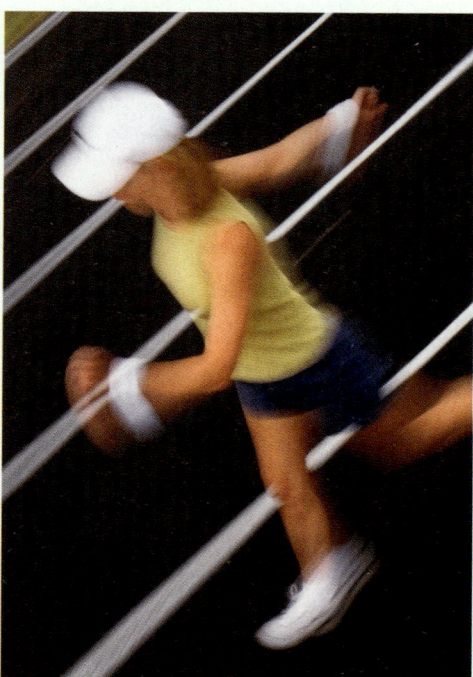

Die Schulmedizin stößt bei der Behandlung derartiger Komplexe nicht selten an ihre Grenzen. Die Verbindung der psychischen Wegbereitung mit körperlichen Befunden bei gleichzeitig sehr hoher sportartspezifischer Leistungsfähigkeit der Patientinnen sorgt oftmals für ein geringes Krankheitsbewusstsein, zumal die wirklichen Krankheitserscheinungen gegebenenfalls erst Jahre später auftreten.

In derartigen Fällen muss bei ursächlichem Therapieansatz die Dosis des Leistungssports fraglos gesenkt werden – ein oftmals schier unmöglich erscheinendes Unterfangen. Aber: die Balance zwischen der Beanspruchung des Gesamtorganismus durch den Leistungssport (vor allem Umfang und Intensität des Trainings) und dessen Belastbarkeit ist nicht mehr gegeben.

Üblicherweise setzt der Schulmediziner folgende Behandlungsmaßnahmen ein:

- eine psychosomatische Behandlung (z. B. Verhaltenstherapie) mit dem Versuch der Normalisierung des Essverhaltens und der Gewichtsstabilisierung,
- die Hoffnung auf Normalisierung der hormonellen Situation in Verbindung mit der geänderten Lebensweise,
- kalziumreiche Ernährung mit hoher biologischer Wertigkeit zur Festigung der Knochenstruktur, Erhöhung der Peak Bone Mass (s. u.) und Verzögerung der Unterschreitung der kritischen Knochendichte.

Rücken, Wirbelsäule

▶ Muskelverspannungen, Myogelosen

Die Muskulatur arbeitet in einem höchst komplexen Funktionssystem mit verschiedensten Aufgaben. Es handelt sich dabei eben nicht allein um das Zusammenziehen und Entspannen der Muskelfasern, die Ursprung und Ansatz einander annähern und wieder auseinanderweichen lassen, um simple Gelenkbewegungen hervorzurufen.

Aufbau und Funktion

Am Beispiel großer Muskeln wie des Trapezmuskels (Kapuzenmuskel, M. trapezius) im rückwärtigen Schulter- und Rumpfbereich lässt sich verdeutlichen, wie differenziert das Geschehen in einem Muskel sein kann. Die verschiedenen Anteile des M. trapezius haben nämlich sehr unterschiedliche, ja gegensätzliche Wirkungen – abhängig vom Faserverlauf. Während der obere Anteil des Trapezmuskels (Pars descendens) die Schulter anhebt, wird sie durch dessen unteren Anteil (Pars ascendens) gesenkt. So müssen sich innerhalb desselben Muskels gleichzeitig Fasern anspannen, während sich andere entspannen.

Und Muskeln sind keineswegs nur bei Bewegungen in Betrieb, sie sind nicht umsonst Teil des Stütz- und Bewegungsapparates. Allein die Aufgabe, den Wirkungen der Schwerkraft zu begegnen, führt zur Muskelaktivität (sogenannte Haltearbeit). Bei Kälte führt höhere Muskelaktivität zur Wärmeproduktion – vor Kälte zu zittern ist nichts anderes als den Körper vor noch stärkerer Auskühlung zu schützen.

Das tägliche Leben des Menschen in der modernen Industriegesellschaft hat sich von den Ursprüngen seiner Entwicklung weit entfernt. Fehlhaltungen sind an der Tagesordnung und oft unvermeidlich. Der Mensch ist im Zuge seiner Hunderttausende von Jahren währenden Entwicklung nicht auf das stundenlange, oft bewegungslose Hocken auf Bürostühlen, in Autositzen, in Fernsehsesseln vorbereitet worden. Diese Zwangspositionen führen also unweigerlich zu muskulären Verspannungen und dem deutlichen Hinweis, dass regelmäßige Bewegungspausen sehr sinnvoll sind.

Diagnose

Schwieriger zu erfassen sind die Aufgaben der Muskulatur bei Funktionsstörungen oder dauerhaften Schädigungen des Stütz- und Bewegungsapparates. Verstärkte Aktivität der Beinmuskulatur kann nach einer unfallbedingten Schädigung zum hinkenden Gangbild führen – mit dem Ziel einer Schonung der verletzten Extremität. Bei einer vorübergehenden Störung, beispielsweise einer schmerzhaften Rippenprellung – kann Muskelhartspann die Schmerzen verringern, die durch Bewegungen des Brustkorbes verursacht werden.

Diesen Beispielen liegen einfache, leicht nachvollziehbare Ursache-Wirkungs-Beziehungen zugrunde. Nicht selten allerdings tritt eine Muskelverhärtung auf, ohne dass die Ursache erkennbar ist und sich insofern auch nicht ohne Weiteres beseitigen lässt. Denken wir an eine Wirbelsäulenverletzung – einen Bandscheibenvorfall beispielsweise. Bewegungen könnten Schmerzen verursachen oder die Verletzung verschlimmern, daher reagiert der Körper mit einer schützenden Muskelverspannung. Wird diese durch therapeutische Maßnahmen beseitigt (Wärme, Lockerungsmassage) wird der Krankheitsverlauf nachteilig beeinflusst, zudem wird die Verspannung unweigerlich wiederkommen.

Was macht der Arzt?

Die erwähnte Lokalbehandlung mit muskelentspannenden Maßnahmen kann daher nur eine symptomatische Wirkung erzielen, höchst selten eine ursächliche. Solange mit der Behandlung keine unerwünschten Nebeneffekte verbunden sind, ist deren Anwendung meist unbedenklich.

Deutlich fragwürdiger ist der Einsatz von pharmakologischen Substanzen, die die Muskulatur entspannen sollen, in aller Regel aber zusätzliche Wirkungen aufweisen – Ermüdung, Verminderte Aufmerksamkeit und Reaktionsfähigkeit o. Ä.

Was kann ich tun?

Die Behandlung von Muskelverspannungen sollte, ganz gleich ob sie akut aufgetreten sind oder chronischen Charakter tragen, immer mit einer möglichst exakten Diagnostik verbunden sein. Und dann wird sich nicht selten zeigen, dass die gezielte Kräftigung geschwächter Muskelgruppen, aktive Muskelentspannungsmaßnahmen wie Yoga oder die Progressive Muskelrelaxation nach Jacobsson sehr viel sinnvoller und nachhaltiger sind als der schnelle Weg zur kurzsichtigen Symptombehandlung.

Ernährung siehe S. 97, 218

Komplementärmedizin
Wenn fortgesetzte Bewegung und Wärme bessern, Ruhe und der Beginn der Bewegung die Beschwerden verschlimmern: Rhus tox. C 30 (3 Gaben in 24 Stunden).

Stretching und Kräftigungsübungen
Die Stretching-Übungen S. 22 sowie S. 24–26 sind hilfreich. Zur Kräftigung sind die Übungen S. 77–82 geeignet.

▶ **Bandscheibenvorfall/-prolaps**
▶ **Ischiasbeschwerden**
▶ **Bandscheibenvorwölbung/-protrusio**

Rückenschmerzen gehören heutzutage fast zum Alltag. Rückenleiden sind in Deutschland, England oder Amerika der häufigste Grund für Arztbesuche und für Fehlzeiten am Arbeitsplatz. Leider sind Sportler und Sportlerinnen primär davon nicht ausgenommen.

Aufbau und Funktion

Die Wirbelsäule des Menschen setzt sich aus 24 Einzelwirbeln sowie dem zu einem kompakten Knochen verschmolzenen Kreuzbein (früher 5 Kreuzwirbel) zusammen. Daran schließen sich noch einige verkümmerte Steißwirbel an, die als durchaus wichtiger Bandansatz dienen. Die Wirbelsäulen-Zwischenräume werden von den Bandscheiben eingenommen, die Beweglichkeit und federnde Lagerung gewährleisten sowie der Stoßdämpfung und Druckentlastung zwischen den einzelnen Segmenten dienen. Im Laufe des Lebens eines jeden Menschen kommt es zur Degeneration, d. h. zur Abnutzung wesentlicher Strukturen des Organsystems, insbesondere auch des Bewegungsapparates, verbunden mit einem mehr oder we-

---

GUT ZU WISSEN

Ursachen von Wirbelsäulenproblemen

Bei den Ursachen, die zu einer so starken Verbreitung von Wirbelsäulenproblemen führen, stehen ganz zweifellos die modernen Lebensgewohnheiten im Vordergrund. Vor allem der Zwang, viele Beschäftigungen über Stunden im Sitzen ausführen zu müssen, führt zu einer dauerhaften Entlastung – und damit Schwächung – des Muskelkorsetts. Aufgrund der dabei meist ungünstigen Körperhaltung (hohe Druckbelastung der Wirbel und Bandscheiben!) und der zudem schwachen Muskulatur (Dauerentlastung der Rumpfmuskulatur im Sitzen!) wirkt ein in doppelter Hinsicht ungünstiges Geschehen auf unseren Rücken ein. Dabei sollten wir bedenken, dass das Sitzen moderner Prägung eine Haltung bedingt, die im Bauplan des Menschen primär nicht vorgesehen ist. Der Mensch in vorzivilisatorischer Zeit saß, wenn er ruhte, nicht auf Stühlen oder Sesseln, die eine rechtwinklige Beugung von Knie- und Hüftgelenken und eine Stütze des Rückens vorhielten, sondern er kauerte, hockte – oder lag. Bei Naturvölkern ist diese Haltung noch zu sehen, auch in weiten Teilen Ostasiens, verschwindet allerdings gerade hier rasend schnell. Viele Europäer können diese Haltung gar nicht mehr einnehmen, die Muskeln sind verkürzt, der Bauch zu dick, das Bewegungsgefühl verloren gegangen. Mit unübersehbaren Folgen.

niger ausgeprägten Funktionsverlust. Die Wirbelsäule und natürlich auch die Bandscheiben machen dabei keine Ausnahme. Wissenschaftliche Untersuchungen haben allerdings bewiesen, dass das (z. B. durch Röntgenuntersuchungen nachweisbare) Ausmaß der Degeneration nicht gleichbedeutend sein muss mit dem Ausmaß der Beschwerden eines Patienten. Das bedeutet, dass einerseits heftige Schmerzen auch dann vorliegen können, wenn bildgebende Untersuchungsverfahren keinen auffälligen Befund erkennen lassen. Andererseits kann ein voll funktionsfähiger, schmerzfreier Rücken im Röntgenbild durchaus erhebliche Veränderungen erkennen lassen (z. B. als Reaktion auf das fortgeschrittene Alter des Betreffenden).

Diese Erkenntnis ist auch auf einen Bandscheibenvorfall übertragbar. Bei ständiger Fehlbelastung (s. o.) können die Bandscheiben spröde und brüchig werden und letztlich reißen, was allerdings nicht selten weitgehend unbemerkt geschieht. Bedrohlich – und für die Patienten spürbar – wird die Lage erst, wenn im ungünstigen Falle das aus dem Bandscheibenring nach hinten in den Wirbelkanal eindringende gallertartige Gewebe Nervenfasern einengt oder quetscht. Dann nämlich gehen Nervenfunktionen verloren und es kommt zu umschriebenen Schmerzen, Gefühlsstörungen oder gar Lähmungen.

Diagnose

Der Arzt hat die Möglichkeit, aus Art und Lokalisation dieser Symptome auf die Lage des Bandscheibenvorfalles im Wirbelkanal zu schließen. Bandscheibenvorfälle können prinzipiell in allen Wirbelsäulensegmenten auftreten, gewöhnlich in der Hals- und Lendenwirbelsäule. Am häufigsten ist die Bandscheibe zwischen dem 5. Lendenwirbel (Lumbo) und dem ehemals 1. Wirbel des Kreuzbeins (Sakrum) betroffen, man spricht von einem Bandscheibenvorfall L5/

S1, im Bereich der Halswirbelsäule ist es die Bandscheibe C 5/6 (Zervix). Bei Bandscheibenvorfällen der Halswirbelsäule treten Symptome an Armen und Händen auf, bei Bandscheibenvorfällen der Lendenwirbelsäule im Bereich der Beine bzw. Füße. Moderne Untersuchungen (Computertomografie/CT, Magnetresonanztomografie/NMR/MRT/»Kernspin«) geben endgültigen Aufschluss über Lage und Ausmaß der Schädigung.

Was macht der Arzt?

Liegen eine deutliche Muskelschwäche oder gar eine Lähmung vor – und in der Regel nur dann! – kann eine Operation unumgänglich werden, um die Gefahr einer bleibenden Schädigung zu beseitigen. In diesen Fällen muss kurzfristig gehandelt (d. h. operiert) werden. Innerhalb von Stunden bis wenigen Tagen sollte das ausgetretene Bandscheibengewebe entfernt werden.

Bei weniger schwerwiegenden Störungen, gerade auch bei chronischen Fällen, gilt auch im Zeitalter der Mikrochirurgie der Grundsatz, unnötige Risiken zu vermeiden. Und die sind bei einer Bandscheibenoperation nicht unerheblich. Folgeprobleme können beispielsweise in einer operationsbedingten Instabilität des betroffenen Segmentes und damit in vermehrten Schmerzen, in Narbenbildungen und gelegentlich auch in einer durch den operativen Eingriff ausgelösten Sensibilisierung des Patienten für das Krankheitsgeschehen – und dementsprechend in einer schlechteren Prognose – bestehen. Außerdem – und das ist besonders wichtig – wird durch die Operation aus einem schlechten Rücken natürlich kein guter Rücken. Die Ursachen, die oft über Jahre bestehend zum Verschleiß der Bandscheibe geführt haben, bestehen weiterhin. Insofern ist die Operation nur die Beseitigung einer Folgeerscheinung, nämlich des defekten Bandscheibengewebes, nicht aber eine Therapie der Krankheitsursache.

Was kann ich tun?

Körperliche Aktivität, die vielen Menschen in der modernen Gesellschaft abhanden gekommen ist, schafft die funktionellen Voraussetzungen für rückengerechte Belastungen im Alltagsleben und stellt insofern die eigentlich ursächliche Vorbeugung und Behandlung von Rückenproblemen dar. Nicht nur die Kraft und Dehnfähigkeit der Rumpfmuskulatur ist hier von entscheidender Bedeutung, sondern vor allem auch das harmonische Zusammenspiel der verschiedenen Anteile des Funktionssystems. Je länger der Krankheitsverlauf, desto größer der Verlust an eben diesen Eigenschaften. Und schnell setzt der Teufelskreis aus Funktionsstörung, Schmerz und Fehlbelastung ein, an dessen Ende oft der chronische Schmerzpatient steht.

Chronologisch gesehen sind es fast immer zunächst muskuläre Beschwerden, die auf das Missverhältnis von Belastung und Belastbarkeit des Rückens aufmerksam machen. An dieser Stelle erfolgt oft die entscheidende Weichenstellung für die weitere »Karriere« des Patienten. Wird die bestehende Fehlbelastung durch Schonung ungewollt weiter unterstützt, ja quasi zementiert, werden die funktionellen Defizite immer stärker werden – und der Weg zurück zur Schmerzfreiheit immer weiter.

Bewegung stellt demnach ein probates Mittel gegen diese Probleme dar, aber Bewegung welcher Art? Im Rahmen von Rückenschulen wird der richtige Umgang mit dem eigenen Körper, vor allem mit dem Rumpf, vermittelt. Insofern handelt es sich vorwiegend um ein Koordinationstraining, mit dem Fehlbelastungen erkannt und gegebenenfalls verhindert werden sollen. Leider ist die Mehrzahl der Menschen aber nicht in der Lage, sich stets und ständig an die »Goldenen Regeln der Rückenschule« zu erinnern. Viele von uns sind dem Stress des Alltags so stark ausgesetzt, dass das rückengerechte Verhalten (»Stehen Sie in jeder Stunde des Tages für 10 min auf und bewegen Sie sich!«) zwar bekannt ist, aber nicht umgesetzt wird oder werden kann.

Aber das Bewegungssystem Mensch ist gar nicht so schwierig zu bedienen, wie es manchmal scheinen mag. Gehen, lockeres, entspanntes Gehen mit kräftigem Pendeln der Arme, mit Rotationsbewegung des Rumpfes und flottem Ausschreiten der Beine ist Rückentraining. Es sorgt für den sanften, dosierten Einsatz der Rumpf- und angrenzenden Arm- und Beinmuskulatur und harmonisiert deren Bewegungen.

Bewegungstraining

Noch verbessern lässt sich der Schutz, der ständig vorhanden ist und nicht bewusst eingesetzt werden muss, durch eine funktionsfähige Rumpfmuskulatur. Sie ist quasi wie ein Korsett in der Lage, den Rücken zu stützen und zu schützen – auch wenn wir nicht daran denken. Dies ist umso wichtiger, als die Menschen ja ständig ein bisschen größer werden, gleichzeitig aber an Muskelkraft einbüßen, somit also die wesentlichen Merkmale eines Rückenproblemfalles aufweisen.

Auf die Frage, ob ein bandscheibenoperierter Patient wieder sportlich aktiv sein darf, gibt es nur eine Antwort: ER MUSS! Auf jeden Fall gehört ein aufbauendes Funktionstraining für die Rumpfmuskulatur dazu, und auf jeden Fall sollte das Gehen oder Nordic Walking ein Teil des Gesamtkonzepts sein. Und sei es nur, um andere Sportarten (z.B. Joggen oder gar Marathonlaufen, Spielsportarten usw.) wieder vorzubereiten.

WICHTIG

Körperliche Aktivität nach Bandscheibenvorfall

In den USA konnte in einer vielbeachteten wissenschaftlichen Studie nachgewiesen werden, dass die langfristigen Heilungschancen bei einem Bandscheibenvorfall vor allem dann besonders gut waren, wenn der Patient möglichst umgehend seine normale körperliche Tätigkeit wieder aufgenommen hatte. Hinter dieser Beobachtung verbergen sich sowohl körperliche als auch psychische Faktoren. Beiden Bereichen gemein ist die Notwendigkeit der körperlichen Aktivität.

Eine interessante Beobachtung hat sich durch den Trendsport Nordic Walking ergeben. Hier hat der kräftige Armeinsatz System, führt zu den erwähnten Rumpfbewegungen und letztendlich dazu, dass viele Rückenpatienten das Nordic Walking als die wirksamste Maßnahme gegen ihre Schmerzen bezeichnen, die sie jemals durchgeführt haben.

Wann und in welchem Umfang das Bewegungstraining wieder betrieben werden sollte, ist leicht zu beantworten: so früh wie möglich! Hier können sinnvoll (vorübergehend) eingesetzte Schmerzmittel helfen, die Trainierbarkeit wiederherzustellen. Übrigens: Laufen an sich ist keineswegs rückengefährdend, ganz im Gegenteil. Allerdings ist für beschwerdefreies Laufen die nötige Kraft von Becken- und Rumpfmuskulatur erforderlich, um den Rücken während des Laufens aktiv zu stabilisieren. Aber der nicht selten gehörte Rat, der Rückenpatient solle unbedingt und auf Dauer das Lauftraining einstellen, zeugt nur davon, das System nicht verstanden zu haben.

Konkret bedeutet das auch, dass Ausgleichstraining für die Wirbelsäule für viele Menschen genauso wichtig, ja wichtiger als manche an sich sinnvolle Ausdauer-Trainingseinheit ist. Das kann in Form von Fitnesstraining an Geräten, mit der freien Hantel, durchaus aber auch mit einfachen Hilfsmitteln (Matte, Sitzball, Thera-Band) und dem eigenen Körpergewicht (oft reichlich vorhanden!) erfolgen, aber auch Nordic Walking als Alternative zum Standard-Trainingsprogramm würde vielen Menschen – sogar Sportlern – sehr

gut tun. Damit sie nicht zu dem Drittel der Bevölkerung zählen, welches kürzlich bei einer Umfrage, ob man an chronischen Rückenschmerzen leide, mit ja antwortete.

Ernährung und Vorbeugung
S. 97, 218

Komplementärmedizin
Die Einnahme von Arnica C 30 (3 Gaben in 24 Stunden) kann hilfreich sein.

Stretching und Kräftigungsübungen
Die Stretching-Übungen S. 22 sowie S. 24–26 sind hilfreich. Zur Kräftigung sind die Übungen S. 77–82 geeignet.

▶ Wirbelbogen-Ermüdungsbruch
▶ Spondylolyse
▶ Lendenschmerz
▶ Lumbago
▶ Hexenschuss

Lumbalgie bedeutet Lendenschmerz und ist eine von zahllosen Bezeichnungen für ein Problem, welches heutzutage fast jeden Menschen früher oder später einmal ereilt: den Rückenschmerz. Oft wird argumentiert, dass die Rückenschmerzen quasi

---

GUT ZU WISSEN

Rückenschmerzen nehmen zu

Knapp die Hälfte aller berufstätigen EU-Bürger gibt an, zumindest gelegentlich unter Rückenschmerzen zu leiden. Die Zahl der Betroffenen ist in den vergangenen Jahren langsam aber sicher gestiegen – auch wenn in der Statistik der Ursachen für eine vorzeitige Erwerbsunfähigkeit mittlerweile die psychischen Krankheiten an erster Stelle rangieren. Aber im Jahre 2002 sind beispielsweise ca. 38 700 Personen vor Eintritt des Rentenalters wegen Krankheiten des Bewegungsapparates aus dem Berufsleben ausgeschieden, davon die überwiegende Mehrzahl wegen Rückenschmerzen. Viel zu viele!

ein Opfer seien, welches wir für den aufrechten Gang zu entrichten hätten. Falsch: Sie sind ein Opfer für unseren bewegungsarmen Lebensstil, man könnte auch vereinfachend formulieren: fürs Sitzen. Sitzen macht schlapp (z.B. die Rumpfmuskulatur), Sitzen macht fett, Sitzen führt zu hohen Belastungen der unteren Lendenwirbelsäule (viel höher als z.B. Gehen), sitzen ärgert die Gelenke und stresst die Beinvenen. Wenn man analysiert, wie lange der »moderne« Mensch üblicherweise sitzt, versteht man leicht, warum fast jeder das Kreuz mit dem Kreuz kennt.

Diagnose

Aber Sportler, so könnte man meinen, die bewegen sich doch, rennen, springen, fahren Rad. Die dürften doch solche Beschwerden gar nicht kennen – oder?

Leider sind viele Sportler ja auch nur ganz normale Menschen mit Arbeitsplätzen, an denen sie oft stundenlang sitzen müssen, mit Autos, in denen sie lange Strecken fahren müssen, mit endlosen Sitzungen, mit Partys in tiefen Sofas, mit Fernsehsesseln zur Entspannung nach dem Training. Und außerdem sorgen viele beliebte Ausdauersportarten wie Jogging, Mountain Biking, Schwimmen eben vor allem für Organtraining, also die Stärkung von Herz-Kreislauf-System und Stoffwechsel. Und leider ist mit vielen Sportarten kein spezielles Rückenmuskeltraining, kein spezielles Stretching für die Beckenmuskeln, keine Haltungsschule für den Alltag verbunden. Jogging trotz gelegentlicher Rückenbeschwerden: in vielen Fällen ja! Jogging gegen die Rückenschmerzen? Das allein wird's nicht richten.

Was kann ich tun?

Jogging kann – quasi als erster Schritt eines Weges, der zur vollständigen Sportfähigkeit führt – in den Gesamtprozess »Sportler gegen Rückenschmerzen« integriert werden. Das beginnt mit dem richtigen Laufstil. Ein kleiner Versuch: Stellen Sie sich barfuß auf die Fersen (Fußspitzen anheben). Automatisch schiebt sich der Po nach hinten, es entsteht ein Rundrücken im Bereich der Lendenwirbelsäule (den es zu verhindern gilt), die Brust klappt förmlich zusammen. Verlagern Sie jetzt das Gewicht auf die Fußspitzen: das Becken kippt nach vorn, das natürliche Hohlkreuz kommt wieder zum Vorschein, die Brust hebt sich. Laufen Sie barfuß auf der Stelle und der Rumpf behält dieselbe Position. Genauso sollten Sie als Rückenpatient auch im Freien laufen. Mit dem Vorfuß den Schritt weich abfangen (natürliche Dämpfung!), gleichzeitig auf die richtige Rumpfhaltung achten.

Individuelles Rückentraining
Sport und Bewegung kann eine sinnvolle Vorbeugung gegen Rückenprobleme sein.

Aber Ausdauersport allein wird meist nicht ausreichen, bereits bestehende Rückenschmerzen zu beseitigen. Daher sollte der Betroffene zusätzlich ein individuelles Rückenprogramm mit dem Physiotherapeuten erarbeiten und es mindestens dreimal wöchentlich durchführen. Und sich zusätzlich fragen, ob der Rücken allein das Hauptproblem darstellt – oder nur ein Symptom für eine anderweitige Überforderungssituation ist.

In der Rehabilitation von Rückenpatienten sind Programme als besonders erfolgreich erkannt worden, die auch die psychische Belastungssituation der Patienten mit einbeziehen. Man hat beobachtet, dass der Rücken vielfach ein Ventil ist, über den Druck aus den unterschiedlichsten Lebensbereichen verarbeitet wird. Berufliche und familiäre Konfliktsituationen sind die

In vielen Fällen noch besser als Jogging ist das Nordic Walking für Rückenpatienten geeignet. Die mechanischen Belastungen sind hier geringer, gleichzeitig erfolgt bei jedem Schritt die sanfte Rotation des Rumpfes bei gegenläufiger Beckendrehung. Offenbar reagieren Rückenmuskeln auf dieses Bewegungsmuster besonders positiv.

häufigsten. Und müssen natürlich im Rahmen einer psychologisch-psychotherapeutischen Betreuung erkannt und bearbeitet werden, wenn das eigentliche Rückentraining Erfolg haben soll.

Stretching und Kräftigungsübungen

Die Stretching-Übungen S. 22 sowie S. 24–26 sind hilfreich. Zur Kräftigung sind die Übungen S. 77–82 geeignet.

▶ Wirbelgleiten

Ein Beispiel für eine körperliche Überforderung ist das Wirbelgleiten, die Spondylolisthese. Dabei handelt es sich um ein orthopädisches Problem, das zwar in seltenen Fällen auf eine Veranlagung zurückzuführen ist, durch den Leistungssport jedoch zu unrühmlicher Bekanntheit gelangt

ist. Man hat beobachtet, dass in einigen Sportarten bzw. Disziplinen eine statistisch auffällig hohe Rate dieser Verletzung festzustellen ist. Dazu gehören Kunstturnen, Trampolinturnen, Kunst- und Turmspringen, Schwimmen (vor allem Delphin-Stil), Speerwerfen uns andere mehr.

Diagnose

Ihnen allen gemeinsam sind Bewegungen, die mit einem extremen Hohlkreuz verbunden sind – d. h. einer schnellen und

heftigen Überstreckung der Lendenwirbelsäule, die den Wirbelbogen, also den hinteren Anteil des Wirbelkörpers, unter Druck

Kinesiotaping

Kinesiotaping ist eine noch junge, sehr aktuelle, ja fast als Trend zu bezeichnende Behandlungsmethode in der konservativen Orthopädie. Sie geht auf den japanischen Chirotherapeuten Dr. Kenzo Kase zurück, der in den 70er Jahren des vergangenen Jahrhunderts eine neue Technik für die Behandlung von Sportverletzungen entwickelte. Dazu war es zunächst erforderlich, das geeignete Hilfsmittel zu schaffen. Das auf diese Weise entstandene Kinesiotape unterscheidet sich von herkömmlichen Klebeverbänden durch Dehnfähigkeit und Elastizität. Die elastischen Fasern des Kinesiotapes finden sich nur in Längsrichtung. In Querrichtung ist es nicht dehnfähig.

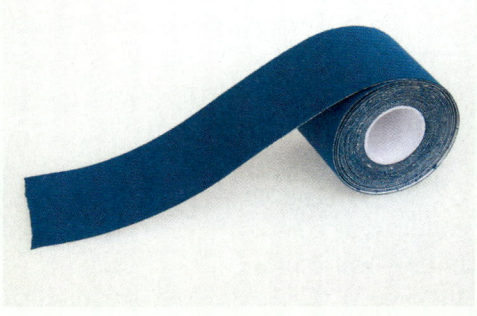

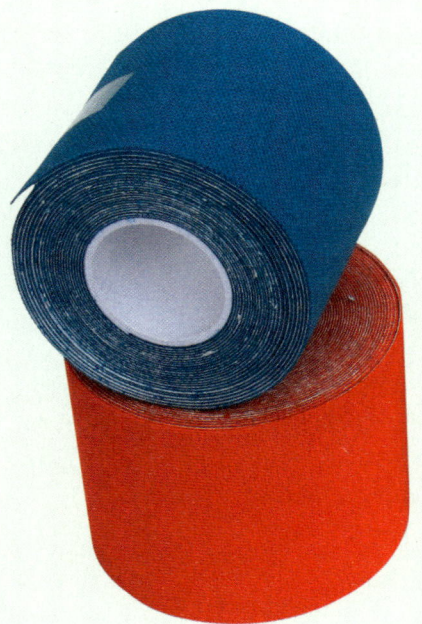

Aktivierung des Geweberaums

Auch die Wirkungsweise des Kinesiotapes unterscheidet sich deutlich von den üblichen Stütz- bzw. Kompressionsverbänden des Bewegungsapparates. Beim Kinesiotape geht es vielmehr darum, die Verschiebeschichten des subkutanen Geweberaumes zu aktivieren. Der von Verhärtung oder Verspannung betroffene Muskelabschnitt wird zunächst vorgedehnt, dann das Tape auf die Haut aufgebracht. Vor allem ausgelöst durch aktive Bewegungen werden Haut- und Bindegewebeschichten gegeneinander verschoben, was zur Aktivierung der Ver- und Entsorgung des Gewebes führt, Lymphfluss und Durchblutung profitieren.

Darüber hinaus entfaltet das Tape positive Effekte auf Hautsensoren und Schmerzrezeptoren, auf Meridiane und Akupunkturpunkte, auf Muskel- und Sehnenansätze, auf Muskelfaszien und Gelenkkapseln. Zusätzlich können Effekte auf bestehendes Narbengewebe und über Reflexzonen auf das viszerale System ausgeübt werden.

Verringerung der Schmerzen

In der Nachbehandlung von Gelenkeingriffen, insbesondere von arthroskopischen Techniken, ist die Frühmobilisation heute ein therapeutischer Imperativ. Unterstützend kann das Kinesiotape eingesetzt werden, um über die Erregung von Propriozeptoren in Haut und Bindegewebe die Schmerzreize zu reduzieren. Auf diese Weise kann der Teufelskreis zwischen Schmerz, Verspannung und Fehlbelastung, der letztlich zu erneuter Schmerzentstehung führt, durchbrochen werden.

Auch bei der Behandlung von postoperativen Weichteilschwellungen oder Ergussbildungen kann das Kinesiotape effizient eingesetzt werden. Hierbei stehen die Wirkungen auf das zirkulatorische System im Vordergrund.

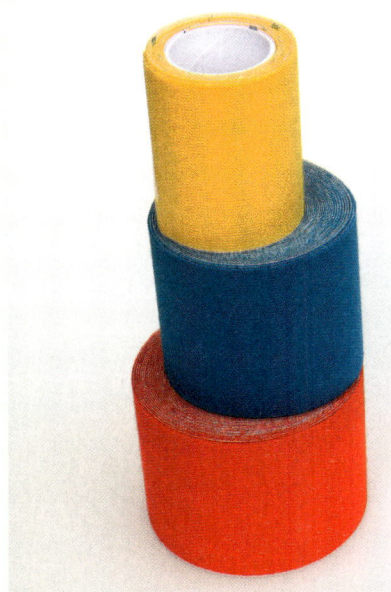

Wirkmechanismen

Bei dem Versuch, aus vielen Patientenberichten auf eine möglicherweise einheitliche Wirkungsstärke zu schließen, stößt der Therapeut (Arzt) auf große Schwierigkeiten. Immer wieder fallen (glaubhafte) Berichte auf, bei denen nach dem Aufbringen des Tapes eine sofortige Schmerzfreiheit dokumentiert wird. Bei dem Versuch, hierfür eine plausible Erklärung herbeizuführen, wird üblicherweise der Gate-Control-Effekt genannt. Durch die unmittelbare Erregung der gelenknahen Popriozeptoren werden die Signale der langsamer leitenden Schmerzfasern überdeckt. Dass dieser Effekt nicht bei schweren, chronischen Schmerzsyndromen eine ausreichende Wirkung entfalten kann, liegt auf der Hand. Dass aber ein weitgehend komplikationsloser postoperativer Verlauf durch das Kinesiotape erheblich verbessert und beschleunigt werden kann, ist ebenso verständlich und nachvollziehbar.

Zusammenfassung

Zusammenfassend lässt sich zweifelsfrei feststellen, dass der Einsatz von Kinesiotape gerade in der Sportmedizin unbestrittene Vorteile bietet, die in Summe wesentlich zur schnelleren und komplikationsärmeren Behandlung vieler alltäglicher Verletzungen beitragen können. Aber auch bei operativen Eingriffen, besonders der Nachbehandlung minimalinvasiver Gelenkoperationen, hat sich das Kinesiotaping bewährt. Ein bedeutender Aspekt in diesem Zusammenhang ist das praktisch vollständige Fehlen unerwünschter Nebeneffekte, insbesondere, wenn die Wirkungsweise des Kinesiotapings mit medikamentösen Therapieansätzen verglichen wird.

setzt. Beispielsweise die Landung der Turnerinnen und Turner nach dem Flick-Flack oder dem Pferdsprung oder die Ausholbewegung beim Speerwerfen. Treten diese repetitiv (ständig wiederholt) auf, kann ein Ermüdungsbruch (Stressfraktur) entstehen, die sogenannte Spondylolyse. Meist ist der 5. Lendenwirbelkörper betroffen. Wenn der Wirbelbogen auf beiden Seiten bricht, kann der Wirbelkörper auf dem nächst tieferen nach vorn gleiten. Dadurch wird die Wirbelsäule instabil, Schmerzen sind die Folge.

Was macht der Arzt?

Je nach Ausmaß der Verschiebung des Wirbelkörpers erfolgt eine Einteilung der Verletzung in 4 Stadien (Meyerding I–IV). Oftmals reicht es, die Körperhaltung zu optimieren und eine muskuläre Stabilisierung anzustreben. Dabei steht die konsequente Kräftigung der Bauchmuskulatur im Vordergrund. Manchmal aber ist das Wirbelgleiten so stark ausgeprägt, dass eine operative Behandlung unumgänglich ist. Dabei wird eine Fusion angestrebt, also die Verblockung des betroffenen mit dem darunter liegenden Wirbel.

Was kann ich tun?

Am sinnvollsten ist es natürlich, ein Wirbelgleiten von vornherein zu verhindern. Viele Sportverbände führen Schulungsmaßnahmen für ihre Trainer und Kampfrichter durch, um das Wissen um die Gefahren zu vertiefen. Durch gezieltes Aufbautraining der stabilisierenden Rumpfmuskulatur und optimierte Bewegungstechnik kann das Verletzungsrisiko verringert werden. Aber gerade bei sogenannten Kindersportarten wie Turnen oder Schwimmen, bei denen ein konsequentes Leistungstraining schon im Grundschulalter unvermeidlich ist, müssen auch die Eltern ausführlich über die Zusammenhänge informiert sein.

Kräftigungsübungen
Vor allem die Übungen S. 83–84 sind hilfreich.

Schultergelenk

▶ Schlüsselbeinbruch (Klavikulafraktur)

Das Schlüsselbein (Klavikula) ist ein leicht S-förmig gebogener Knochen, der wie eine Speiche den Schultergürtel stützt. Er verbindet das Brustbein (Sternum) mit dem Schulterdach (Akromion).

Verletzungen des Schlüsselbeins sind bei Stürzen vergleichsweise häufig. Der Sturz vom Pferd, von Fahrrad, Moped oder Motorrad führt zur Abwehrreaktion des Fallenden, der unwillkürlich mit ausgestrecktem Arm den Sturz dämpfen will – und dadurch den Bruch des Schlüsselbeins herbeiführt, meist in dessen mittlerem Drittel.

Diagnose

Durch den Zug der am Schlüsselbein angreifenden Muskeln verschieben sich die Fragmente, das innere nach oben (M. sternocleidomastoideus), das äußere leicht nach unten (M. deltoideus). Es resultiert eine gut sichtbare und tastbare Stufe, zudem verkürzt sich die Schulter im Vergleich zur Gegenseite, da die stützende Speiche fehlt und der M. pectoralis kräftig nach innen zieht.

Was macht der Arzt?

Die Behandlung erfolgt in den meisten Fällen konservativ, typischerweise mit dem sogenannten Rucksackverband. Er wird in Form einer Achterschlinge um beide Schultergelenke gelegt und zwischen den Schulterblättern gespannt. Das Kontrollieren und ggf. Nachziehen des Rucksackverbandes sollte anfangs täglich erfolgen. Oft ist nach 2 bis 4 Wochen schon eine ausreichend stabile Verbindung der beiden Knochenfragmente erfolgt. Als Nachteil der konservativen Behandlung können eine Verdickung an der Bruchstelle und eine Verkürzung des Schlüsselbeins verbleiben.

Die operative Behandlung der Schlüsselbeinfraktur mittels einer Plattenosteosynthese (Fixierung der Bruchfragmente mit Metallplatte und Schrauben) ist möglich, wird aber seltener eingesetzt. Neben der Gefahr einer Pseudarthrose (Falschgelenk aufgrund unzureichender Bruchheilung) besteht auch das Risiko einer wulstigen Narbenbildung (Keloid).

Was kann ich tun?

Ernährung und Vorbeugung
siehe S. 97, 218

Komplementärmedizin
Bei Knochenbrüchen generell wird Symphytum Q3 als Tropfen empfohlen. Symphytum fördert die Kallusbildung. Einnahme: Vor jeder Einnahme die Flasche 10-mal kräftig schütteln 1 Tropfen in 1 dl Wasser geben, gut umrühren, davon einen Teelöffel voll einnehmen. Restliches Wasser abgießen. Am folgenden Tag wieder das Fläschchen 10-mal kräftig schütteln, 1 Tropfen in 1 dl Wasser geben, kräftig umrühren und einen Löffel davon einnehmen. Jeden Tag weiter fortfahren. Einnahmedauer: 4 Wochen.

Stretching und Kräftigungsübungen
Erst nach der Ausheilung ist Physiotherapie sinnvoll.

Tape
In Abstimmung mit dem Arzt ist zur Stabilisierung ein Rucksackverband üblich.

▶ Schultereckgelenksprengung
▶ AC-Gelenksprengung

Ein ähnlicher Unfallmechanismus wie beim Schlüsselbeinbruch liegt der Schultereckgelenksprengung (Acromioklavikular-Gelenksprengung, AC-Gelenksprengung) zugrunde. Auch hier löst meist ein Sturz die Verletzung aus, allerdings bei eng am Körper anliegendem Arm. Dabei wird die durch kräftige Bänder gesicherte Verbindung des Schlüsselbeins (Klavikula) mit dem Schulterblatt, vor allem dem Schulterdach (Akromion), zerrissen.

Diagnose

Die Verletzung wird nach dem Ausmaß der Schädigung eingeteilt (nach Tossy). Beim Schweregrad Tossy I liegt eine Dehnung des Bandapparates zwischen äußerem Schlüsselbeinende und Schulterdach vor. Bei Tossy II sind die Bänder zwischen Schlüsselbein und Schulterdach zerrissen und bei Tossy III zusätzlich die Bänder zwischen dem Rabenschnabelfortsatz (Proc. coracoideus) und dem Schlüsselbein, sodass eine sichtbare Stufenbildung vorliegt, bei der das äußere Schlüsselbeinende federnd höher steht als das Schulterdach. Dieses sogenannte Klaviertastenphänomen weist den erfahrenen Arzt schnell auf die vorliegende Verletzung hin. Die Sicherung der Diagnose erfolgt durch spezielle Röntgenaufnahmen.

Was tut der Arzt?

Bei der Behandlung der AC-Gelenksprengung müssen vor allem die verletzten Bandstrukturen wiederhergestellt werden. Bei einer Dehnung reicht die Ruhigstellung in einem geeigneten Verband (Gilchrist, Thorax-Abduktionskissen. Alternativ kann in Einzelfällen auch ein stützender Tape-Verband angelegt werden). Sind die Bandstrukturen zerrissen, müssen sie genäht werden. Bis zur Heilung, also etwa 6 Wochen lang, erfolgt eine interne Sicherung, z.B. durch eine Zuggurtung (Achterschlinge plus Draht), zusätzlich die externe Ruhigstellung im Verband.

Die Operation der AC-Gelenkverletzung hat Generationen von Chirurgen Probleme bereitet – bis die Bedeutung der sorgfältigen Nahtadaptation der zerrissenen Bandstrukturen erkannt wurde. Die Erfolgsquote der operativen Behandlung ist seitdem sehr hoch, funktionell gute Ergebnisse werden in rund 98 % der Fälle erzielt. Dennoch bleiben Restrisiken wie Infektion, Metallbruch, Metallverschiebung (Dislokation), unschöne Narben u.a.m. Insofern sollte die Indikation zum operativen Vorgehen auch heute noch sorgfältig und zurückhaltend gestellt werden.

Was kann ich tun?

Ernährung und Vorbeugung
siehe S. 97, 218

Komplementärmedizin
Bei Knochenbrüchen generell wird Symphytum Q3 als Tropfen empfohlen. Symphytum fördert die Kallusbildung. Vor jeder Einnahme die Flasche 10-mal kräftig schütteln. 1 Tropfen in 1 dl Wasser geben, gut umrühren, davon einen Teelöffel voll einnehmen. Restliches Wasser abgießen.

Am folgenden Tag wieder das Fläschchen 10-mal kräftig schütteln, 1 Tropfen in 1 dl Wasser geben, kräftig umrühren und einen Löffel davon einnehmen. Jeden Tag weiter fortfahren. Einnahmedauer: 4 Wochen.

Stretching und Kräftigungsübungen
Erst nach ärztlicher Versorgung und Ausheilung ist umfangreiche Physiotherapie sinnvoll.

▶ Schulterluxation, Schulterverrenkung

Die Schulterluxation ist eine »alte« Verletzung. Schon in antiken Aufzeichnungen finden sich Hinweise auf die Behandlung der Schulterluxation (Reposition nach Hippokrates), die bis in die Neuzeit angewen

det wurden. Allerdings ist das nicht ganz einfache Einrenken einer luxierten Schulter – unabhängig von der Methode – mit einer sehr hohen Quote von erneuten Verrenkungen (Rezidiven) verbunden. Bei jün geren und sportlich aktiven Menschen unter 20 Jahren muss mit einer Wahrscheinlichkeit von über 90% gerechnet werden, dass eine verrenkte und reponierte Schulter wieder luxiert. Mit zunehmendem Alter nimmt diese Gefahr ab, beträgt aber bei 30- bis 40-jährigen Patienten immer noch etwa 50%.

Diagnose

Die Ursache dafür liegt in Verletzungen, die unvermeidlich bei der Verrenkung einer gesunden Schulter entstehen. Wenn der Oberarmkopf durch äußere Krafteinwirkung aus der Pfanne gehebelt wird, bricht entweder ein Stück des unteren, vorderen Pfannenrandes ab (sogenannte Bankart-Läsion) oder dieser Pfannenrand drückt sich in den Oberarmkopf hinein und hinterlässt dort eine Impression (sogenannte Hill-Sachs-Läsion). Nicht selten finden sich sogar beide Begleitverletzungen. Unbehandelt verursachen sie eine bleibende Instabilität der Schulter, auch nach erfolgreichem Einrenken.

Was macht der Arzt?

Die zeit- und sachgemäße Behandlung einer Schulterverrenkung beinhaltet daher das operative Vorgehen. Sowohl die Refixierung des abgerissenen Pfannenrandes (Bankart-Operation) als auch die Straffung der Gelenkkapsel verringern die Wahrscheinlichkeit einer erneuten Luxation erheblich – danach liegt die nachhaltige Erfolgsquote bei ca.98%.

Mittlerweile vielleicht noch mehr als das Knie ist die Schulter das Vorzeigegelenk der minimalinvasiven Operationstechniken. Die Schulterchirurgie hat sogar Verletzungen erst in ihrer vollen Bedeutung kennen- und einschätzen gelernt, nachdem die arthroskopische Untersuchung und Behandlung möglich wurde (sogenannte SLAP-Läsion).

Nicht alles ist bereits arthroskopisch möglich, und wenn es möglich ist, muss es nicht gleich auch besser sein als die Operation am offenen Gelenk. Aber der Trend weist eindeutig in Richtung der schonenderen Operationstechnik, auf schnellere Heilung und frühere Mobilisation. Mit dem Effekt, dass Unfall- und Behandlungsfolgen minimiert werden und das Idealziel einer jeden ärztlichen Behandlung, die Restitutio ad integrum, also die vollkommene Wiederherstellung der vor dem Ereignis bestehenden Verhältnisse, immer näher rückt. Auch und gerade in der Behandlung schwerer Schulterverletzungen.

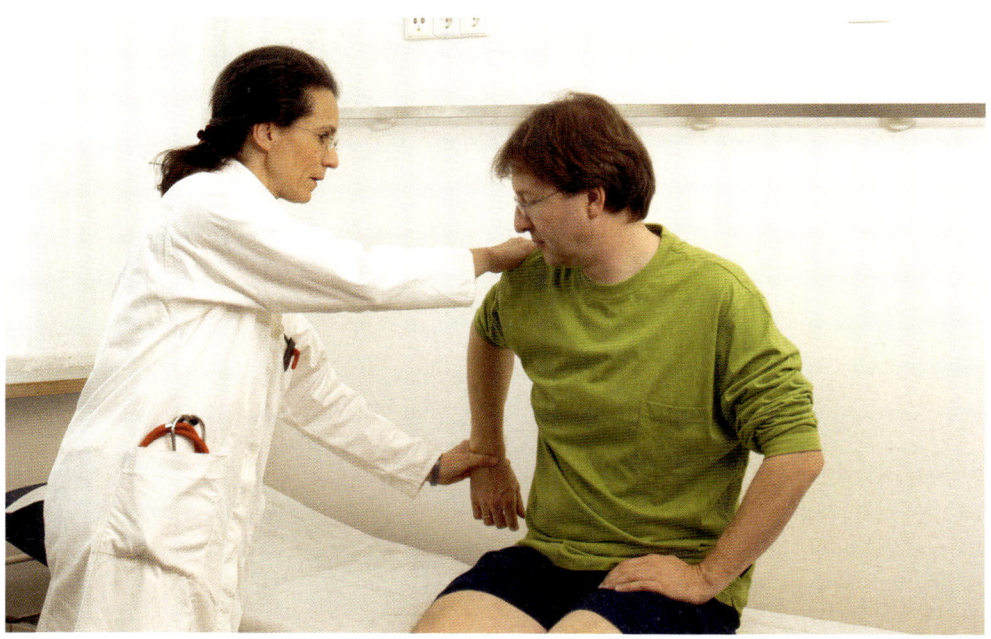

Was kann ich tun?

Ernährung und Vorbeugung
S. 97, 218

Komplementärmedizin
Bei Knochenbrüchen generell wird Symphytum Q3 als Tropfen empfohlen. Symphytum fördert die Kallusbildung. Einnahme: Vor jeder Einnahme die Flasche 10-mal kräftig schütteln. 1 Tropfen in 1 dl Wasser geben, gut umrühren, davon einen Teelöffel voll einnehmen. Restliches Wasser abgießen. Am folgenden Tag wieder das Fläschchen 10-mal kräftig schütteln, 1 Tropfen in 1 dl Wasser geben, kräftig umrühren und einen Löffel davon einnehmen. Jeden Tag weiter fortfahren. Einnahmedauer: 4 Wochen.

Stretching und Kräftigungsübungen
Erst nach ärztlicher Versorgung und Ausheilung ist umfangreiche Physiotherapie inklusive komplexer Muskelkräftigung sinnvoll.

Tape
Nur im akuten Fall bis zur ärztlichen Versorgung (zur Ruhigstellung und Schmerzlinderung).

Hüftgelenk

▶ Hüftgelenksarthrose

Die Hüftgelenksarthrose ist eine Erscheinungsform der Arthrose (S. 39) und soll hier nur deshalb gesondert erwähnt werden, weil sie so häufig ist und ihre Behandlung heute so oft in die gleiche Richtung gesteuert wird, nämlich zum künstlichen Gelenkersatz.

Was macht der Arzt?

Gezielte Physiotherapie, konsequentes Bewegungstraining, methodisch durchdachte Belastungssteigerung können oftmals erhebliche Erfolge verbuchen, ohne dass die große Operation erforderlich geworden wäre. Dabei muss der Patient allerdings mitmachen – er muss regelmäßig üben, sich anstrengen, zumindest in der Anfangsphase auch einmal Schmerzen ertragen und oftmals sein Körpergewicht deutlich reduzieren, alles Dinge, die natürlich vermieden werden, wenn vom behandelnden Arzt gleich eine Operation empfohlen und durchgeführt wird.

GUT ZU WISSEN

Künstliche Hüftgelenke

In Deutschland werden pro Jahr etwa 200 000 künstliche Hüftgelenke eingesetzt, eine fast unvorstellbar hohe Zahl. Damit liegt Deutschland im internationalen Vergleich auch ganz vorn, oder anders formuliert: In anderen (vergleichbaren) Ländern werden weniger künstliche Hüftgelenke bezogen auf die Einwohnerzahl eingesetzt.

Das gibt Anlass zum Nachdenken und erlaubt die Frage, ob es auch andere Behandlungsstrategien gibt. Zum Beispiel solche, die nicht gleich vollendete Tatsachen schaffen. Denn ein einmal implantiertes Kunstgelenk ist ein Weg ohne Wiederkehr.

Fraglos sind die medizinischen Voraussetzungen und das technische Niveau in Deutschland auf einem sehr hohen Stand.

Die Komplikationsrate ist äußerst gering und die Standzeiten der eingesetzten Gelenke sind hoch. Dennoch gibt der Patient etwas auf – seine Unversehrtheit in dieser Körperregion. In vielen Fällen völlig zu Recht und in jeder Hinsicht nachvollziehbar, wenn die Schmerzen zu hoch, die Beweglichkeit zu schlecht geworden sind und damit die Lebensqualität massiv leidet. Aber es gibt auch andere Fälle, und nur um die geht es bei unserer Diskussion. Ein noch gut bewegliches, gelegentlich schmerzendes Hüftgelenk (das folglich auch phasenweise nicht schmerzt!) kann auch durch andere, weniger eingreifende Maßnahmen erfolgreich behandelt und wieder belastbarer und beweglicher werden.

Allerdings weiß man gerade bei jüngeren Patienten, dass eine Wechseloperation nach durchschnittlich etwa 15 Jahren unvermeidlich sein wird, und mit ihr ein erheblich höheres Risiko von Komplikationen und auch von nachgelagerten Beschwerden wie Belastungsschmerzen, Hinken, Bewegungseinschränkung usw.

Die häufigsten Komplikationen in der Hüftendoprothetik sollen der Vollständigkeit halber auch Erwähnung finden, auch wenn sie eher für als gegen eine Operation spre-

chen – da sie mittlerweile auf eine wirklich bemerkenswert geringe Risikorate reduziert worden sind.

- Luxation (der neue Kopf springt aus der Pfanne)
- Thrombose, meist Unterschenkel (Gefäßverschluss, ausgelöst durch erhöhte Gerinnungsneigung nach der Operation)
- Allergie, meist gegen Nickel, das Teil der Legierung der neuen Hüfte (Schaft) sein kann
- Infektion

Was kann ich tun?

Ernährung und Vorbeugung
S. 97, 218

Komplementärmedizin
Die Einnahme von Arnica C 30 (3 Gaben in 24 Stunden) kann hilfreich sein.

Stretching und Kräftigungsübungen
Zum Stretching eignet sich der Hüftbeuger im Ausfallschritt S. 21. Zur Kräftigung sind die Übungen S. 80–84 sinnvoll.

Daher ist unser einziger Rat an dieser Stelle, sich die Sache mit dem »neuen« Hüftgelenk nicht zu leicht zu machen. So leicht ist es eben für den Körper auch nicht, der mit einer großen Operation und großen Implantaten (eingesetzten Fremdkörpern) konfrontiert wird. Lieber einmal mehr zögern, einmal häufiger den Versuch machen, auf konservativem Wege eine Besserung herbeizuführen, als zu schnell den vermeintlich leichteren Weg zu gehen.

▶ Oberschenkelhalsbruch/Schenkelhalsfraktur

Das Kapitel über die Schenkelhalsbrüche ist inhaltlich sehr eng mit dem über die Osteoporose (S. 175) verknüpft, die verbindende Klammer ist das Alter, das einerseits

das Sturzrisiko der Betroffenen massiv erhöht und andererseits aufgrund der erhöhten Knochenbrüchigkeit die Schenkelhalsfraktur als Sturzfolge verursacht.

Diagnose

Unser Nachbarland Frankreich hat in den 90er Jahren des vergangenen Jahrhunderts begonnen, die Rate der Schenkelhalsfrakturen genau zu analysieren. Dabei stellte man fest, dass Frauen fast dreimal so häufig betroffen waren wie Männer. Das mittlere Alter einer Frau bei einer Fraktur betrug 81,3 Jahre, das eines Mannes 73,3 Jahre. 87 % der betroffenen Frauen und 67 % der Männer waren über 70 Jahre alt. Insgesamt ereigneten sich in Frankreich ab 1990 jährlich etwa 50 000 Schenkelhalsfrakturen – und das ist ein im weltweiten Vergleich sehr geringer Wert.

In Deutschland ist nach Aussagen des Robert-Koch-Instituts jährlich mit etwa 100 000 Schenkelhalsfrakturen zu rechnen, die Tendenz ist steigend. Aufgrund der sich verändernden Bevölkerungspyramide mit einem erheblich steigenden Anteil älterer und alter Menschen rechnet man mit einem deutlich zunehmenden Lebenszeit-Frakturrisiko, das ab dem 75. Lebensjahr exponentiell ansteigt.

Da mit einer Schenkelhalsfraktur nicht selten schwerwiegende Konsequenzen einhergehen, handelt es sich bei dieser Verletzung nicht nur um ein medizinisches Problem, sondern auch um ein soziales für die Betroffenen, für uns alle, und um ein gesellschaftliches und wirtschaftliches.

Die Ursache einer Schenkelhalsfraktur kann oftmals Jahre bis Jahrzehnte zurückliegen. Lebensumstände, Ernährungsfehler in jungen Jahren, hormonelle Gründe, genetische Faktoren und anderes mehr kann eine Osteoporose hervorrufen, die beim Sturz des gealterten Menschen zur Schenkelhalsfraktur führt.

Anlass eines Sturzes sind oft die altersbedingt nachlassenden körperlichen Fähigkeiten des Menschen:

- die schlechtere Sehfähigkeit, wodurch Sturzfallen weniger gut erkennbar sind (Teppichkante, Schwelle, Treppenstufe),
- die nachlassende Muskelkraft und Reaktionsfähigkeit, die den Sturz verhindern könnten,
- die geringere Geschicklichkeit, die den älteren Menschen anders (schwerer) stürzen lässt als beispielsweise ein Kind.
- Manchmal aber sind es auch nur Gewohnheiten, die eine Rolle spielen.

Sterberisiko erhöht

Auch in einer Zeit der Hochleistungsmedizin erhöht eine Schenkelhalsfraktur das Sterberisiko erheblich – umso stärker, je höher das Alter und je schlechter der Gesundheitszustand der betroffenen Person vor der Fraktur waren. Amerikanischen und australischen Untersuchungen zufolge stieg bei 80-jährigen Frauen das Sterberisiko nach Schenkelhalsfraktur etwa um das Doppelte, bei gleichaltrigen Männern um das Vierfache. Auch heute noch muss damit gerechnet werden, dass bis zu 20 % der Betroffenen 12 Monate nach der Fraktur versterben, dass etwa gleich viele pflegebedürftig werden und nur gut ein Viertel die volle körperliche Mobilität zurückerlangt.

Beim nächtlichen Gang auf die Toilette wird das Licht nicht angeschaltet, um den schlafenden Ehepartner nicht zu stören.

Noch häufiger allerdings als die Schenkelhalsfrakturen sind Wirbelkörperbrüche bei älteren Menschen. Eine in europäischen Ländern durchgeführte Untersuchung wies nach, dass beispielsweise in der Altersgruppe der 75- bis 79-Jährigen pro Jahr ca. 30 von 1000 Frauen und 13 von 1000 Männern eine solche Verletzung erleiden.

Was macht der Arzt?

Die Behandlung der Schenkelhalsfraktur erfolgt heute fast ausnahmslos operativ und unterliegt einer eindeutigen Prämisse: Je älter der Patient, desto schneller muss seine Mobilisierung erfolgen, um Komplikationen wie Lungenentzündung (Pneumonie), Verdauungs- bzw. Herzrhythmusstörungen und den oft rasanten Verlust von Muskelkraft bettlägeriger, hoch betagter Patienten zu vermeiden. Daher werden in diesen Fällen, die ja die weit überwiegende Mehrzahl darstellen, sogenannte belastungsstabile Operationsmethoden eingesetzt, die ein sofortiges Aufstehen und Auftreten des Patienten ermöglichen. Bei der Wahl der geeigneten Vorgehensweise berücksichtigt der Operateur darüber hinaus auch die Lage der Bruchlinie, die von großer Bedeutung für die Stabilität der Bruchstücke (Fragmente) ist.

Gelenkerhaltend ist z. B. die Verwendung einer dynamischen Hüftschraube oder einer Winkelplatte, bei denen aber gleichwohl eine Bruchheilung erfolgen muss. Hier liegen Vorteil (der Zustand wie vor dem Unfall wird weitgehend wiederhergestellt) und Risiko (mangelhafte Bruchheilung, Infektion, Schmerzen durch Platte und Schrauben) dicht beieinander. Bei Implantation einer Total-Endoprothese wird das Gelenk (Hüftkopf und Pfanne) hingegen durch ein künstliches (oft in Form einer so genannten Duokopfprothese) er-

GUT ZU WISSEN

Unfallverhütung als wichtigste Maßnahme

Am Rande noch einmal der Hinweis, dass gerade bei den Schenkelhalsfrakturen die Unfallverhütung die wichtigste Maßnahme ist. Neben der unverzichtbaren Behandlung einer möglichen Grunderkrankung (Osteoporose) und von wichtigen Begleiterkrankungen (optimale Korrektur einer Sehschwäche) gehört dazu die Beseitigung von Sturz- und Stolperfallen in Haus und Wohnung, das Training von Kraft und Geschicklichkeit, das Angewöhnen sinnvoller Verhaltensregeln (nachts Licht anknipsen). In Holland hat man vor Jahren zudem sehr gute Erfahrungen mit gepolsterten Hosen gemacht, die ähnlich denen eines Fußballtorwarts den Aufprall beim Sturz wirksam dämpfen. Dennoch konnte sich die Methode nicht durchsetzen – die hoch betagten Patienten sahen darin einen erheblichen ästhetischen Nachteil und weigerten sich, die Hosen dauerhaft zu tragen.

setzt: Schnelle Operation, schnelle Mobilisierung, aber Verlust des ursprünglichen, möglicherweise noch hervorragend funktionsfähigen Hüftgelenks.

▶ Trochanter-major-Friktionssyndrom
▶ Insertionstendopathie

Böse Zungen behaupten, dass Ärzte immer dann auf lange, dem Nichtmediziner unverständliche griechisch-lateinische Bezeichnungen zurückgreifen, wenn sie selbst im Dunkeln tappen. Das Trochanter-major-Friktionssyndrom, wörtlich übersetzt die »durch Reibung ausgelösten Beschwerden am großen Rollhügel des Oberschenkels«, ist dafür allerdings kein typisches Beispiel. Denn die Zusammenhänge, die zur Entstehung dieses für Läufer typischen Problems führen, sind relativ gut erklärbar.

Anatomisch findet sich an der Außenseite des Oberschenkels, knapp unterhalb der Gesäßmuskulatur, ein knöcherner, mehr oder weniger gut tastbarer Knochenvorsprung. Hier setzen die Sehnen der hüftabspreizenden Muskulatur an, hier verlaufen aber auch Sehnenstränge, die die Außenseite des Oberschenkels entlang bis zum Knie ziehen. Zusammen haben sie die Aufgabe, das Becken, und damit auch das Gewicht von Rumpf und Oberkörper, bei jedem Schritt auf dem jeweiligen Standbein zu stabilisieren.

Diagnose

Bei schwacher Gesäßmuskulatur kann es beim Laufen zu Überlastungserscheinungen kommen, wenn diese Stabilisierung nicht mehr gelingt. Das Becken sinkt bei jedem Schritt (ggf. nur um wenige Millimeter) zur Schwungbeinseite hin ab. Entsprechend hoch wird die Reibung an der mechanisch besonders exponierten Stelle, dem Trochanter major. Hier kommt es zu Belastungsschmerzen, evtl. auch zu Rötung und Schwellung, was auf eine Schleimbeutelentzündung (Bursitis) hindeutet. Einen

Schleimbeutel installiert der Körper nämlich immer dann, wenn er mechanische Belastungen reduzieren – genauer gesagt: auf eine größere Fläche verteilen – will.

Frauen sind bezüglich des Trochanter-major-Friktionssyndroms stärker gefährdet, da sie einerseits über ein etwas breiteres Becken und damit ungünstigere Hebelverhältnisse, andererseits über weniger Muskelkraft als Männer gleichen Körpergewichtes verfügen.

Was macht der Arzt?

Hilfreich sind lokale physiotherapeutische Maßnahmen wie Dehnen, Eis, Ultraschall oder Friktionsmassagen, dazu Trainingseinheiten (s. u.).

Was kann ich tun?

Die Gegenmaßnahmen beim Auftreten der beschriebenen Probleme ergeben sich aus der Krankheitsentstehung:

- Belastungsreduzierung (für Läufer und Läuferinnen: weniger laufen, vor allem keine sehr langen Strecken mehr, lieber häufiger und kürzer trainieren; evtl. vorübergehend auf Walking, Radfahren, Aqua Jogging umsatteln).
- Falls schmerzfrei möglich: Kräftigung der Gesäßmuskulatur (z. B. Abspreizbewegungen des Beines in Seitenlage), z. B. 3-mal pro Woche, anschließend konsequentes Stretching.

Oft dauert es eine Weile, bis das Übungsprogramm Wirkung zeigt. Wer Geduld hat und durchhält, wird aber die Erfolge des Trainings auf jeden Fall spüren. Auch vermeintliche Hüft- und manch hartnäckige Rückenschmerzen reagieren sehr positiv auf dieses verhältnismäßig einfache Trainingsprogramm.

Ernährung und Vorbeugung
siehe S. 97, 218

Komplementärmedizin
Die Einnahme von Arnica C30 (3 Gaben in 24 Stunden) kann hilfreich sein.

Stretching und Kräftigungsübungen
Zum Stretching eignen sich die Übungen S. 22 unten, S. 23, S. 24 unten sowie S. 25 und 26. Zur Kräftigung sind die Übungen S. 77 oben, S. 78 oben, S. 79 unten sowie S. 81 und 82 sinnvoll.

Kräftigungsübungen

Laufen ist gesund – sehr sogar. Darüber gibt es keinen Zweifel. Bei vielen Läufern und Läuferinnen findet sich allerdings ein Missverhältnis zwischen Belastbarkeit und Leistungsfähigkeit von Herz-Kreislauf-System und Stoffwechsel einerseits und dem Stütz- und Bewegungsapparat andererseits. Leistungsverlust und Verletzungen können die Folge sein.

Die folgenden Übungen sollen Ihnen als Anhalt dienen, auf welche Weise Ausdauersportler ihren Stütz- und Bewegungsapparat schützen und ihre Muskulatur den Anforderungen des Lauftrainings anpassen können.

Bei der statischen Übungsausführung der Kräftigungsübungen wird die Spannung zwischen 10 und 30 Sekunden gehalten, 30–60 Sekunden Pause. 3–4 Wiederholungen. Bei der dynamischen Übungsausführung der Kräftigungsübungen gibt es 3–4 Serien à 10 bis 20 Wiederholungen, 60–90 Sekunden Pause zwischen den Serien.

Vorderer Knie-Ellbogen-Stütz

Kräftigung gerade Bauchmuskulatur, untere Rückenstreckmuskulatur

Stützen Sie sich in Bauchlage auf den Unterarmen ab. Fußspitzen und Knie behalten Bodenkontakt. Drücken Sie gleichzeitig beide Ellenbogen und Knie fest gegen den Boden.

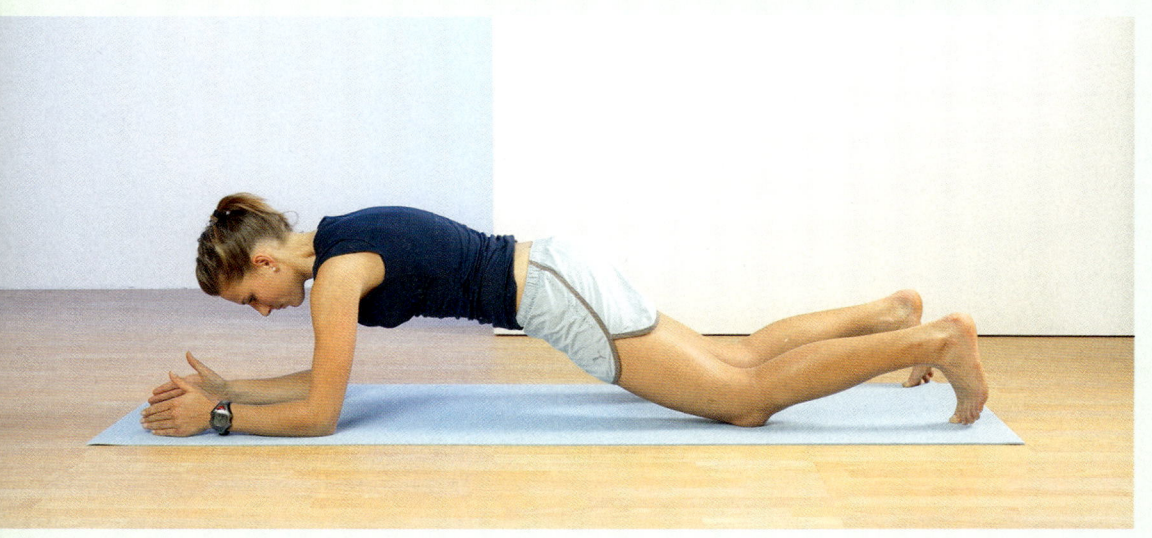

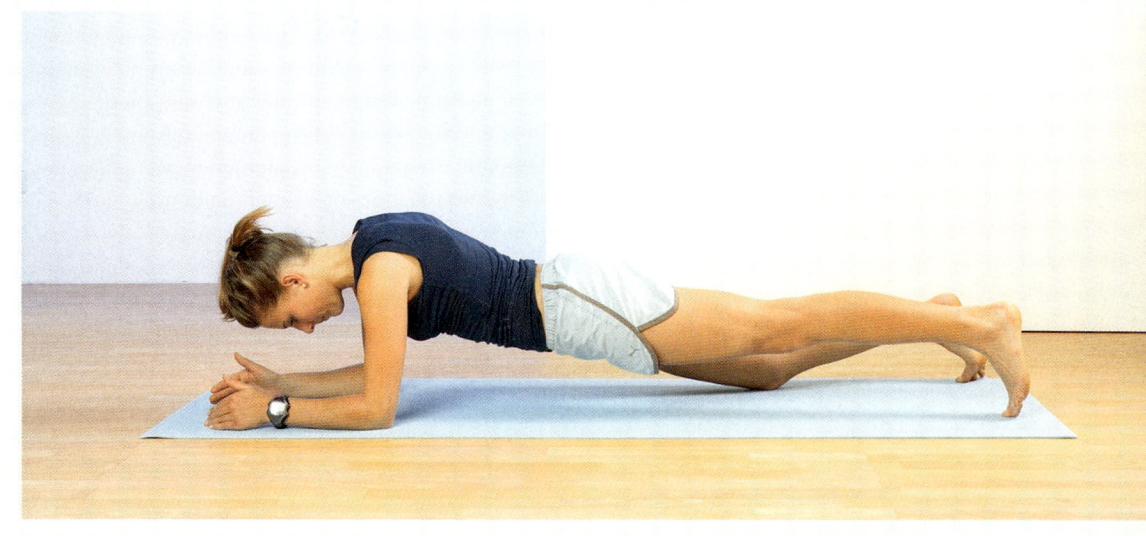

Vorderer Knie-Ellbogen-Stütz

Kräftigung gerade Bauchmuskulatur, untere Rückenstreckmuskulatur
Heben Sie langsam beide Kniegelenke vom Boden ab, halten Sie die Position für 10–15 Sekunden, dann senken Sie die Kniegelenke wieder ab.

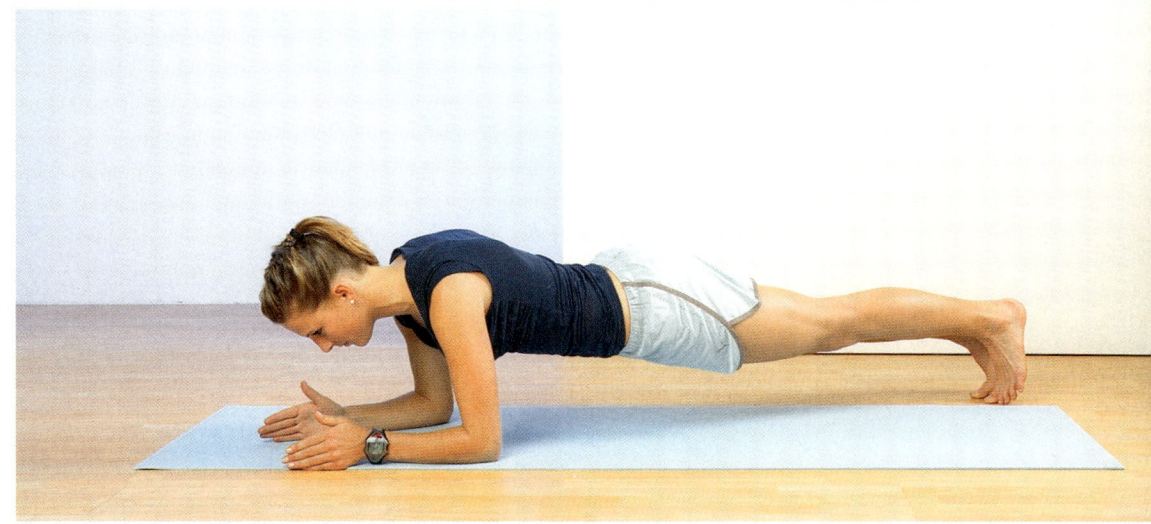

Vordere Rumpfhalte

Kräftigung Rückenstreckmuskulatur

In Bauchlage strecken Sie die Arme nach vorn, spannen Sie Gesäß- und Beinmuskulatur an. Halten Sie den Kopf in Verlängerung der Wirbelsäule und heben Sie Arme, Kopf und Oberkörper langsam vom Boden ab. Strecken Sie die Arme weit nach vorn.

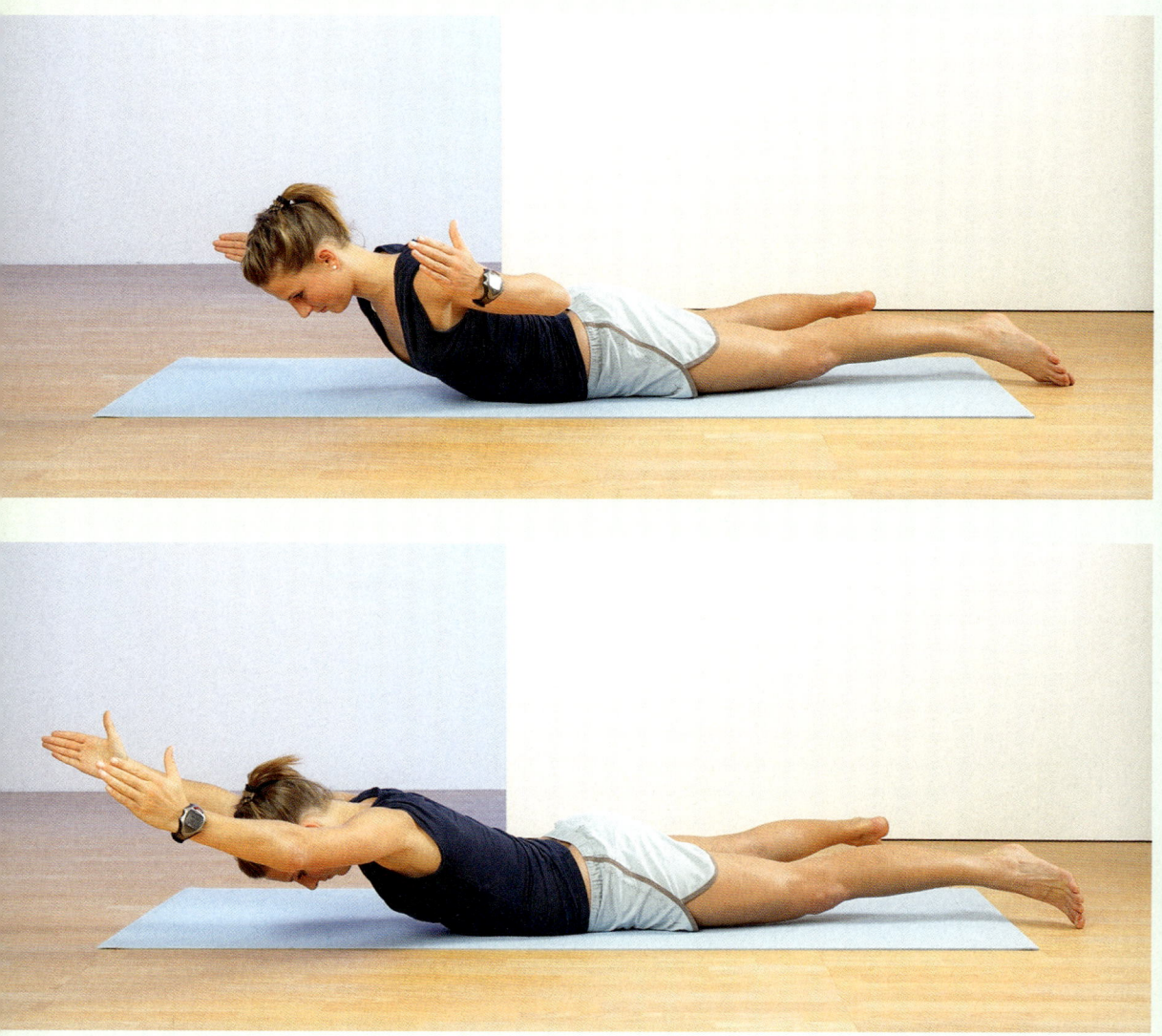

Diagonallift aus Bauchlage

Kräftigung Rückenstreckmuskulatur, Gesäß-muskulatur

In Bauchlage stabilisieren Sie den Rumpf (spannen Sie die Bauch- und Rückenstreck-muskulatur an). Heben Sie einen Arm und das gegenseitige Bein langsam an und schieben Sie Hand und Fuß so weit wie möglich vom Körper weg (Handballen und Ferse führen).

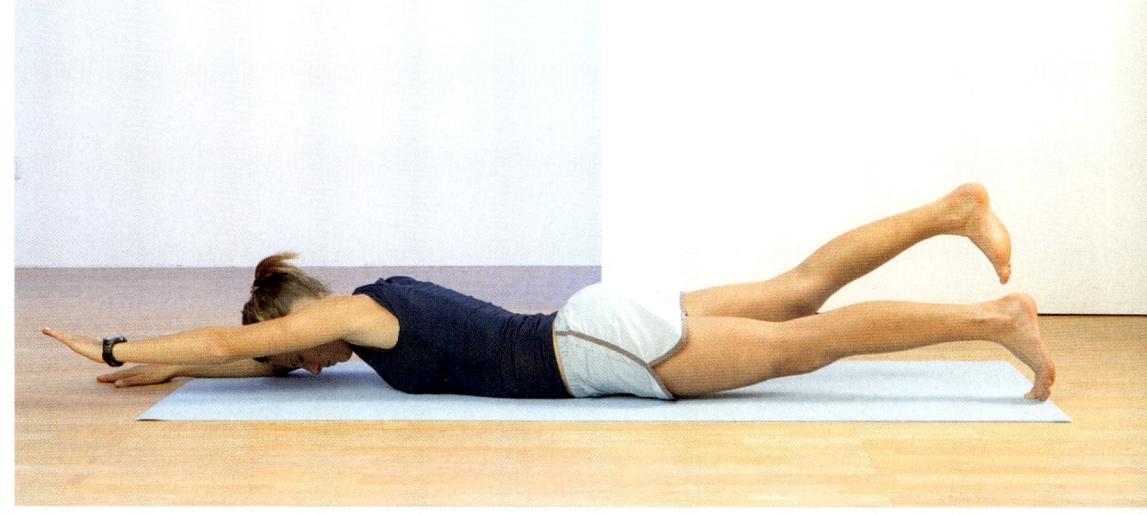

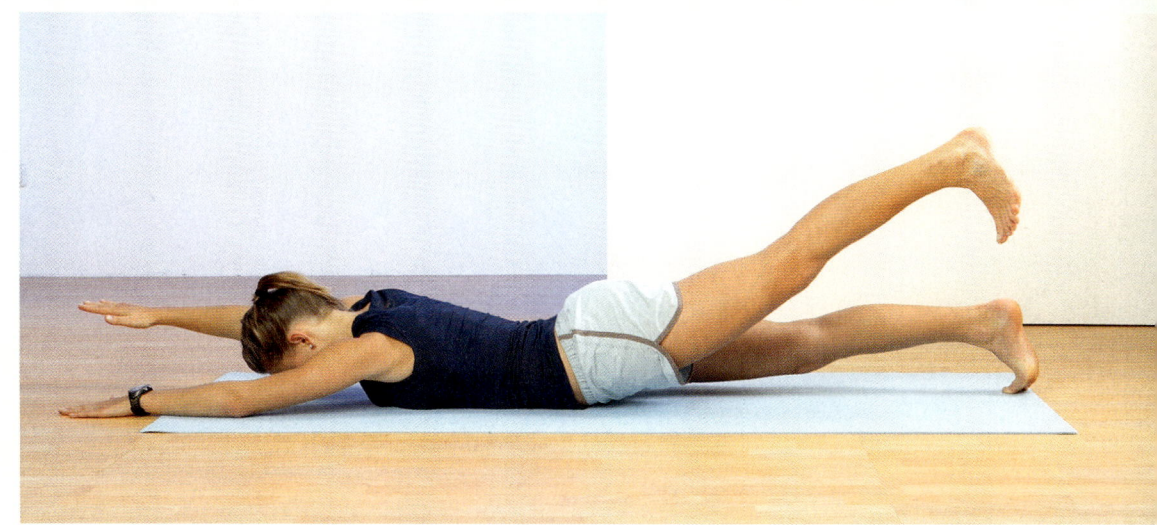

Oberschenkellift aus Bauchlage

Kräftigung Rückenstreckmuskulatur, Gesäßmuskulatur, hintere Oberschenkelmuskulatur

In Bauchlage wird der Rumpf stabilisiert (Bauch- und Rückenstreckmuskulatur anspannen). Stellen Sie die Fußspitzen auf und halten Sie den Kopf in Verlängerung der Wirbelsäule. Heben Sie ein Bein gestreckt vom Boden ab und versuchen Sie, es weit nach hinten zu strecken (die Ferse führt).

Beugen Sie das Knie des angehobenen Beines, bis der Unterschenkel senkrecht zum Boden steht. Heben Sie den Oberschenkel so weit wie möglich vom Boden ab. Strecken und beugen Sie das Knie mehrmals in ruhigem Tempo, ohne den Oberschenkel während der Übungsausführung abzusenken.

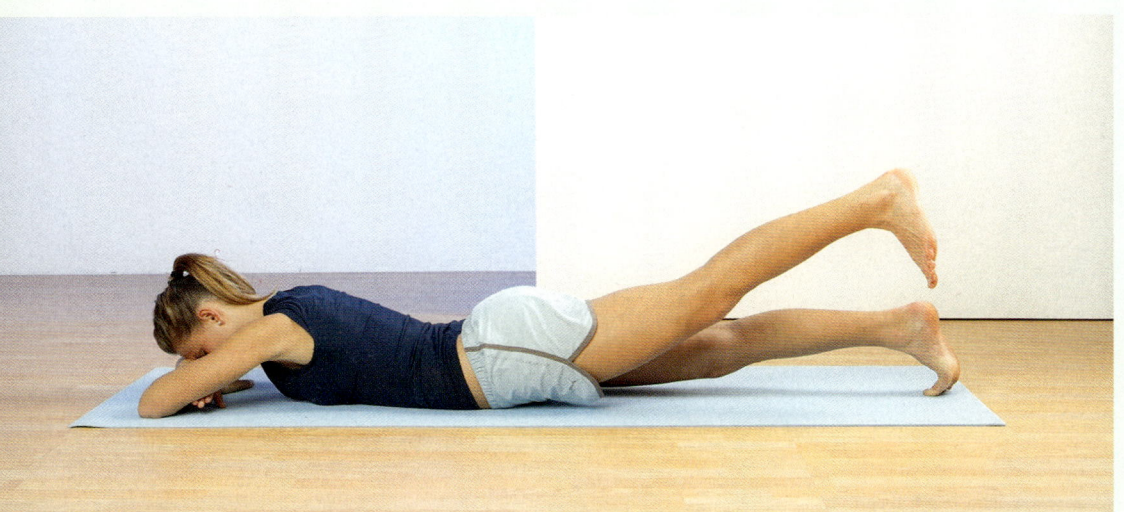

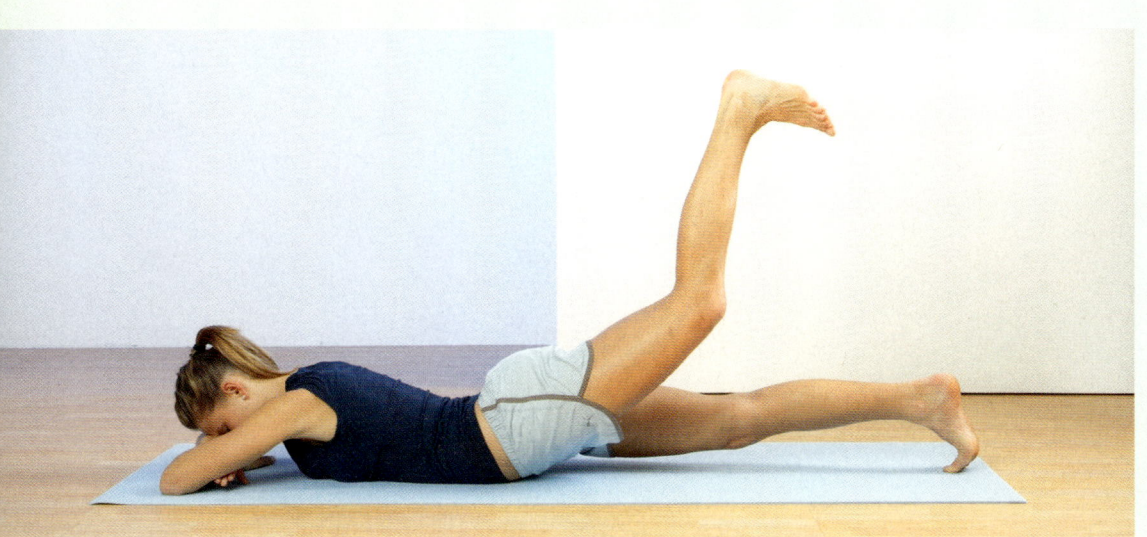

Hinterer Ellbogenstütz

**Kräftigung Rückenstreckmuskulatur, Gesäß-
muskulatur, hintere Oberschenkelmuskulatur**
Setzen Sie sich in den Langsitz (Kniegelenke gestreckt) und ziehen Sie die Fußspitzen an. Stützen Sie sich auf den Unterarmen ab und heben Sie das Becken langsam vom Boden ab, bis sich eine gerade Linie von den Fersen bis zu den Schultern bildet.

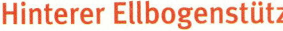

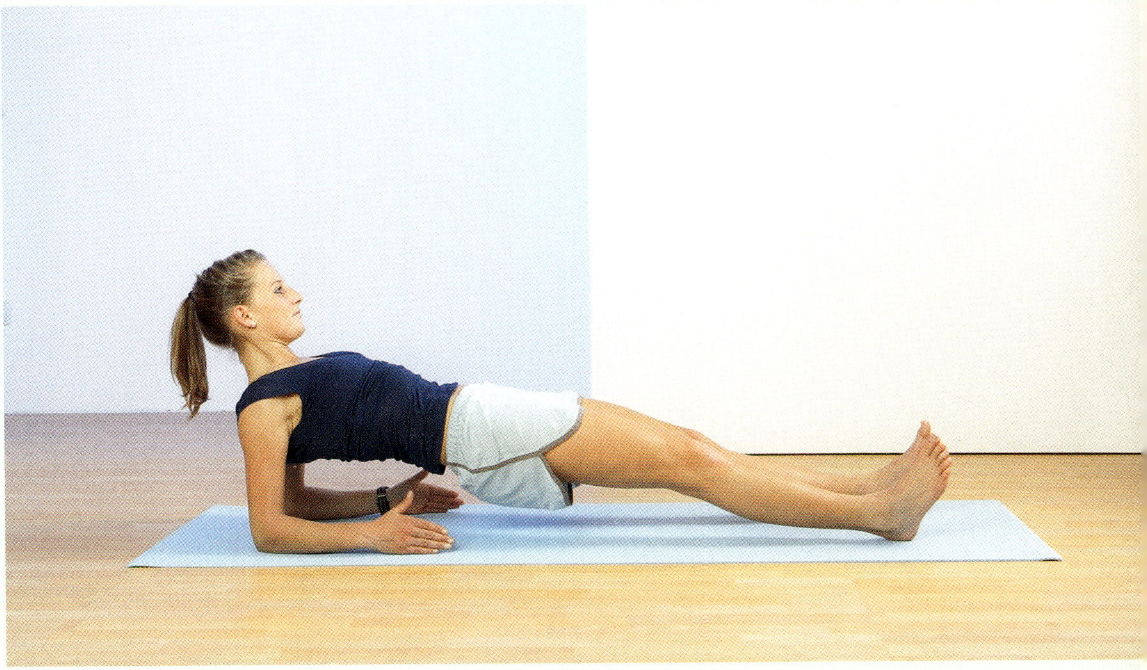

Bridging rücklings

Kräftigung gesamte hintere Muskelkette (Rückenstreckmuskulatur, Gesäßmuskulatur, hintere Oberschenkelmuskulatur)

Legen Sie sich auf den Rücken und setzen Sie die Fersen auf den Boden, die Kniegelenke sind etwa rechtwinklig gebeugt.

Heben Sie das Becken an, bis sich eine gerade Linie von den Schultern bis zu den Kniegelenken bildet.

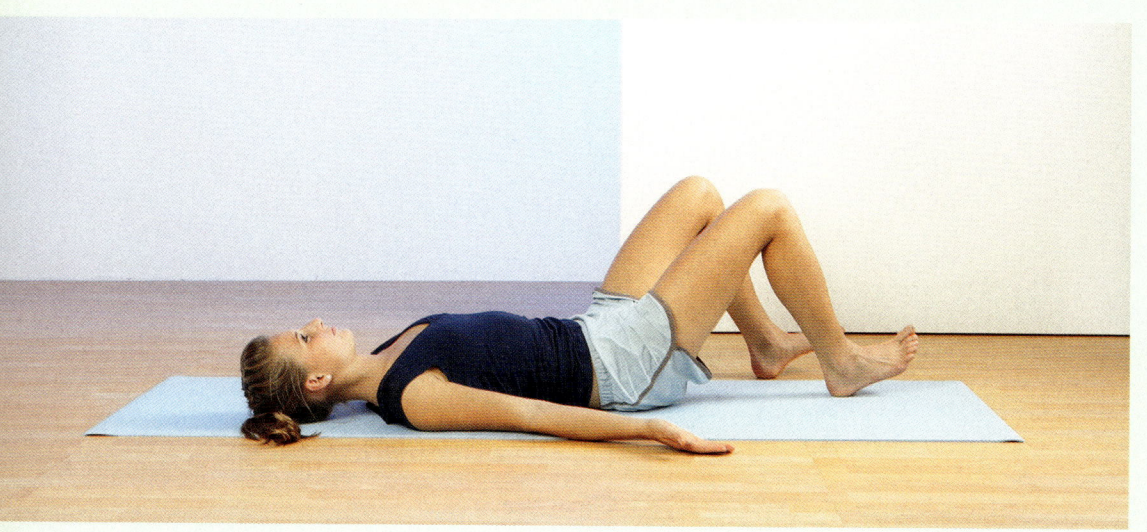

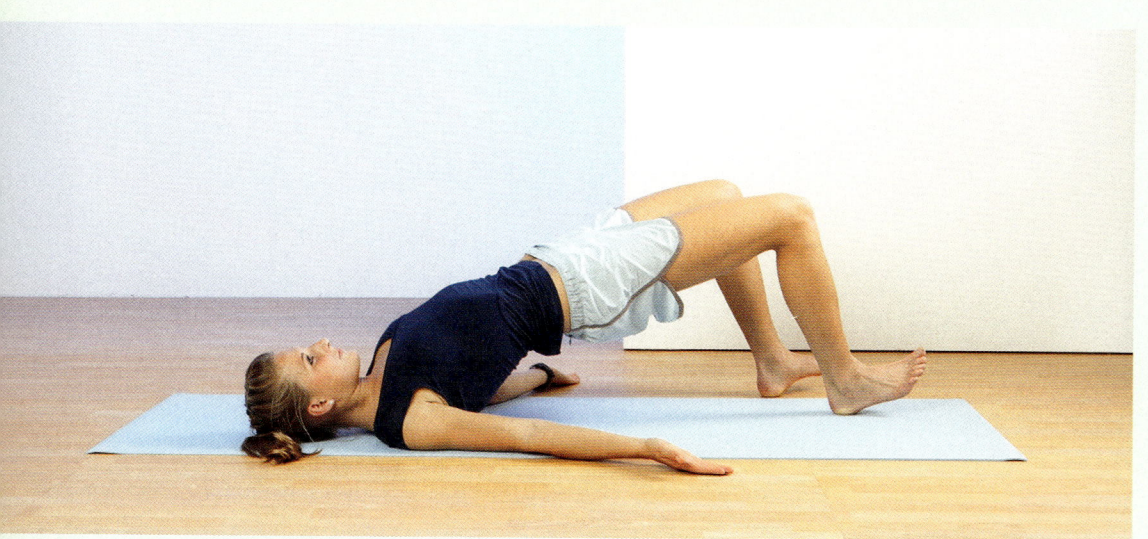

Bridging rücklings, einbeinig

Kräftigung gesamte hintere Muskelkette (Rückenstreckmuskulatur, Gesäßmuskulatur, hintere Oberschenkelmuskulatur)

Heben Sie jetzt einen Fuß vom Boden ab und strecken Sie das Kniegelenk vollkommen durch.

Ca. 10–15 Sekunden halten, dann mehrfach langsam beugen und strecken. Seitenwechsel.

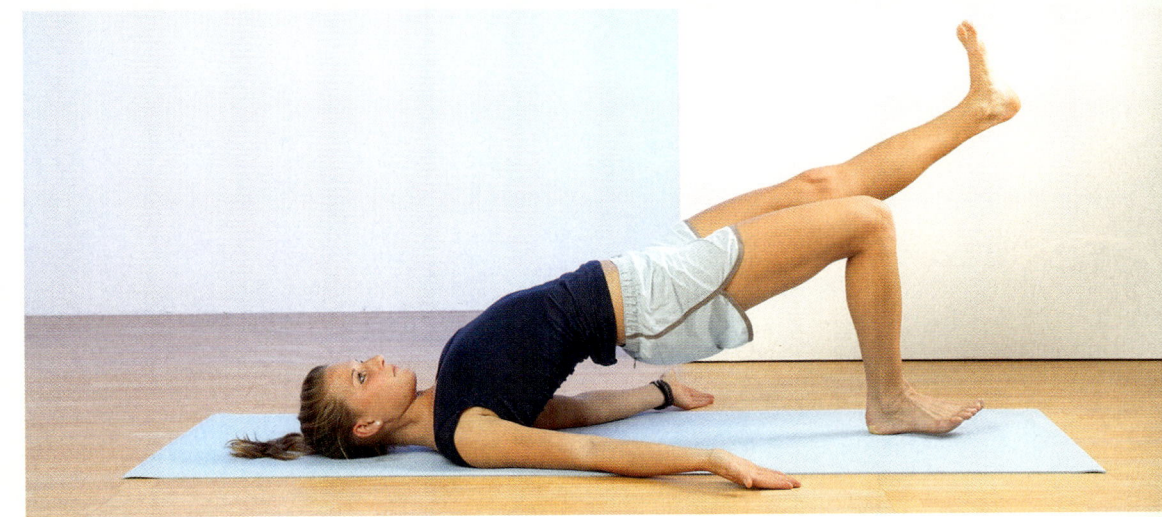

Seitlicher Knie-Ellbogen-Stütz

Seitliche Rumpfmuskulatur, seitliche Gesäßmuskulatur

Legen Sie sich in die Seitlage und beugen Sie beide Kniegelenke rechtwinklig. Der restliche Körper ist vollkommen gerade und gestreckt.

Heben Sie das Becken, sodass eine gerade Linie von den Kniegelenken bis zu den Schultern entsteht.

Spreizen Sie das obere Bein zunächst gebeugt ab, dann strecken Sie es langsam. Die Ferse führt. Halten Sie die Position 10–15 Sekunden lang.

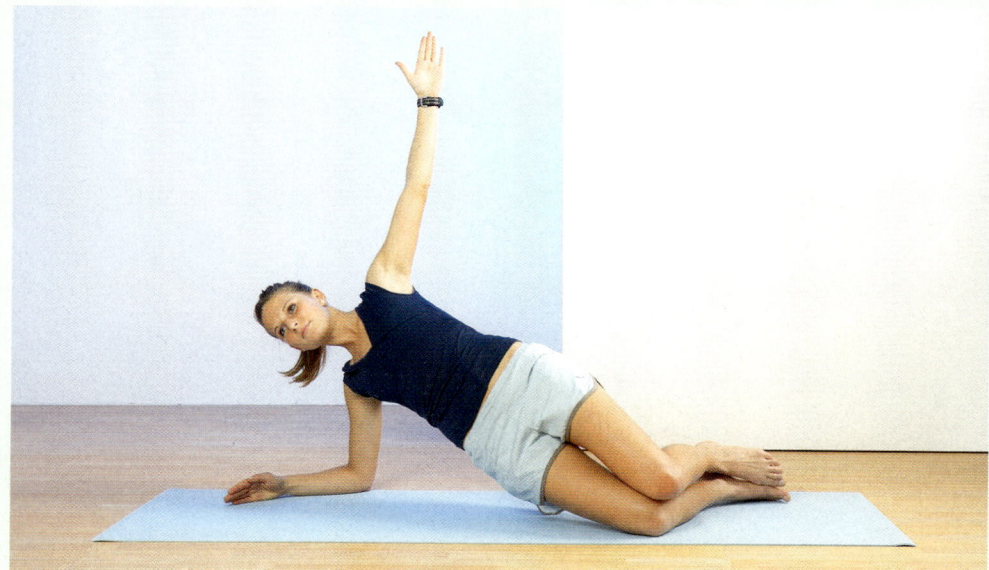

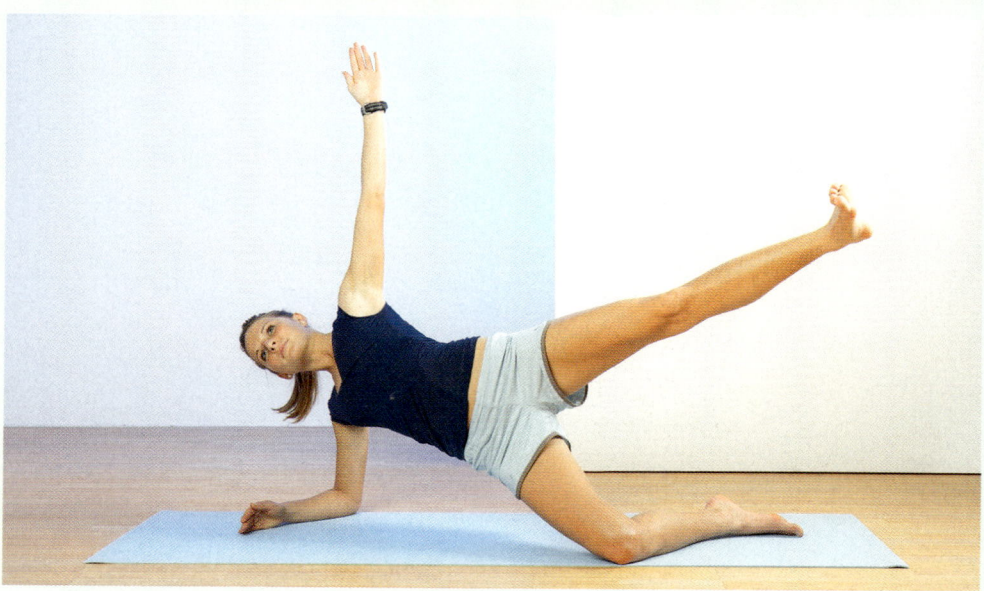

Seitlicher Knie-Ellbogen-Stütz

Heben und senken Sie das obere Bein mehrfach langsam. Seitenwechsel.

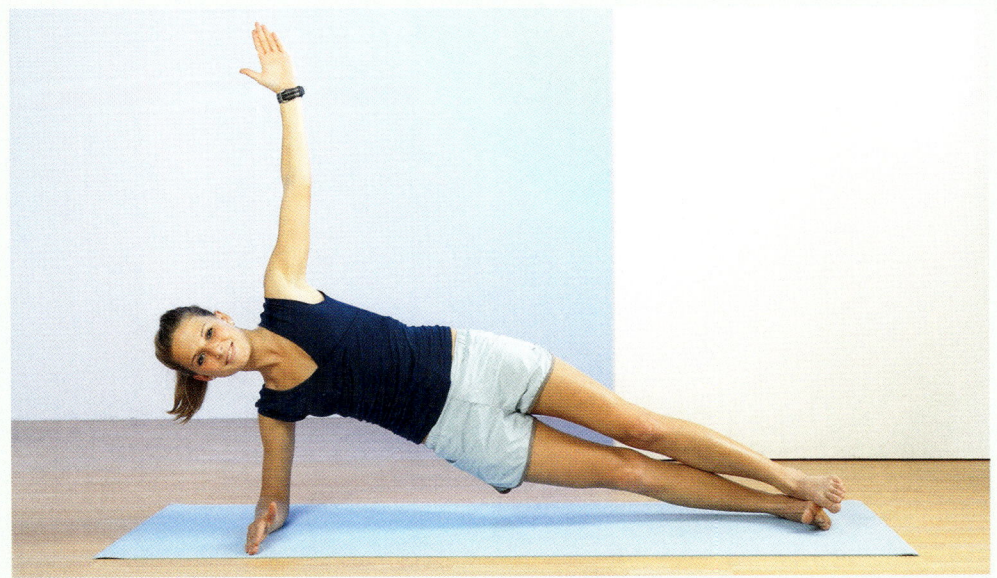

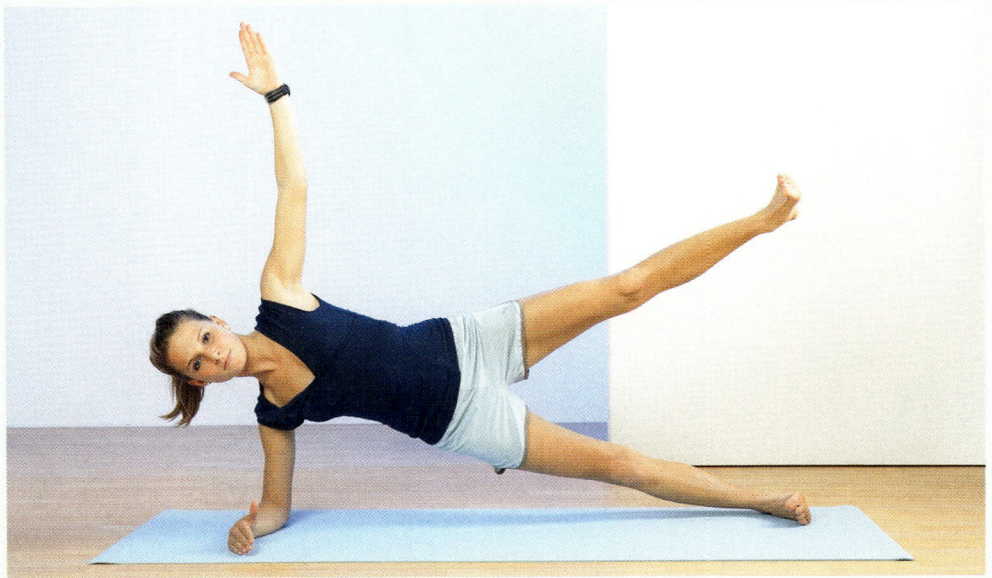

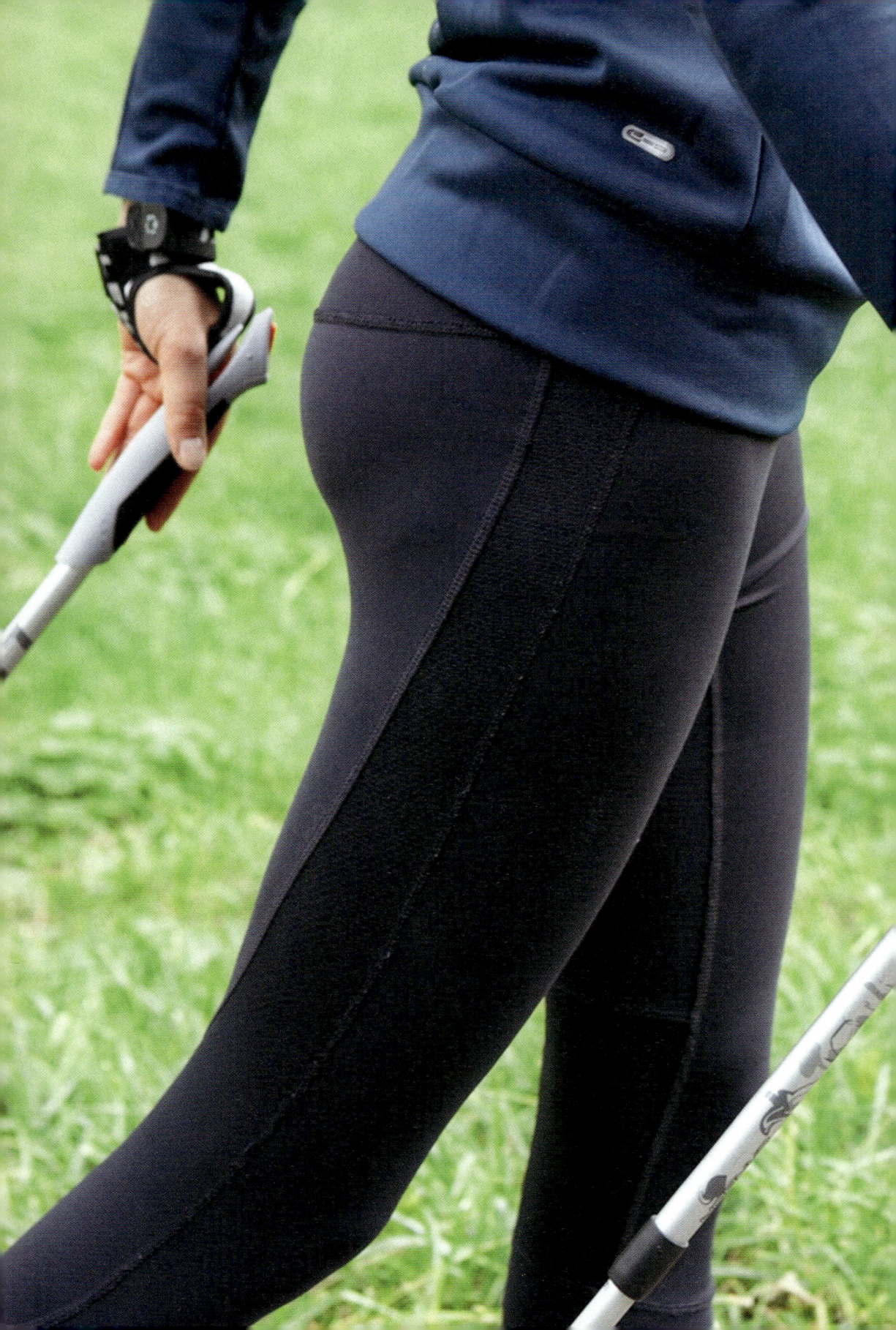

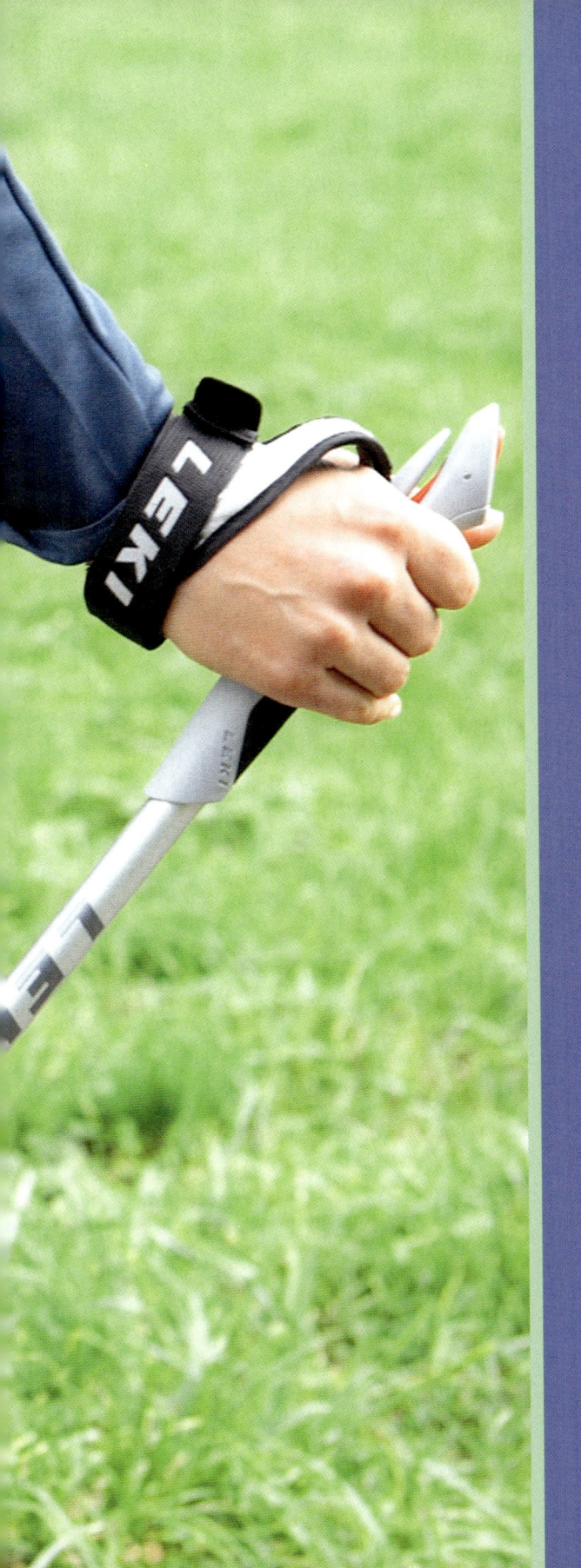

Allergien

Unter dem Begriff »Allergie« werden verschiedene Überempfindlichkeitsreaktionen des Körpers zusammengefasst, bei denen sich Aktionen des Immunsystems gegen auslösende Substanzen oder Lebewesen (Antigene) richten, die ansonsten völlig harmlos sind. Besonders häufig sind beispielsweise Allergien gegen Pflanzenpollen (Heuschnupfen), gegen Metalle (Nickel), gegen Tierprodukte (Katzenhaare).

Oft spielen sich Allergien als lokal begrenztes Geschehen auf Geweben ab (Schleimhaut, Haut, Magen-Darm-Trakt), sie können aber auch den gesamten Körper betreffen und dann sogar lebensbedrohlich werden (allergischer Schock). Allergien können sich verändern, verstärken, verschwinden – oftmals ohne nachweisliche Ursache. In jedem Fall beeinträchtigt eine Allergie die Betroffenen meist in erheblichem Ausmaß.

Diagnose

Der Nachweis einer Allergie gelingt häufig allein durch die Bewertung der Symptome, etwa das Auftreten eines Heuschnupfens jeweils während der Blütezeit der Birken. Gelegentlich ist es aber auch schwierig, die Allergie von anderen Erkrankungen mit ähnlichen Krankheitserscheinungen abzugrenzen. In derartigen Fällen werden

Hauttests (Auf- oder Einbringen von Testlösungen), Provokationstests (Patient wird mit der verdächtigen Substanz in Kontakt gebracht, zum Beispiel auf den Schleimhäuten) oder Blutuntersuchungen durchgeführt mit dem Ziel, typische Substanzen (Antikörper, Immun-Eiweißkörper, Enzyme) nachzuweisen.

Ursachen

Die Ursachen für die zunehmende Zahl von Allergien sind weitgehend unklar. Genetische Faktoren, übermäßige Hygienegewohnheiten, die Umweltverschmutzung,

Veränderungen der normalen Besiedlung menschlicher Gewebe mit Bakterien und andere Gründe werden von den Wissenschaftlern diskutiert.

Was macht der Arzt?

Symptomatische Maßnahmen beschränken sich auf die Milderung der durch Histamin ausgelösten Nebeneffekte. Typische

Substanzen sind Antihistaminika, die in H1- und H2-Substanzen unterteilt werden. H1-Antihistaminika der 2. Generation (Ce-

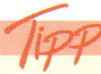

Bewegung und Allergie

Nicht uninteressant in diesem Zusammenhang ist eine kürzlich veröffentlichte Studie aus Bayern, nach der regelmäßige Bewegung das Risiko einer Pollenallergie bei Kindern um ca. 50 % verringert. Man geht davon aus, dass mittlerweile etwa 25 % der Bevölkerung in den Industrienationen allergisch gegen mindestens ein Allergen reagieren. Nach einer Sensibilisierungsphase kommt es zur überschießenden Immunantwort, die von bestimmten Zellen des Immunsystems (Mastzellen, basophile Zellen) ausgeht. Dabei wird unter anderem Histamin freigesetzt, welches zu den unangenehmen Begleiterscheinungen der Allergie führt (Augenjucken, -brennen, Rötung, Schwellen der Schleimhäute, Schnupfen usw.). Abhängig von der spezifischen Immunantwort werden verschiedene Typen von Allergien unterschieden.

trizin, Loratadin, Terfenadin) verursachen kaum noch Müdigkeit wie ihre Vorgänger und kommen vor allem bei Heuschnupfen, Insektenstichen, Arzneimittelallergien, allergischem Hautausschlag (Urtikaria) und anderen allergischen Reaktionen zum Einsatz. Daneben können sogenannte Mastzellenstabilisatoren (Cromoglicinsäure), β-Sympathomimetika (Sultanol, Salbutamol), oder auch Kortisonpräparate eingesetzt werden. Sie haben auf die Entstehung der Allergie keinerlei Einfluss, erleichtern aber das Leben mit der Allergie ungemein. Oft zählen sie auch zu den notwendigen Vorsichtsmaßnahmen, z. B. wenn ein Jogger mit asthmatischen Beschwerden ein Inhalierspray mit auf seinen Trainingslauf nimmt.

Eine ursächliche Wirkung verspricht die Hyposensibilisierung, bei der die Patienten in vorsichtig ansteigenden Dosen mit dem Allergen in Kontakt gebracht werden. Man erhofft sich eine Art »Gewöhnungseffekt«, der zu einer abgeschwächten oder gänzlich ausbleibenden Immunantwort führt. Leider ist die Erfolgsquote der Hyposensibilisierungen nicht überwältigend.

Was kann ich tun?

Vorbeugung

Die beste Vorbeugung gegen eine allergische Reaktion besteht in der Vermeidung des Allergenkontakts. In manchen Fällen ist das vergleichsweise leicht möglich (Vermeiden von nickelhaltigem Schmuck bei Kontaktallergie), in anderen nur eingeschränkt (Heuschnupfen durch Gräserpollen), oftmals aufwendig (tägliches intensives Staubsaugen des Schlafzimmers bei Allergie gegen die Ausscheidungen von Hausstaubmilben).

Ernährung

Bei Nahrungsmittelallergien ist es wichtig, das auslösende Allergen aus der Nahrung zu verbannen. Bei allen Formen von allergischen Erkrankungen (z. B. Neurodermitis,

Asthma, Pollenallergien) empfiehlt die Nährstoffmedizin die Stabilisierung der Schleimhäute sowie die Kräftigung der körpereigenen Darmflora. Dies wird durch folgende tägliche Nährstoffanwendung erreicht:

- 600–800 mg Calcium
- 300–400 mg Magnesium
- 15 mg Zink
- probiotische Bakterien (Nahrungsergänzungen mit lebenden Laktobakterien oder Bifidobakterien, die die gesunde Darmflora unterstützen) mit einer Dosierung von 10 Mrd. Keimen. Die Bakterienstämme, die in wissenschaftlichen Studien nachweislich Neurodermitiserscheinungen gesenkt haben und deshalb bei Allergien eingesetzt werden sollten, sind Lactobacillus rhamnosus GG (LGG), Bifidobacterium lactis BB 12 und Lactobacillus rhamnosus R 11
- 1 Gramm Omega-3-Fettsäuren (Fischöl, Speiseleinöl)
- 180–500 mg Gamma-Linolensäure in Form von Borretschöl oder Nachtkerzenöl

Die beiden Fettsäuren sollten immer mit einer Mahlzeit aufgenommen werden. Nur dadurch ist die Aufnahme und Verwertung der Fettsäuren im Dünndarm garantiert. Nüchtern aufgenommene Fettsäuren können vom Darm nicht verwertet werden.

Probiotische Bakterien sollten immer nach einer Mahlzeit genommen werden. Die Magensäure ist nach einer Mahlzeit weniger sauer und dadurch ist die Überlebensrate der probiotischen Keime größer. Die Wirkung der probiotischen Keime im Darm ist dann höher. Probiotische Joghurts sind für einen Beitrag zur Allergiesenkung zu schwach. Für die therapeutisch notwendige Menge von 10 Mrd. probiotische Keime wären 50 bis 100 probiotischer Joghurts täglich notwendig. Außerdem werden in probiotischen Joghurts nicht die oben aufgeführten medizinisch getesteten Keime verwendet.

Bei Pollenallergikern ist mit dieser Nährstoffanwendung 2 Monate vor dem Allergiehoch zu beginnen – ebenso sind diese Nährstoffe während der allergischen Phase einzunehmen. Für die Kräftigung von Schleimhäuten und Darmflora zur Linderung allergischer Erkrankungen ist eine Nährstoffgabe von 3 Monaten notwendig.

Weitergehende Informationen über die Bedeutung stabiler Schleimhäute bei allergischen Erkrankungen sowie Bezugsmöglichkeiten für die medizinisch getesteten Stämme können unter www.dr-feil.com nachgelesen werden.

Komplementärmedizin

Zur unterstützenden Behandlung bei allergischen Affektionen hat sich folgende spagyrische Rezeptur bewährt:

Thryallis glauca spag. Spagyros	9 ml
Epehdra vulgaris spag. Spagyros	7 ml
Urtica dioica spag. Spagyros	7 ml
Solidago virgaurea spag. Spagyros	7 ml

Schreiben Sie diese Rezeptur ab und gehen damit in eine Apotheke. Dort lassen sie die Mischung herstellen. Sie benützen dieses Heilmittel 10-mal am Tag. Pro Anwendung müssen sie 1–2 Hübe in den Mund sprühen, kurz im Mund behalten, gut einspeicheln und dann schlucken.

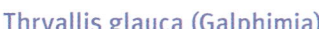
Thryallis glauca (Galphimia)

In der klassischen Heilkunde ist dies ein bewährtes Mittel zur Behandlung einer allergischen Reaktionsweise. Sie hat eine besänftigende Wirkung und hilft, ähnlich wie ein Antihistaminikum, bei einfachen allergischen Affektionen.

Ephedra vulgaris (Meerträubchen)

Meerträubchen wird ebenfalls in der klassischen Heilkunde bei Allergien eingesetzt. Sie hat in der spagyrischen Zubereitung eine ausgleichend-entspannende Wirkung und hat einen klar antiallergischen Effekt.

Urtica dioica (Brennnessel)

Sie gehört zu den klassischen Ausleitungs- bzw. Entgiftungspflanzen. Diese Pflanzen haben in der Regel einen sehr umfassenden Wirkbereich. So beeinflusst die Brennnessel den Stoffwechsel sowie die Blutbildung aktivierend und entlastend. Dabei wird auch die Ausscheidung positiv beeinflusst. Gerade auf die Verbesserung der Stoffwechselvorgänge und der Ausscheidung ist bei der Behandlung von allergischen Affektionen ein Augenmerk zu richten.

Solidago virgaurea (Goldrute)

Die echte Goldrute unterstützt primär die Nierenfunktion und hat eine Funktionsgewebe stabilisierende Wirkung im Bereich der Nieren. Sie wirkt antiallergisch durch eine verbesserte Nierenausscheidung.

Homöopathie

Wenn warme Anwendungen das Geschehen verschlimmern: Apis C 30 1 Gabe à 5 Globuli. Wenn warme Anwendungen das Geschehen bessern: Rhus tox. C 30, 1 Gabe à 5 Globuli.

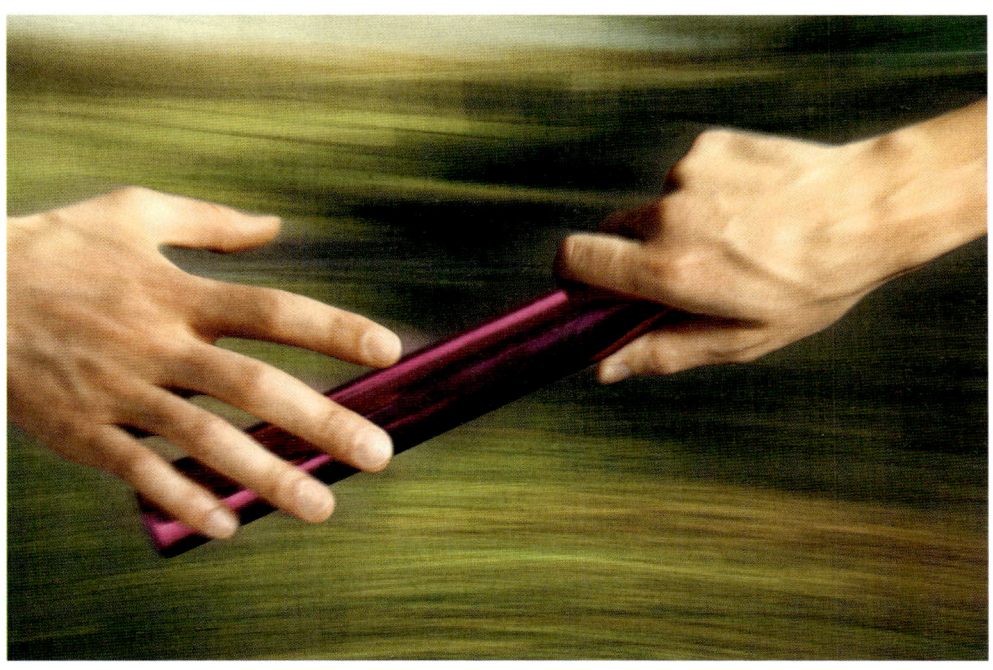

Komplementärmedizinische Alternativbehandlungen

Es gibt unzählige komplementärmedizinische Behandlungsmöglichkeiten auch und gerade für Sportler. In diesem Buch wollen wir uns auf die Homöopathie sowie die Spagyrik beschränken.

Was ist Spagyrik?

Spagyrik ist ein uraltes ganzheitliches Naturheilverfahren. Diese besondere Art der Heilmittelherstellung hat ihre Wurzeln in der vorchristlichen Zeit. In der Spagyrik (griechisch: spao = trennen, agerio = zusammenführen) wird in einem komplexen, aufwendigen Verfahren die Ausgangspflanze durch unterschiedliche Prozessschritte in die grundlegenden Prinzipien aufgeteilt. Dabei werden die Inhaltsstoffe, die diese drei Prinzipien darstellen in gereinigter Form gewonnen. Der gesamte Prozess kann als Reinigungsvorgang betrachtet werden. Dabei werden toxische Substanzen, auch potenzielle Allergene und herzwirksame Glykoside ausgeschieden, und nur die gereinigten Inhaltsstoffe zurückbehalten, welche die philosophischen Prinzipien repräsentieren.

Wie werden die spagyrischen Essenzen hergestellt?

Das Verfahren ist sehr aufwendig. Die handverlesenen, gereinigten Heilpflanzen werden zerkleinert und zur Gärung angesetzt. Nach Abschluss der Gärung wird der gewonnene Alkohol abdestilliert. Der zurückbleibende Pflanzenrückstand wird verascht und bei 500 Grad Celsius durchgeglüht. Durch den sorgfältigen und zeitaufwändigen Herstellungsprozess der Spagyros-Spagyrika entstehen wohlriechende, effizient wirkende und qualitativ hochwertigste Heilmittel.

Wann werden Spagyrika eingesetzt?

Spagyrische Heilmittel werden sowohl bei akuten wie auch chronischen Krankheiten angewendet. Sie können dabei als eigenständige sanfte Therapie aber auch als Begleittherapie eingesetzt werden. Spagyrische Heilmittel stärken die Vitalkraft des Organismus und fördern die Regenerationsprozesse.

In der praktischen Sprayform dargereicht wird das Heilmittel direkt in den Mund gesprüht. Dabei findet eine sehr gute Aufnahme über die Mundschleimhaut statt.

Dosierung bei chronischen Beschwerden: 3–5-mal 2–3 Sprühstöße in den Mund. Dosierung bei akuten Beschwerden: halbstündlich 1 Sprühstoß in den Mund bis Eintritt der Besserung. Dann für 10–14 Tage auf die Normaldosierung reduzieren.

Wo sind spagyrische Heilmittel erhältlich?

Fragen Sie in Ihrer Apotheke nach spagyrischen Heilmittel und bringen die gewünschte Rezeptur mit oder lassen sich vom Apotheker beraten. Falls ihre Apotheke die spagyrischen Heilmittel nicht am Lager hat, kann sie diese einzeln beim Hersteller oder beim Großhandel bestellen, um die gewünschte Rezeptur anzufertigen.

Was ist Homöopathie?

Die klassische Homöopathie (griechisch homios = ähnlich, pathos = Leiden) ist eine auf Erfahrung beruhende, eigenständige Therapiemethode, die Ende des 18. Jahrhunderts von dem sächsischen Arzt Samuel Hahnemann entwickelt wurde.

Sie beruht auf drei Grundprinzipien: dem Ähnlichkeitsprinzip (»Similia similibus curantur«), nach dem eine Krankheit von dem Mittel geheilt wird, das bei einem Gesunden ähnliche Krankheitssymptome hervorruft, der genauen Kenntnis der Arzneien durch die Prüfung der Arzneimittel am gesunden Menschen, der exakten Erfassung des individuellen Krankheitsbildes durch eine ausführliche Symptomenerhebung (Anamnese).

Wann kann Homöopathie eingesetzt werden?

Homöopathie kann bei allen akuten, aber auch bei chronischen Krankheiten (wie z.B. Asthma, Neurodermitis, Rheuma) eingesetzt werden. Gerade bei diesen Krankheitsbildern kann die konventionelle Behandlung meist nur lindern, während die Homöopathie heilen kann. Denn anders als in der konventionellen Medizin steht nicht die einzelne Krankheit im Mittelpunkt des Interesses, wie Migräne oder Grippe, sondern der Mensch als Ganzes mit seinem Krankheitserleben.

Krankheit ist nach Auffassung der Homöopathie in ihrem Wesen nicht erkennbar, sondern eine Störung der Lebenskraft, die den ganzen Menschen erfasst. Fieber, Schmerz, etc. sind lediglich Zeichen, Symptome dieser Störung.

Ein Mensch gilt als gesund, wenn sein Organismus mit der Gesamtheit seiner Empfindungen und Reaktionen in einem harmonischen Gleichgewicht ist, das den Organismus befähigt, auf krankmachende Reize der Umwelt ausgleichend zu reagieren. Das Ziel der homöopathischen Behandlung besteht darin, dieses Gleichgewicht wiederherzustellen.

Wie wirkt Homöopathie?

Das richtig ausgewählte homöopathische Mittel versetzt den Organismus in die Lage, sich selbst zu heilen. Jede Arznei zeigt immer zwei Wirkungen: Eine Primärwirkung (Erstwirkung) und eine Sekundärwirkung (Zweitwirkung). Die Primärwirkung ist der Einfluss der Arznei auf den Organismus.

Die Sekundärwirkung ist die Reaktion des Organismus auf die Arznei. Sie wirkt den Symptomen entgegen. D.h. der Organismus aktiviert seine Selbstheilungskräfte und die Krankheit wird geheilt. Hier wird der Unterschied zwischen der konventionellen (allopathischen) Methode und der homöopathischen Behandlungsweise klar: Die allopathische Methode verabreicht Arzneien, die in der Primärwirkung den Symptomen entgegengesetzt sind. Sie können Symptome zeitweise lindern oder aufheben. Klingt die Wirkung der Arznei ab, kehren auch die Symptome der Sekundärwirkung durch die Reaktion des Organismus zurück. Teilweise sogar schlimmer als zuvor. Die homöopathische Methode dagegen verwendet Arzneien, die in ihrer Primärwirkung den Symptomen des Kranken ähnlich sind. Daher kann eine kurzzeitige Verstärkung, die sogenannte Erstverschlimmerung auftreten. Dadurch wird der Organismus in der Sekundärwirkung in die Lage versetzt, die Selbstheilungskräfte zu aktivieren, um gesund zu werden – schnell, sanft, sicher und dauerhaft. Damit also eine Arznei homöopathisch heilen kann, muss ihre Primärwirkung den Symptomen der Krankheit ähnlich sein.

Was sind homöopathische Arzneien?

80 Prozent der homöopathischen Arzneien bestehen aus pflanzlichen, 15 Prozent aus mineralischen und 5 Prozent aus tierischen Ausgangsstoffen. Die Wirkung aller Substanzen wird stets am gesunden Menschen geprüft. Um schwere Nebenwirkungen zu vermeiden und die Erstverschlimmerung so gering wie möglich zu halten, werden die Ausgangssubstanzen verdünnt. Bei der Verdünnung wird die Arznei zudem geschüttelt (potenziert), was die Wirkungskraft erhöht. Jede homöopathische Arznei kann in verschiedenen »Potenzen« verabreicht werden. Je nach gewünschter Kraft des Heilmittels.

Dargereicht werden homöopathische Arzneien in der Regel als Kügelchen, sprich Globuli auf Zuckerbasis, auf welche die Arznei aufgebracht wurde, oder in flüssiger Form (Tropfen).

Was bedeuten die Buchstaben und Zahlen?

Die Zahl gibt die Verdünnungsstufe wieder, der Buchstabe das Verdünnungsverhältnis. D steht für dezimal und bedeutet, dass die Substanz im Verhältnis 1:10 verdünnt und potenziert wurde. C steht für centesimal und bedeutet, dass die Substanz im Verhältnis 1:100 verdünnt und potenziert wird. Bei den Q-Potenzen wird im Verhältnis 1:50000 verdünnt und potenziert. Eine Arnica C 30 wurde also 30-mal hintereinander im Verhältnis 1:100 verdünnt und potenziert.

Wie werden homöopathische Arzneien eingenommen?

Immer nur ein Mittel auf einmal. Ca. 5 Globuli direkt auf der Zunge zergehen lassen oder auflösen von 5 Globuli des gewählten Arzneimittels unter Rühren mit einem Plastiklöffel in einem Plastikbecher in ca. 1 dl Wasser und davon einen Teelöffel einnehmen. Vor jeder weiteren Einnahme wird die Hälfte des Becherinhaltes abgegossen und wieder mit Wasser aufgefüllt, kräftig umgerührt und wiederum ein Teelöffel voll eingenommen. Wiederholen je nach Angabe 3-mal pro 24 Stunden oder 3-mal pro 12 Stunden. Sobald eine deutliche Besserung eintritt, kann mit der Einnahme aufgehört werden.

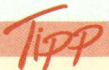

> Globuli nicht mit der Hand berühren und Plastiklöffel und Plastikbecher verwenden. In sauberen Mund einnehmen, d. h. 30 Minuten vor oder frühestens 2 Stunden nach dem Essen, Trinken oder Rauchen. Nie direkt nach dem Zähneputzen einnehmen. Auf Kaffee oder Pfefferminztee während der Behandlung verzichten. Keine kampferhaltigen Cremes oder Badezusätze verwenden.

Homöopathie bei Verletzungen

Die häufigste Traumatisierung erfolgt durch **Schlag, Stoß, Quetschung**. Je nach betroffener Stelle ist ein Bluterguss die Folge. Die Geschwindigkeit der Resorption und auch die Intensität des Schmerzes sind von Fall zu Fall recht unterschiedlich. Gemeinsam ist diesen Verletzungen die folgende Reaktion: Der Patient wird sich auch bei geringfügigem Trauma gegen eine Untersuchung wehren, da er Schmerz bei Berührung erwartet. Bei älteren Verletzungen größeren Ausmaßes gibt er an, dass er ständig die Position wechseln muss, da er immer nur eine kurze Weile Erleichterung findet. Ein Zerschlagenheitsgefühl wird häufig angegeben. Indiziert ist hier Arnica. In der Heilungsphase folgt oft Rhus tox., besonders dann, wenn nur noch ein Anlaufschmerz besteht und fortgesetzte Bewegung die Beschwerden bessert.

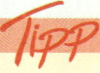

> Bei blutenden Verletzungen muss selbstverständlich auch immer sofort eine korrekte Wundversorgung mit Desinfektion erfolgen. Bei Verbrühungen, z. B. mit heißem Wasser oder nach Berühren einer heißen Kochplatte, ist sofort Arsenicum, am besten eine C 200, falls nicht vorhanden, hilft auch die C 30, einzunehmen.

Wichtig zu wissen

Eine homöopathische Behandlung fordert sehr genaues und exaktes Beobachten. Der Patient muss sich immer folgende Fragen stellen:

▮ Wo spüre ich den Schmerz? (Im Knochen, in den Muskeln, in den Drüsen, usw.)
▮ Wie ist der Schmerzcharakter? (Stechend, brennend, würgend, dumpf, klopfend usw.)
▮ Was verschlimmert den Schmerz? (Kälte, Wärme, Bewegung usw.)

- Wodurch wird der Schmerz gebessert? (Ruhig liegen, kalte Umschläge, Druck, morgens, usw.)
- Vor allem die Umstände der Verschlimmerung und der Besserung (dies nennt man Modalitäten) sind oft entscheidend für die Mittelwahl.

Modalitäten

Da Arnica bei Unfällen und Verletzungen die meist verordnete homöopathische Arznei ist, sei hier das Arzneimittelbild mit den entsprechenden Modalitäten kurz dargestellt.

Leitsymptome

- Verletzungen, besonders Prellungen, Zerrungen, Verstauchungen
- Riss-Quetsch-Wunden
- Stark blutende Verletzungen mit Bluterguss und Hämatom
- Vor Operationen und Zahnextraktionen
- Große Überempfindlichkeit auf Berührung lokal und allgemein
- Große Schwäche, Zerschlagenheitsgefühl (»das Bett ist zu hart«).

Arnica (Arnica montana) – Bergwohlverleih

Die Schmerzen werden verschlimmert durch	Die Schmerzen werden gelindert durch
< Bewegung, Anstrengung	> flach liegen
< Erschütterung	> Ruhe
< feuchte Kälte	> warm werden
< Berührung	> reiben (massieren)
< Lärm	
< steigen, hinauf	

Arthrose (Gelenkverschleiß)

Die menschlichen Organe sind für eine (un-)gewisse, aber auf jeden Fall begrenzte Lebensdauer ausgelegt. Und gerade bei den Gelenken ist ein Abnutzungsprozess unvermeidlich. Man geht davon aus, dass jeder Mensch jenseits des 30. Lebensjahres mindestens ein arthrotisch verändertes Gelenk aufweist. Neben Faktoren wie genetischer Veranlagung, Statik/Körperbau, Ausprägung der Muskulatur, Körpergewicht, Art der Ernährung und vielen weiteren ist der Umgang des Menschen mit seinen Gelenken, d. h. sein individualtypisches Belastungsprofil. Also die immer wieder auftretenden Bewegungsmuster in Alltagsleben und gegebenenfalls Sport, die nach heutigem Wissensstand in wesentlichem Maße mitbestimmend sind für die Geschwindigkeit des altersbedingten Funktionsverlustes.

Ursache

Die Arthrose kommt also auf uns alle zu, sie ist aber nicht – wie oft vermutet – gleichbedeutend mit Schmerzen! Im fortgeschrittenen Stadium kann eine Gelenkarthrose zwar zu Reizerscheinungen wie Rötung und Schwellung sowie Funktionsverlust (Bewegungseinschränkung) führen. Eigentlich ist die Arthrose jedoch zunächst einmal ein natürlicher Prozess, bei dem der Organismus auf Art und Umfang der Belastungen reagiert, denen er ausgesetzt ist. An den Gelenken geschieht das typischerweise in Form knöcherner Anbauten, mit deren Hilfe die Gelenkfläche vergrößert und dadurch der auf das Gelenk einwirkende Druck vermindert wird. Das ist also keineswegs eine krankhafte, sondern vielmehr eine sinnvolle, letztlich sogar gelenkschützende Maßnahme, die der Körper ohne unser Zutun ergreift. Daher bemerken wir die meisten Arthrosen im frühen Stadium auch nicht. Wenn mit zunehmendem Alter das motorische Anforderungsprofil sinkt, die körperliche Aktivität also langsam nachlässt, bleiben leichte Einschränkungen der vollen Beweglichkeit einzelner Gelenke genauso verborgen wie auch der ständige, schleichende Verlust an Muskelkraft (der übrigens auch etwa mit dem 30. Lebensjahr einsetzt).

Der Abnutzungsprozess wird in verschiedene Stadien eingeteilt. Betroffen ist in erster Linie der Gelenkknorpel, der hervorragend an die Belastungen im Gelenk angepasst ist. Er ist praktisch frei von Zell- oder Faserstrukturen, weist eine ideal spiegelnd glatte Oberfläche auf und ist sehr hoch druckbelastbar. Veränderungen des Knorpels im Sinne einer beginnenden Arthrose führen zunächst zu einer Erweichung des Knorpels, dann treten Verletzungen der Oberfläche hinzu, die anfangs oberflächlicher Natur sind (sogenannte Erosionen), später tiefer reichen und im Endstadium den darunter liegenden Knochen freilegen.

Ernährung bei Gelenkbeschwerden und Arthrose

Kieselsäure – die innerliche Bandage

Kieselsäurereiche Lebensmittel bewirken einen stärkeren Knorpelaufbau und verbessern die Knorpelregeneration. Dadurch werden Gelenke belastbarer. Die Gelenkregeneration geht dabei immer von den noch lebenden Knorpelzellen aus. Häufig wird vorschnell bei Arthrose von »Knorpelglatze« gesprochen – tatsächlich sind in den meisten Fällen von Knorpelschädigungen immer noch genügend lebende Knorpelzellen vorhanden, deren Stoffwechsel aktiviert und angeregt werden kann.

Lebensmittel, die reich an natürlicher Kieselsäure sind: Vollkornreis (= brauner Reis oder Vollkornreis), Haferflocken, Bananen, Kartoffeln mit Schale (bitte immer grüne Kartoffelteile großzügig wegschneiden).

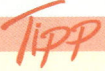

Mineralische Kieselerde meiden

Mineralische Kieselerde (weißes Pulver) enthält auch Kieselsäure. Diese Form der Kieselsäure ist jedoch kaum verwertbar. Die Aufnahme im Darm beträgt weniger als 1 %. Mehr als 99 % der Kieselerde wird wieder ausgeschieden. Ebenso wertlos sind Tabletten oder Kapseln mit Kieselerde. Deutlich besser verwertbar und dadurch wertvoll für die Gelenkregeneration ist die natürliche Kieselsäure aus Ackerschachtelhalm (Verwertbarkeit im Darm 95 %).

Bei Gelenkbeschwerden sollten alle Mahlzeiten besonders kieselsäurereich sein: also z. B. pro Woche 2 x Naturreis, außerdem immer wieder Reiskekse (das sind die scheibenförmige Reiswaffeln, die recht neutral schmecken), 5 x pro Woche Haferflocken und 2 x Kartoffeln mit Schale.

Antioxidanzien – das Schutzschild für den Knorpel

Bei hoher Belastung, Überanstrengung und bei Gelenkverletzungen entstehen im Körper immer freie Radikale. Das sind zellschädigende Substanzen, die Muskelfasern, Sehnen, Bänder und Knorpelstrukturen angreifen und zerstören. Der Körper hat natürlich hierfür eigene Enzymsysteme, die die Möglichkeit haben, diese freien Radikale einzufangen und unschädlich zu machen. Zur Unterstützung dieser körpereigenen Schutzpolizei sollte die Ernährung viele Antioxidanzien enthalten. Diese sind enthalten in:

- Gemüse und Hülsenfrüchten (insbesondere Zwiebeln, grünen Bohnen, Linsen, Brokkoli), Sojasprossen,
- Früchten (besonders Äpfeln, Grapefruits, Kirschen, Trauben, Traubenkernen und Traubenschalen),
- Beeren (besonders Brombeeren, schwarze Johannisbeeren),
- Walnüssen,
- grünem und schwarzem Tee,
- frischen Kräutern, Gewürzen,
- Kartoffeln und Vollkornprodukten.

Eine antioxidanzienreiche Ernährung hilft somit, den Knorpel zu erhalten, schützt den Körper vor kleineren Verletzungen.

Mikronährstoffe zur Entzündungsregulierung schmerzender Gelenke (Empfehlung: möglichst alle Mikronährstoffe pro Tag einsetzen).

Vitamin C	100–1000 mg
Vitamin E	100–400 mg
Zink	15–20 mg
Selen	50–200 µg
Mangan	2–3 mg
Kupfer	3 mg
Chili	3 kleine Chilis schlucken pro Mahlzeit
Ingwer	täglich 3 cm klein schneiden und essen
Curcuma	täglich 3 Gramm (1 TL)
Zimt	täglich 1,5 Gramm ($^1/_2$ TL)
Polyphenole	täglich Kapseln mit OPC oder täglich 1 EL Traubenkernpulver
Enzyme	Bromelain- oder Papain-Kapseln oder täglich $^1/_2$ frische Ananas bzw. 1 frische, möglichst unreife Papaya

Nahrungsergänzungen bei Gelenkschmerzen

Permanenter Knorpelabrieb kann zu einer Entzündungsreaktion führen. Der Körper versucht, defekte Knorpelteile (z.B. kollagene Fasern) abzubauen und durch neue zu ersetzen. Wenn der Knorpelabrieb zu stark oder eine Entzündungsreaktion überschießend ist, dann kommt es zu starken Gelenkschmerzen. Bei Gelenkschmerzen setzen wir deshalb Nährstoffe für den Knorpelaufbau ein sowie auch Nährstoffe für den Entzündungsabbau. Die notwendigen Dosierungen sind in der Tabelle angegeben.

Nahrungsergänzung bei Gelenkbeschwerden

In der Naturheilkunde wird als Gelenkregenerationsmittel Nr. 1 seit Jahrzehnten der Ackerschachtelhalm empfohlen: Ackerschachtelhalm ist die kieselsäurereichste Pflanze und enthält zusätzlich auch sehr viele entzündungssenkende Polyphenole. Verwendet werden sollten wasserlösliche Konzentrate – alkoholische Kon-

zentrate sind weniger wirksam, da sie deutlich weniger wasserlösliche Kieselsäure enthalten. Empfohlene Dosierung: 1 TL Ackerschachtelhalmkonzentrat (auf Wasserbasis) pro Tag – auch als Daueranwendung möglich.

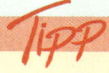

Tipp 1:
Enzyme bzw. enzymreiche Früchte sollten immer nüchtern verzehren werden, da sonst die Enzyme für Verdauungsleistungen im Darm aufgebraucht werden.

Tipp 2:
Auch äußerliche Balsame mit Chili, Ingwer und Brennnessel werden erfolgreich bei chronischen Entzündungen eingesetzt.
Weiterführende Informationen zur Entzündungssenkung durch Gewürze und Kräuter siehe S. 214.

In etlichen großen Studien ist inzwischen belegt, dass auch durch die Nährstoffe Glucosamin- und Chondroitinsulfat sowohl Knorpelabbau verringert wird als auch ein Korpelaufbau stattfindet. Die Gelenkbeweglichkeit konnte darüber hinaus durch Kollagenhydrolysat verbessert werden. Alle drei genannten Nährstoffe kurbeln den Stoffwechsel der Knorpelzellen an, sodass Gelenkbeschwerden nachlassen. Die Dosierungen sind der Tabelle zu entnehmen.

Nahrungsergänzungsmittel zur Gelenkregeneration

Ackerschachtelhalmkonzentrat	täglich 1 TL
Glucosaminsulfat	täglich 1500 mg
Chondroitinsulfat	täglich 800 mg
Kollagenhydrolysat	täglich 10 g

Anmerkung:
Die Gelenknährstoffe Ackerschachtelhalmkonzentrat, Glucosaminsulfat, Chondroitinsulfat und Kollagenhydrolysat brauchen eine lange Anwendungsdauer von 3–6 Monaten. Obwohl erste Verbesserungen unter der Gesamtnährstoffanwendung schon nach wenigen Wochen zu spüren sind, empfehlen wir die Langzeitanwendung aller Nährstoffe, um den Erfolg längerfristig zu stabilisieren.

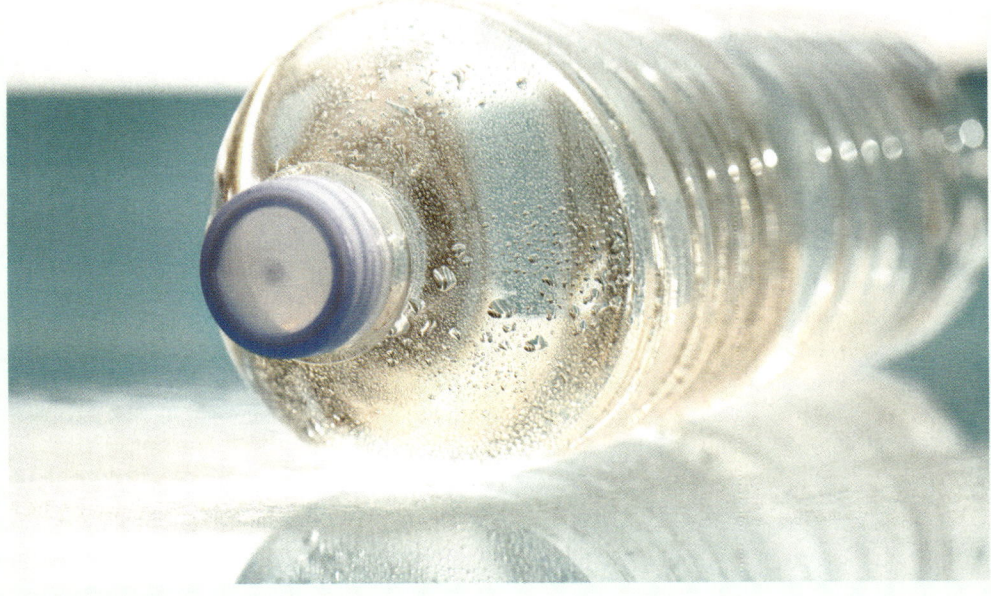

Diagnose

Die Reaktion auf den arthrotischen Prozess ist dann spätestens nicht mehr auf den Knorpel beschränkt. Aufgrund dessen fehlender Pufferfunktion nimmt der Druck auf die gelenknahen Knochenschichten zu, sie verhärten sich (schlechtere Nährstoffversorgung) und beginnen zu wachsen. Es bilden sich Randwülste (Osteophyten), die zu einer Vergrößerung der Fläche und damit (sinnvoll!) zu einer Verminderung der Druckbelastung führen – aber sie schränken auch die Beweglichkeit des Gelenkes nach und nach ein. So stehen am Ende der arthrotischen Veränderungen die verminderte Belastbarkeit und eingeschränkte Beweglichkeit des Gelenkes, aber nicht unbedingt Entzündungszeichen und heftige Schmerzen, die nicht selten in einer Zwischenphase stärker ausgeprägt sind als im Endstadium.

Was kann ich tun?

Selbstverständlich wird der natürliche Abnutzungsprozess durch die bereits erwähnten Umstände beeinflusst. Genauso wie sich zu wenig Bewegung schädigend auf Gelenke auswirkt (z. B. eine Gipsruhigstellung, regelmäßig mehrstündiges Sitzen), haben Mehr- und Fehlbelastungen nachteilige Folgen. Bei der Entstehung von Spätschäden nach intensivem Sporttreiben spielt allerdings in der Regel nicht die Dauer der Belastung die Hauptrolle, sondern es sind die kurzen, heftigen Belastungsspitzen, die vor allem bei den zahlreichen kleinen und nicht ganz so kleinen (Sport-) Unfällen auftreten. Geringste, oft bagatellisierte Fehlbelastungen summieren sich, wie sich am Beispiel Fußball gut erläutern lässt: verdrehen, stolpern, gefoult werden, umknicken, wegrutschen etc. können über die Jahre ein Gelenk ruinieren.

Für den Ausdauersportler ist das eine sehr beruhigende Nachricht, denn Walking, Jogging, Radfahren, Schwimmen führen bei normaler Statik und guter Bewegungstechnik nicht zur Arthrose. Im Gegenteil, regelmäßige Bewegung fördert die Durchblutung und Ernährung der Gelenke und sorgt nicht zuletzt auch für eine Senkung der Viskosität der Gelenkflüssigkeit. Andererseits können sich grobe Fehler beim Ausdauersport auch nachteilig auswirken: erhebliche statische Auffälligkeiten wie z. B. schweres O-/X-Bein, schlechter Bewegungsablauf wie etwa bei einem falschen Laufstil oder Instabilitäten wie etwa Bandverletzungen und überhöhtem Körpergewicht.

Daher sind regelmäßiges Krafttraining – eine gute Muskulatur schützt die Gelenke wie eine Manschette –, Stretching – zur Verbesserung der Beweglichkeit – sowie Koordinationsübungen/Techniktraining der beste Gelenkschutz. Der Mannschaftssportler hingegen muss neben diesen allgemeingültigen Vorkehrungsmaßnahmen vor allem versuchen, den vielen kleinen und größeren Verletzungen aus dem Wege zu gehen. Es muss an dieser Stelle sicherlich nicht betont werden, dass dies ein schwieriges bis unmögliches Unterfangen ist. Daher muss sich der Fußballer, Handballer, Footballspieler usw. darüber im Klaren sein, dass diese Sportarten ein erhöhtes Arthroserisiko aufweisen.

Ernährung
siehe S. 97, 218

Komplementärmedizin
Zur Behandlung von Arthrose ist eine spayrische Rezeptur wie die folgende durchaus sinnvoll.

Thryallis glauca spag. Spagyros	6 ml
Symphytum off. spag. Spagyros	6 ml
Gaultheria proc. spag. Spagyros	6 ml
Arnica montana spag. Spagyros	6 ml
Viscum album spag. Spagyros	6 ml

Schreiben Sie diese Rezeptur ab und gehen damit in eine Apotheke. Dort lassen sie die Mischung herstellen. Sie benützen dieses Heilmittel 3–5-mal am Tag. Pro Anwendung müssen sie 2 Hübe in den Mund sprühen, kurz im Mund behalten, gut einspeicheln und dann schlucken.

Thryallis glauca (Galphimia)
Neben der bereits erwähnten unspezifisch antiallergischen Wirkung findet die Thyrallis auch bei Abbauprozessen mit Entzündungen im Bereich des Bewegungsapparates ein Anwendungsgebiet.

Symphytum officinalis (Beinwell)
Der Beinwell wird bei Knochenerkrankungen mit heftigen Schmerzen, aufgrund der schmerzstillenden, entzündungshemmenden und regenerationsfördernden Wirkung eingesetzt.

Gaultheria procumbens (amerikanisches Wintergrün)
Das Wintergrün findet in der spagyrischen Behandlung seinen Platz als umfassend wirkendes, nebenwirkungsfreies Schmerzmittel. Indikationen des Gaultheria sind Schmerzen, allgemeines Gelenkrheuma mit heftigen Schmerzen (chronisch und akut), neuralgische Gliederschmerzen, Ischias, Arthritis, Magenschmerzen, Brustschmerzen und Eierstockschmerzen.

Arnica montana (Bergwohlverleih)
Das Bergwohlverleih hilft im Bereich von traumatisiertem Gewebe, bei Quetschung und Verstauchung sowie bei rheumatischen Muskel- und Gelenkbeschwerden.

Viscum album (Mistel)
Die Mistel kann bei der Arthrose aufgrund seiner stoffwechselanregenden Wirkung gut eingesetzt werden.

Asthma bronchiale

Asthma bronchiale ist eine der am häufigsten vorkommenden chronischen Krankheiten, bei Kindern die häufigste überhaupt. In Deutschland sind etwa 5% der Erwachsenen betroffen und 10% der Kinder.

Ursachen

Asthma kann allergische (Überempfindlichkeit) und nichtallergische Ursachen haben. Meist liegen Mischformen vor. Passivrauchen in der Wohnung ist offenbar die häufigste Ursache für Asthma bei Kindern, auch die Verabreichung von Antibiotika in den ersten Lebensmonaten erhöht das Risiko einer späteren Asthmaerkrankung erheblich. Aber auch die genetische Komponente ist nicht zu vernachlässigen – darauf deutet die Tatsache hin, dass in Schottland 18,4% der Erwachsenen an Asthma leiden, in England 15,3%, in Deutschland hingegen lediglich 6,9%. Das Asthmarisiko bei Kindern, deren Elternteile beide an Asthma erkrankt sind, beträgt zwischen 60 und 80%.

Auslösend für allergisches Asthma sind Substanzen (Allergene), die in der Umwelt vorkommen und beispielsweise auch allergischen Schnupfen verursachen können (z.B. Pollen). Nichtallergisches Asthma kann auf Medikamente (Schmerzmittel), Giftstoffe, Lösungsmittel, offenbar auch auf extreme körperliche Anstrengung zurückzuführen sein, wie möglicherweise die außergewöhnlich hohe Zahl von Asthmatikern unter den professionellen Radrennfahrern belegt.

Diagnose

Die Krankheit zeichnet sich dadurch aus, dass zunächst Entzündungen der Bronchialschleimhaut ablaufen, aus denen eine Überempfindlichkeit der Bronchien entsteht, die sich durch Schwellungen der Bronchialschleimhaut (Ödeme), Muskelverkrampfungen (Spasmen) und vermehrte Schleimproduktion äußert. Infolge dessen fällt es dem Asthmakranken erheblich schwerer, die Luft auszuatmen. Dies wird auch durch den Begriff COPD, zu Deutsch: chronisch obstruktive Lungenkrankheit, zum Ausdruck gebracht und lässt sich leicht mit geeigneten Geräten messen, sogenannte Spirometrie oder PEF (peak expiratory flow).

Was tut der Arzt?

Die Behandlung des Asthma bronchiale basiert auf einem ganz einfachen Grundprinzip, welches lautet: Vermeidung der Allergene. Wer wegen einer Allergie gegen Tierhaare erkrankt ist, sollte die Nähe entsprechender Tiere meiden. Wer durch Lösungsmittel an Asthma leidet, sollte diese Tätigkeit aufgeben. Wer aufgrund von Pollenallergie zum Asthmatiker geworden ist, sollte ggf. einen Ortswechsel in Erwägung ziehen. Und natürlich sollte ein Asthmatiker umgehend das Rauchen einstellen.

Erst in zweiter Linie kommen Medikamente in Betracht. Sie können aber vermieden werden (und damit auch ihre Nebeneffekte), wenn die Allergenexposition unterbleibt.

Folgendes Behandlungsschema wird von der Deutschen Atemwegsliga empfohlen:

▪ Bei leichtgradigem Asthma örtlich (auf der Schleimhaut) wirkende Kortisonpräparate (z.B. Beclometason) oder sogenannte Mastzellstabilisatoren (Cromoglicinsäure) oder ein Leukotrienantagonist (Montelukast).

▪ Bei mittelgradigem Asthma ebenfalls örtlich wirkende Kortisonpräparate in etwas höherer Dosierung, zusätzlich sogenannte β-Sympathomimetika (Salmeterol) zum Inhalieren oder oral, ein Theophyllin-Präparat (PDE-Hemmer), evtl. ein Leukotrienantagonist (Montelukast).

▪ Bei schwerem Asthma kommen ein hoch dosiertes, örtlich wirkendes Kortisonpräparat und zusätzlich ein solches mit systemischer Wirkung, also orale Einnahme (z.B. Prednisolon) infrage. Ggf. zusätzliche Medikamente wie beim mittelgradigen Asthma.

▪ Zusätzlich können bei allen Asthmastufen zusätzlich die kurzzeitig wirkenden β-Sympathomimetika inhaliert werden, um akute Krankheitsprobleme zu lindern.

Tipp

Besonders dramatisch kann ein akuter Asthmaanfall verlaufen, ggf. mit lebensbedrohlichen Symptomen. Zu dessen Behandlung muss auch bei Patienten mit chronischem Asthma immer der Arzt (Notarzt) gerufen werden. Dabei werden die oben genannten Medikamente in ihrer wirksamsten Darreichungsform (per Injektion) und in geeigneter Kombination gegeben, zusätzlich Sauerstoff.

Was kann ich tun?

Ernährung

siehe S. 97

Komplementärmedizin

Eine bewährte spagyrische Grundrezeptur zur begleitenden Behandlung bei Asthma bronchiale besteht aus folgenden Anteilen:

Thymus vulgaris spag. Spagyros	6 ml
Ephedra vulgaris spag. Spagyros	9 ml
Grindelia robusta spag. Spagyros	9 ml
Lobelia inflata spag. Spagyros	6 ml

Schreiben Sie diese Rezeptur ab und gehen damit in eine Apotheke. Dort lassen sie die Mischung herstellen. Sie benützen dieses Heilmittel zu Beginn der Behandlung 10-mal am Tag. Pro Anwendung müssen sie 1–2 Hübe in den Mund sprühen, kurz im Mund behalten, gut einspeicheln und dann schlucken. Nach 3 Wochen ändern sie die Anwendung auf 3–5-mal täglich 2 Hübe direkt in den Mund.

Thymus vulgaris (Thymian)

Wirkt stark desinfizierend, verflüssigend und auswurffördernd. Sie ist aromatisch, etwas scharf, wärmend, trocknend, verdünnend, lösend, zerteilend, reinigend, auswurffördernd, schmerzlindernd, wird bei Asthma, schwerer Atem, Husten, Gicht, Appetitlosigkeit, kaltem Magen, Gelenkschmerzen, Schleimkrankheiten des Gehirns, Schwindel, Kopfschmerzen und Anorexie sowie bei Krankheiten mit Flüssen durch Kälte v. a. im Kopf und den Atemwegen eingesetzt.

Ephedra vulgaris (Meerträubchen)

Hat eine ausgesprochen gute krampflösende Wirkung. Daneben wirkt sie entzündungshemmend. Bewährte Indikationen für das Meerträubchen sind Hypotonie (Ephedrinwirkung), Asthma bronchiale, asthmaartige Bronchitits, Lungenemphysem, Krämpfe der Bronchialmuskulatur, Allergien, Heuschnupfen, Nesselsucht, Keuchhusten, Entzündung der Nasenschleimhaut, Kreislaufstörungen (oft wetterbedingt).

Grindelia robusta (Grindeliakraut)

Wirkt erwärmend und trocknend, wachstumshemmend auf Bakterien und Pilze (Laborbeobachtung), dämpfend auf das Vasomotorenzentrum, ausleitend auf zähen, rohen Schleim, indiziert bei chron. Bronchitis, Asthma bronchiale, reichlichem, schwer löslichem Schleim, Lungenemphysem, Milzschwellung, Seitenstechen.

Lobelia inflata (Lobelie)

Indikationen sind Krampf- und Keuchhusten, Asthma bronchiale, Atemnot, Heuschnupfen, allergisches Asthma. Sie wirkt regulierend auf die Atemfrequenz und beruhigend auf das Atemzentrum.

Bluthochdruck/Hypertonie

Etwa 55% der Deutschen im Alter zwischen 35 und 64 Jahren leiden an Bluthochdruck, also mehr als die Hälfte der Bevölkerung – und das im 21. Jahrhundert bei ansonsten enormen Anstrengungen und auch Erfolgen der modernen Medizin! Und dies auch angesichts der Tatsache, dass Bluthochdruck zwar meist still und heimlich auftritt, seine Folgen aber dramatisch und seit langer Zeit bekannt sind.

Diagnose

Bluthochdruck setzt Herz und Gefäße einer dauerhaft erhöhten Belastung aus. Bei einem erhöhten Blutdruck, der statt des optimalen Werts von unter 120 mmHg den noch normalen von 140 mmHg aufweist, ist die Gefäßwand einer ständigen, 24-stündigen Mehrbelastung von ca. 16% ausgesetzt, was auf Dauer unweigerlich zu Veränderungen führt. Sie wird dicker, die Elastizität nimmt ab, das Risiko für eine Gefäßverkalkung (Arteriosklerose) steigt, das Gefäß beginnt, sich langsam zu verengen. So schädigt der Bluthochdruck die Blutgefäße, vor allem in empfindlichen Organen wie den Nieren und der Netzhaut. Vor allem aber ist der Bluthochdruck seit Langem als einer der gefährlichsten Risikofaktoren für Herz-Kreislauf-Ereignisse wie Herzinfarkt und Schlaganfall bekannt.

Trotz aller medizinischen Fortschritte und wissenschaftlichen Erkenntnissen lässt die Behandlungsqualität und -disziplin gerade in Deutschland sehr zu wünschen übrig. Fachkundige Beobachter sprechen in diesem Zusammenhang gern von der 50%-Regel:
- nur die Hälfte aller Bluthochdruckpatienten sind als solche diagnostiziert,
- nur die Hälfte der Erkrankten wird behandelt,
- nur die Hälfte der Behandelten wird angemessen kontrolliert.
- Daher sind nur ca. 12,5% aller Bluthochdruckpatienten zufriedenstellend eingestellt.

Die Deutsche Hochdruckliga hat die weltweiten Erfahrungen von Ärzten und Wissenschaftlern in Empfehlungen umgesetzt, die für Menschen in Deutschland und Mitteleuropa zugeschnitten sind.

> **WICHTIG**
>
> ### Bluthochdruck und Demenz
>
> Eine weitere, erst in jüngster Zeit untersuchte Folgeerscheinung des Bluthochdrucks ist die Beeinflussung geistiger Fähigkeiten. Bluthochdruckpatienten erkranken häufiger an Demenz als solche mit einem normalen Blutdruck. Und besonders bedrückend dabei ist: Sie haben davon nichts bemerkt!

Wichtige diagnostische Maßnahmen, die immer ergriffen werden sollten, beinhalten die

- Blutdruckmessung (2 Messungen nach einigen Minuten entspannten Sitzens in einem ruhigen Raum)
- Laborwerte (Glukose/Nüchternblutzucker, Cholesterin, LDL, HDL, Triglyzeride, Harnsäure, Kreatinin, Kalium, Blutbild, Urinanalyse incl. Sediment)
- EKG

Zusätzlich können noch weitere Untersuchungen sinnvoll sein (Herzecho, Ultraschall der Halsschlagadern, Ultraschall Abdomen, CRP, Bestimmung von Eiweiß im Urin, Augenhintergrunduntersuchung). Die Untersuchungen und das Patientengespräch helfen dem Arzt, das Gesamtrisiko zu ermitteln und danach die richtige Behandlungsstrategie auszuwählen.

Was tut der Arzt?

Dem fachkundigen Arzt stehen heute verschiedene Stoffgruppen zur Verfügung, die sehr gut untersucht sind – bezüglich ihrer Wirkung wie auch unerwünschter Nebeneffekte, nicht zuletzt auch in Bezug auf die wichtige Frage: Welchem Patienten empfehle ich welches Präparat?

- **Diuretika/Thiazide** – sie erhöhen vor allem die Ausscheidung von Kochsalz über die Nieren und senken auf diesem Wege den Blutdruck.
- **β-Blocker** – sie dämpfen das Herz und die Stressreaktionen des Organismus ganz allgemein, wirken blutdrucksenkend und werden bei stressgeplagten Menschen besonders gern gegeben.
- **Kalziumantagonisten** – sie blockieren einen wichtigen, mit dem Kalzium verbundenen Stoffwechselweg.

- **ACE-Hemmer** – sie wirken auf biochemischem Wege, da sie die Umwandlung eines wichtigen Enzyms blockieren, das bei der Blutdruckerhöhung eine wichtige Rolle spielt.
- **AT_1-Antagonisten** – sind die modernste Stoffgruppe, die auf hormonellem Wege den Blutdruck senkt.

Ihr Arzt wird herausfinden, welches das für Sie geeignete Präparat ist. Gern werden auch Kombinationen verschiedener Stoffgruppen gegeben, um möglichst viel Wirkung bei möglichst geringen Nebeneffekten zu erzielen.

Was kann ich tun?

Allerdings ist die Behandlung des Bluthochdrucks mit Medikamenten keineswegs die einzige und auch nicht prinzipiell die beste Lösung. Denn eine Heilung der Patienten wird auf diesem Wege nicht erreicht. Ein Bluthochdruckpatient ist mithilfe von

Medikamenten nur so lange symptomfrei, wie er die richtige Dosis einnimmt. Hört er auf, ist der Bluthochdruck bald wieder da. Gerade bei einem erhöhten Gesamtrisiko kommt es sehr wesentlich auf die aktive Mitarbeit des Patienten an.

Darum sollte jeder Bluthochdruckpatient seine Lebensweise ändern. Das gilt für alle Patienten mit dieser Problematik umso dringender, je mehr Risikofaktoren vorliegen. Sie sollten

▌ nicht mehr rauchen,
▌ Ihr Körpergewicht vermindern,
▌ nur wenig Alkohol trinken,
▌ sich ausreichend bewegen.

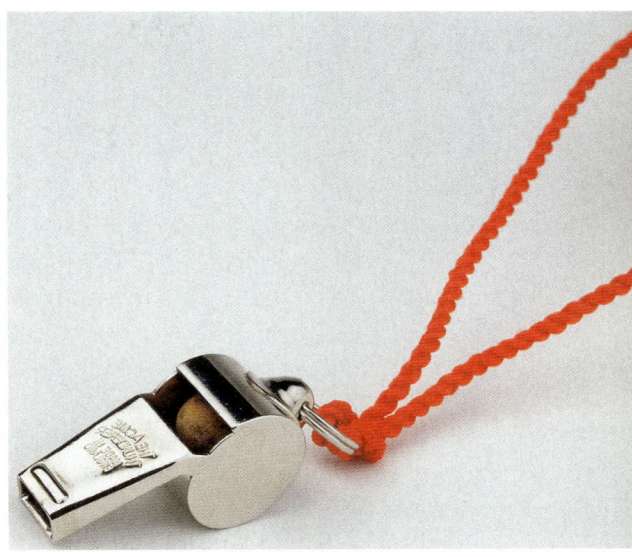

GUT ZU WISSEN

Blutdruck senken geht ganz leicht

Schon bei Kindern finden sich heute Zivilisationskrankheiten. Wir wissen aus großen Untersuchungen, dass Kinder sich deutlich mehr als eine Stunde am Tag (ca. 1,40 h) bewegen, also »draußen spielen« sollten, um der Insulinresistenz, dem vermutlich wichtigsten Faktor bei der Entstehung der häufigsten Herz-Kreislauf- und Stoffwechselprobleme in der westlichen Welt, vorbeugen zu können. Von übergewichtigen Kindern – deren Zahl ja unaufhaltsam steigt – leiden 30 % an Bluthochdruck. Da bisher kaum jemand damit rechnete, wird bisher auch selten der Blutdruck bei Kindern gemessen. Das muss sich unbedingt ändern.

Denn es gibt erfolgreiche, sehr einfache und enorm wirksame Gegenmaßnahmen. Eine davon klingt wie im Märchen. Vor knapp 10 Jahren wurde auf Hawaii eine große Studie abgeschlossen, bei der der durchschnittliche Blutdruckwert der Teilnehmer um 15–18 mmHg (systolischer Blutdruck/oberer Wert) und 6–8 mmHg (diastolischer Wert/unterer Wert) gesenkt werden konnte. Einzige Maßnahme: dreimal wöchentlich Walking (strammes Marschieren, gern auch mit Stöcken = Nordic Walking) für jeweils 40 Minuten, d. h. 2 Stunden netto pro Woche. Mehr nicht. Selbstverständlich funktioniert dieses Konzept auch an jedem anderen Ort der Welt, auch in Ihrer Nähe.

In anderen Untersuchungen konnten die Teilnehmer allein durch regelmäßiges Spazierengehen ihren Blutdruck senken: 5,5 Stunden Spazierengehen pro Woche ließen den oberen Blutdruckwert um 5,5, den unteren um 4,8 Einheiten (mmHg) fallen. Wohlgemerkt: kein Schwitzen, keine heftige Anstrengung, nur Spazierengehen (z. B. mit dem Hund, an Wochentagen jeweils eine halbe Stunde, am Wochenende (Samstag und Sonntag) jeweils eineinhalb Stunden. So wenig und doch so viel …

Ganz wichtig: Regelmäßige Bewegung verbessert die Struktur der Gefäßwände, die ja vom Bluthochdruck stark angegriffen werden.

Ernährung

Neben der schulmedizinischen Behandlung sind Kalium, Magnesium und lösliche Faserstoffe wichtig. Eine natürliche Möglichkeit, einen zu hohen Blutdruck zu senken, ist die deutliche Erhöhung des Obst-, Salat- und Gemüseverzehrs. Dadurch werden einerseits vermehrt Kalium und Magnesium aufgenommen, die beide zu einer Blutgefäßentspannung beitragen. Andererseits nimmt dadurch auch die Aufnahme von löslichen Faserstoffen zu, die besonders in Bohnen, Äpfeln, Bananen und Spargel vorkommen. Diese löslichen Faserstoffe werden von den Dickdarmbakterien zu kurzkettigen Fettsäuren abgebaut, die eine blutdrucksenkende Wirkung haben. Eine besonders stark blutdrucksenkende und auch blutgefäßelastische Kapazität hat Knoblauch, weshalb Knoblauch in der die Blutgefäße schützenden Ernährung nicht fehlen darf. Ebenso empfehlenswert sind täglich 2–3 Tassen grüner oder schwarzer Tee aufgrund seiner hohen Anteile an Polyphenolen.

Tipp

Ausdünstungen vermeiden

Um die Ausdünstungen von Knoblauch zu vermeiden oder stark zu reduzieren, ist der gleichzeitige Verzehr von größeren Mengen Blattpetersilie empfehlenswert. Auch milchsauer oder in Olivenöl eingelegter Knoblauch ist »umweltverträglich« in wirksamen Mengen genießbar.

Weitere Ernährungstipps bei hohem Blutdruck

- Etwa ein Drittel der Bevölkerung hat einen zu hohen Blutdruck aufgrund eines recht hohen Verzehrs an Kochsalz. Untersuchungen zeigten, dass von einer verringerten Kochsalzzufuhr dabei vor allem ältere Menschen mit Bluthochdruck profitierten. Tipp: Salz steckt sehr viel in Fertiglebensmitteln – wer selbst kocht, kann deutlich Salz einsparen.
- Wenn Sie unter Bluthochdruck leiden, sollten Sie regelmäßig Olivenöl verwenden. In Studien konnte nachgewiesen werden, dass die darin enthaltene Ölsäure blutdrucksenkend wirkt.
- Regelmäßiger Konsum im Bereich von einer kleinen Flasche Bier oder einem Glas Wein (⅛ l) hat einen blutdrucksenkenden Effekt – ein regelmäßig höherer Alkoholkonsum führt jedoch zu einem deutlich höheren Blutdruck.

Komplementärmedizin

Zur Unterstützung der schulmedizinischen Behandlung empfiehlt sich folgende blutdruckausgleichende Rezeptur, die in keinem Fall eine schulmedizinische Behandlung ersetzt:

Eleutherococcus senticosus spag. Spagyros	10 ml
Crataegus oxyacantha spag. Spagyros	10 ml
Allium ursinum spag. Spagyros	10 ml

Schreiben Sie diese Rezeptur ab und gehen damit in eine Apotheke. Dort lassen sie die Mischung herstellen. Sie benützen dieses Heilmittel zu Beginn der Behandlung 10-mal am Tag. Pro Anwendung müssen sie 1–2 Hübe in den Mund sprühen, kurz im

Mund behalten, gut einspeicheln und dann schlucken. Nach 3 Wochen ändern sie die Anwendung auf 3–5-mal täglich 2 Hübe direkt in den Mund.

Eleutherococcus senticosus (Taigawurzel)

Steigerung der körperlichen und geistigen Leistungsfähigkeit, adaptogen (erhöht Anpassungsfähigkeit in Belastungssituationen, hilft Stress abbauen), stimuliert ohne zu Erregen oder den Schlaf zu stören. Spannend ist auch seine ausgleichende Wirkung auf Blutdruckschwankungen, vor allem bei älteren Menschen.

Crataegus oxyacantha (Weißdorn)

Der Weißdorn wirk ausgleichend auf Blutdruckschwankungen und wird traditionellerweise sowohl bei Hyper- wie auch bei Hypotonien eingesetzt. Daneben bringt er Substanz ans Herz und steigert dessen Kraft.

Allium ursinum (Bärlauch)

Ähnlich wie der Knoblauch findet auch der Bärlauch immer wieder Verwendung bei der Behandlung von Bluthochdruck.

Depression/endogene, reaktive

Depressionen gehören zu den vergleichsweise häufigen Erkrankungen. In Deutschland wird mit ca. 2 Neuerkrankungen auf 100 Einwohner pro Jahr gerechnet, d.h. mehr als eine Million Menschen erleiden zumindest eine depressive Episode pro Jahr. Frauen sind etwa doppelt so häufig betroffen wie Männer.

Diagnose

Depressionen können während des gesamten Lebens auftreten, sogar schon bei Kindern. Am häufigsten tritt eine Depression zwischen dem 30. und 40. Lebensjahr auf, aber auch Altersdepressionen ab dem 65. Lebensjahr sind nicht selten.

Zudem zeigen viele körperliche Krankheiten eine ungewöhnlich hohe Rate begleitender Depressionen, zum Beispiel Morbus Parkinson, Schlaganfall, Herzinfarkt, Krebs u.a.

Behandlungspflichtig wird eine Depression, wenn zumindest zwei der folgenden Hauptsymptome vorhanden sind:
- gedrückte Stimmungslage,
- Interessenverlust,
- Freudlosigkeit,
- Verminderung des Antriebs,
- erhöhte Ermüdbarkeit, schon nach kleinen Anstrengungen tritt deutliche Müdigkeit auf.

Darüber hinaus kann eine Reihe von Nebensymptomen hinzutreten, die ihrerseits die Behandlungsnotwendigkeit beeinflussen wie z.B. Konzentrationsschwäche, Schuldgefühle oder der Verlust von Selbstvertrauen.

Verschiedene Ursachen für eine Depression werden heute diskutiert, neben einer genetischen Veranlagung auch externe Auslöser wie ein Unfall, eine schwere Krankheit (siehe oben), die Jahreszeit (sogenannte Winterdepression) oder auch Arzneimittel.

Die Diagnose einer Depression wird vom Arzt nach Untersuchung und mittels einer dafür geeigneten Skala gestellt. Die Hospital Anxiety and Depression Scale in deutscher Version (HADS-D) ist ein Selbstbeurteilungsfragebogen zur Erfassung von Angst und Depressivität.

Was tut der Arzt?

Therapeutisch steht der Begriff der Information im Mittelpunkt: Der Patient soll Kenntnisse erwerben, Kenntnisse der eigenen Krankheit, der verfügbaren Medikamente mit Wirkungen und Risiken, der Ressourcen des eigenen Körpers, aber auch der richtigen Verhaltensweisen bei Gedanken, die die Depression auslösen oder verstärken können. Und nicht zuletzt sollen Patienten auch Kenntnis von Methoden erlangen, mit denen die Entspannung gefördert werden kann (progressive Muskelrelaxation nach E. Jacobson, Yoga).

Aus diesen Methoden wird der Arzt das geeignete Behandlungskonzept zusammenstellen. Im Zentrum steht die Psychotherapie mit Gesprächen in Einzel- oder Gruppentherapie, zusätzlich werden heute fast immer Körperwahrnehmungs- und Entspannungstraining sowie Bewegungstherapie eingesetzt. Bei jeglicher Behandlung, ganz gleich, ob sie ambulant oder stationär durchgeführt wird, ist es sehr wichtig, die Leistungsgrenzen des Patienten zu kennen und zu respektieren.

Was kann ich tun?

Ernährung

Sie können Kohlenhydrate ohne Ende zu sich nehmen, sollten aber die Aufnahme von Eiweiß drosseln. Hintergrund: Bei Depressionen ist der stimmungsaufhellende Serotoningehalt in Blut und Gehirn zu niedrig. Durch eine kohlenhydratreiche Ernährung steigt die Serotoninkonzentration im Gehirn deutlich an. Nährstoffe für das Gemüt sind deshalb Nudeln, Reis, Brot, Kartoffeln und Müsli. Diese sollten vermehrt aufgenommen werden – gleichzeitig sollte wenig Eiweiß verzehrt werden. Durch die Doppelstrategie viel Kohlenhydrate und wenig Eiweiß kommt im Gehirn mehr Tryptophan an, woraus dann Serotonin aufgebaut wird.

Neue Untersuchungen bestätigen auch den Omega-3-Fettsäuren eine fröhlich machende Wirkung: deshalb sollte ein- bis zweimal pro Woche Meeresfisch verzehrt werden. Reich an Omega-3-Fettsäuren sind Bismarckhering, Lachs, Thunfisch und Makrele. Der stimmungsanregende Omega-3-Effekt ist stärker ausgeprägt, wenn gleichzeitig Omega-6-Fettsäuren verringert werden. Deshalb werden bei depressiven Stimmungen die Omega-6-haltigen Öle Distelöl und Sonnenblumenöl nicht mehr empfohlen.

Bei Personen, die an Depressionen leiden, wurden häufig niedrige Zinkwerte gemessen. Deshalb wird bei Depressionen auch

GUT ZU WISSEN

Belohnungsschokolade für das Stimmungshoch

20 g Schokolade kann die Stimmung deutlich heben. Durch die Schokolade kommt im Gehirn mehr Tryptophan an, wodurch im Gehirn mehr Serotonin gebildet wird.

Lebensmittel gegen Depressionen

Kohlenhydrate	Omega-3-Fettsäuren	Zinkspender
Nudeln, Reis, Brot	Meeresfisch (Bismarckhering, Lachs, Thunfisch, Makrele)	Weizenkeime
Kartoffeln, Müsli	Speiseleinöl, Hanföl, Walnussöl	Käse
Schokolade	Rapsöl und Sojaöl	

generell ein Zinkpräparat empfohlen, kombiniert mit den stoffwechselaktivierenden B-Vitaminen, Folsäure und Niacin.

Komplementärmedizin

Zur begleitenden Behandlung einfacher Depressionen kann folgende spagyrische Rezeptur angewendet werden:

Medicago sativa spag. Spagyros   12 ml
Avena sativa spag. Spagyros   6 ml
Hypericum perf. spag. Spagyros   6 ml
Piper methysticum spag. Spagyros 6 ml

Schreiben Sie diese Rezeptur ab und gehen sie damit in eine Apotheke. Dort lassen Sie die Mischung herstellen. Sie benützen dieses Heilmittel 3–5-mal am Tag. Pro Anwendung müssen sie 2 Hübe in den Mund sprühen, kurz im Mund behalten, gut einspeicheln und dann schlucken.

Medicago sativa (Luzerne)

Alfalfa (arab. Vater der Nährstoffe) wird in der Materia Medica von Böerike als eines der besten Antidepressiva beschrieben. Die natürlichen Wirkstoffe von Alfalfa schwemmen freie Radikale aus dem Körper und verringern das Herzinfarktrisiko. Durch die unter anderem entwässernde Wirkung beugt man den erwähnten Symptomen vor, entgiftet den Körper (Leberentgiftung), lindert Beschwerden bei Arthro-

sen und rheumatischen Schmerzen. Studien belegen den hohen Gehalt an Phytonährstoffen (z. B. Saponine), die wiederum den Cholesterinspiegel niedrig halten. Alfalfa enthält außerdem 8 wichtige Enzyme sowie Vitamin A, E, K, B_6 und D. Vor allem Vitamin K ist für den Organismus besonders wichtig, da es bei der Blutgerinnung sehr ausschlaggebend ist. Alfalfa ist eine sehr gute Quelle für Kalk und Phosphor, die für starke Knochen und Zähne sorgt. Alfalfa stimuliert die Hirnanhangsdrüse (Hypophyse), regt diese zu einer optimalen Hormonausschüttung an und ist somit das hervorragendste, natürliche Vitatonikum für Körper, Geist und Seele.

Avena sativa (Hafer)

Finden wir in der Luzerne den Vater der Nährstoffe, so ist der Hafer die optimale Ergänzung. Verschiedentlich wird er in der volksheilkundlichen Literatur als Mutter der Nährstoffe bezeichnet. Dies rührt sicher daher, dass der Hafer ein wichtiges Nahrungsmittel war und für Tiere noch immer ist. Häufige Verwendung findet der Hafer in der modernen Naturheilkunde bei Nervenschwäche, vegetativer Dystonie, Erschöpfung und Schlaflosigkeit sowie zur Senkung des Harnsäurespiegels und des Cholesterinspiegels, als Herz- und Kreislaufmittel sowie zur Vorbeugung von Zivilisationskrankheiten. Bei Depressionen führt er zu einer umfassenden Stärkung des Nervensystems.

Hypericum perforatum (Johanniskraut)

Zahlreiche Studien haben mittlerweile die stimmungsaufhellende Wirkung des Johanniskrauts belegen können. Wichtige Einsatzgebiete des Johanniskrautes sind symptomatische, reaktive, neurotische Depression v. a. im Klimakterium, vegetative Dystonie, Angstzustände, neurovegetative Dysregulation sowie hyperkinetische Syndrome des Verdauungstraktes, der Galle und der Psyche. Wichtig bei der Einnahme sind die richtige Dosierung sowie der häufig erst nach Wochen eintretende Effekt. Sprechen Sie daher mit Ihrem Arzt!

Piper methysticum (Rauschpfeffer – Kava Kava)

Ähnlich wie das Johanniskraut erfreut sich der Rauschpfeffer Kava-Kava großer Bekanntheit. Und genauso ähnlich wird es häufig undifferenziert bei allen Arten von Angst eingesetzt. Schaut man allerdings genauer hin, dann wird schnell sichtbar, was Kava-Kava beispielsweise von der einheimischen Melisse unterscheidet. Es ist klar der pyschosoziale Bezug des Mittels. Kava-Kava wurde rituell zur Erhaltung des Friedens unter Nachbarn etc. eingesetzt. Er diente dazu, Unterschiede und Grenzen zu überwinden und ein Gemeinschaftserlebnis zu initiieren. Kava-Kava ist das Mittel bei psychosozial bedingten Ängsten, z.B. Prüfungsangst, Angst vor Menschenmassen etc.

Lavandula compositum spag. Spagyros

Dieses spagyrische Komplexmittel wird zur Behandlung von nervösen Funktionsstörungen, z.B. Schlaflosigkeit aufgrund von Nervosität oder nervöser Anspannung, eingesetzt. Es ist eine Rezeptur die ausgleichend, beruhigend und stärkend wirkt. DS: 3–5-mal 2–3 Sprühstöße pro Tag direkt auf die Mundschleimhaut.

Motivation und Sport

Die Motivation, sich gesundheitsorientiert zu verhalten, ist wohl der entscheidende Faktor für einen bleibenden Erfolg. Diese Motivation hat einen sehr erfolgreichen Gegenspieler, oft als innerer Schweinehund bezeichnet. Er hängt mit der uns allen mehr oder weniger stark innewohnenden Trägheit sowie der Gewöhnung an Annehmlichkeiten des modernen, bewegungsarmen Lebensstils zusammen.

Der innere Schweinehund

Wer wirklich Veränderungen will, die mehr Gesundheit, mehr Leistungsfähigkeit, mehr Energie, mehr Dynamik, ein attraktiveres Äußeres und anderes mehr bescheren, braucht gegebenenfalls eine Strategie, mit der er diesem inneren Schweinehund ein Schnippchen schlagen kann.

Eine unverzichtbare Grundlage für den Erfolg sind Spaß und Freude am neuen Lebenskonzept, beispielsweise an mehr Bewegung. Die Art der Bewegung, ihre möglicherweise wissenschaftlich bewiesene gesundheitliche Effizienz sind zweitrangig, wenn sie keinen Spaß macht. Der oft zitierten »bitteren Pille Sport« werden wir über kurz oder lang überdrüssig werden. Daher geht es gerade für den Anfänger vor allem darum, durch geschicktes Vorgehen langsam aber kontinuierlich die Freude an der Bewegung zu entwickeln.

Erfolg mit Spaß und Freude

Dafür gibt es eine Vielzahl von Strategien, die sämtlich bewährt, aber nicht für jeden Menschen gleichermaßen geeignet sind.

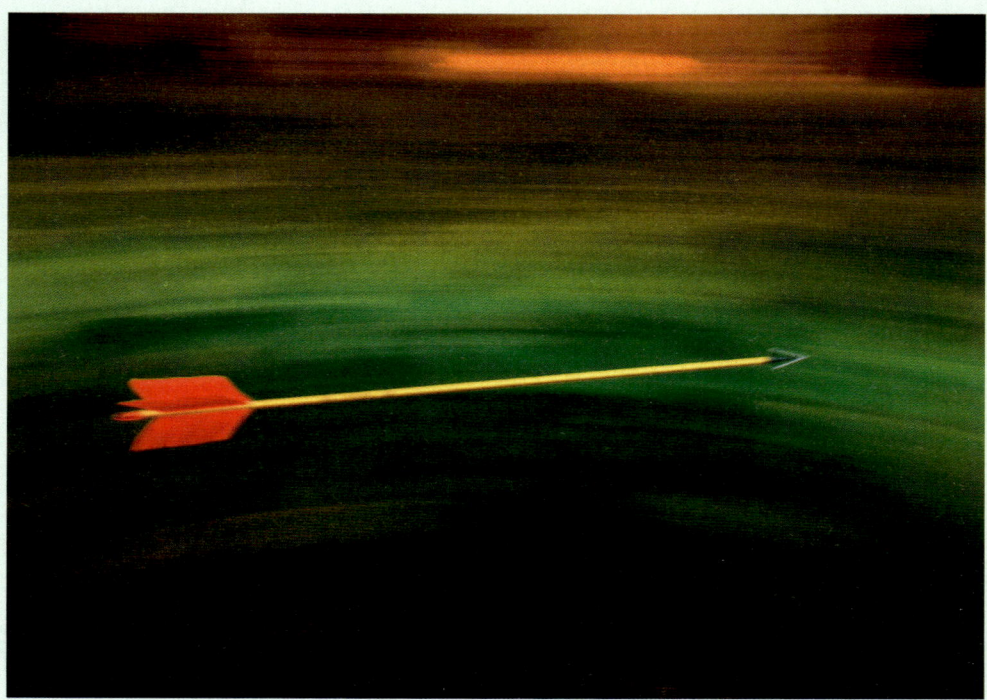

Beispiele

Die Gewöhnung: Sie kommen nach England und wollen Auto fahren. Die Gewohnheit an den kontinentaleuropäischen Rechtsverkehr wird Ihnen in den ersten Tagen Probleme bereiten, aber nach einiger Zeit nachlassen bzw. sich sogar umkehren. Wenn Sie nach 6 Wochen Autofahren nach Deutschland zurückkehren, geht es Ihnen umgekehrt. Mit anderen Worten: Man kann sich an wenig Bewegung gewöhnen, aber auch an das Gegenteil. Und das geht oft unerwartet schnell.

Kleine aber sichere Schritte führen zum Ziel. Will man erfolgreich einen Berg besteigen, empfiehlt es sich, mit kleinen Schritten loszugehen und nicht gleich loszustürmen. Bewegung sollte (fast buchstäblich) mit kleinen Schritten begonnen werden, um nicht schnell zu Überforderung und Enttäuschung zu führen.

▌ Realistische Ziele zu setzen, ist ein ähnliches Prinzip. Ein wichtiger methodischer Grundsatz lautet: vom Einfachen zum Schwierigen. Das Erreichen von Meilensteinen, von Zwischenzielen hilft enorm. Dafür müssen sie aber erreichbar und wohl dosiert sein.

▌ Stellen Sie sich Ihre Ziele positiv und optimistisch vor – und formulieren Sie sie auch so. Leistungssportler nutzen die damit verbundenen Effekte, das Selbstbewusstsein und ihre Siegeschancen zu steigern, indem sie sich an erfolgreiche Wettkämpfe erinnern – oft direkt vor dem Start. Erinnern Sie sich daran, was Sie auf Ihrem Weg zum erfolgreichen Gesundheitssportler schon geschafft haben.

▌ Denken Sie häufiger daran, welche Konsequenzen Sie mit der Veränderung Ihres Lebens erzielen können – Sie sind fitter, gesünder, attraktiver, schlafen besser, arbeiten effizienter, verbessern Ihre Lebensqualität und vieles andere mehr.

▌ Machen Sie sich bewusst, wie Sie es oft anstellen, damit Sie Ihr Ziel nicht erreichen. Wie genau geht der innere Schweinehund vor? Wie lautet Ihr persönliches Entwicklungsverhinderungsprogramm? Und wie begegnen Sie ihm erfolgreich?

▌ Die innere Diskussion: »Ich sehe das Bessere, aber ich folge dem Schlechteren?? Das kann doch nicht sein! Bin ich wirklich so dumm? Unmöglich!!«

▌ Einfache Methode: Bringen Sie Signalpunkte (Klebehinweise an strategisch wichtigen Punkten Ihrer Umgebung) überall dort an, wo Sie möglicherweise vom »rechten Weg« abkommen könnten.

▌ Ein weiterer erfolgreicher Weg bezieht die Personen des Umfelds mit ein. Suchen Sie sich Gleichgesinnte in Familie, bei Freunden, bei Arbeitskollegen. Gehen Sie Ihre Ziele gemeinsam an und unterstützen Sie sich gegenseitig dabei.

▌ Versuchen Sie, Ihre Bewegungsaktivitäten zu ritualisieren. Ein kleiner (gemeinsamer) Spaziergang in der Mittagspause auf dem Weg zur Kantine kann der erste Schritt zur Gewöhnung an regelmäßige Bewegung werden, obwohl er noch weit von Sport und Anstrengung entfernt scheint.

Sämtliche Erfahrungen, die andere Menschen einbringen, können helfen, aber das letztlich Entscheidende ist Ihr Wille, es zu schaffen. Wer nicht wirklich mit dem Rauchen aufhören will, wird nicht erfolgreich sein. Werden Sie sich klar darüber, ob Sie den Kampf mit Ihrem inneren Schweinehund gewinnen wollen oder nicht. Wenn ja – sehr gut, dann haben Sie schon (fast) gewonnen.

Diabetes mellitus Typ 1/Typ 2

Diabetes mellitus, die »Zuckerkrankheit«, ist mittlerweile zu einer der häufigsten chronischen Krankheiten überhaupt geworden. Während im Jahre 1995 weltweit etwa 135 Millionen Diabetiker geschätzt wurden, werden es 2025 etwa 300 Millionen sein. Hinter jeder dieser Erkrankungen stehen großes Leid, Schmerzen und Verlust.

Besonders wichtig für jeden Diabetiker ist es, die Funktionsfähigkeit der Insulin produzierenden Zellen (sogenannte Inselzellen) seiner Bauchspeicheldrüse möglichst lange zu erhalten. Erst wenn sie im Verlaufe der Krankheit stark zurückgeht, muss das Insulin ersetzt (d. h. injiziert) werden. Man spricht vom insulinpflichtigen Diabetes. Der Nichtdiabetiker verfügt über die volle oder nahezu volle Leistungsfähigkeit seiner Inselzellen, der Prädiabetiker (Vorstufe zur vollständigen Ausprägung der Krankheit) noch etwa über die Hälfte. Wenn der Typ-2-Diabetes eingetreten ist, sind schon rund ⅔ der Inselzellen ausgefallen, beim Typ-1-Diabetiker sind es über 90 %.

Ursache und Verlauf

Durch die übermäßige Nahrungsaufnahme werden die Insulin produzierenden Zellen der Bauchspeicheldrüse auf Dauer überfordert und stellen nach und nach ihren Dienst ein – der Diabetiker wird gezwungen, das lebenswichtige Insulin zu spritzen. Diese Form wird als insulinpflichtiger Diabetes bezeichnet. Das Körpergewicht spielt also eine ganz entscheidende Rolle bei Entstehung und Verlauf der Krankheit. In einer der weltweit größten Studien wurde an über 114 000 Menschen nachgewiesen, dass das Risiko, im Verlaufe des Lebens Diabetiker zu werden, bei Normalgewicht (BMI 22, das bedeutet z. B. ein Körpergewicht von ca. 70 kg bei einer Körpergröße von 1,79 m) 1,0 % beträgt, bei starkem Übergewicht (BMI 35, beispielsweise ein Körpergewicht von ca. 111 kg bei 1,79 m Körpergröße) jedoch 93 %.

Schon zahlreiche Kinder und Jugendliche sind mittlerweile von dieser Krankheit betroffen, obwohl wir den Diabetes mellitus Typ 2 vor noch nicht allzu langer Zeit als Altersdiabetes oder Alterszucker bezeichneten. Eine dramatische Entwicklung.

Früher galt der Typ-1-Diabetes-mellitus als die Zuckerkrankheit der Kinder und Jugendlichen. Bei dieser Erscheinungsform werden die Inselzellen der Bauchspeicheldrüse zerstört, ohne dass die wirkliche Ursache (und damit auch probate Gegenmittel) bekannt wären. Man vermutet ein infektiöses und/oder immunologisches Geschehen. Derzeit leben in Deutschland etwa 380 000 Typ-1-Diabetiker. Nicht wenige von ihnen führen mithilfe der modernen Pharmakotherapie ein nahezu normales Leben. Das völlig fehlende Insulin

> **WICHTIG**
>
> ## Die Wohlstanderkrankung
>
> In Deutschland leben derzeit mehr als 6 Mio. Diabetiker, hinzu kommt eine erhebliche Zahl von Menschen, die diese Krankheit in den nächsten Wochen oder Monaten ereilen wird. Von diesen chronisch kranken Menschen erblinden derzeit pro Jahr ca. 6000, bei fast genauso vielen tritt ein Nierenversagen ein mit der Notwendigkeit, das Blut durch Maschinen reinigen zu lassen (Dialyse), und bei mehr als 30000 Diabetikern pro Jahr wird eine Gliedmaßenamputation notwendig. Nur in Deutschland! Kaum vorstellbar, aber wahr. Und 2014, so prognostizieren ernst zu nehmende Wissenschaftler, sollen 10 Mio. Diabetiker in Deutschland leben.
>
> In den Vereinigten Staaten von Amerika sind die Zahlen noch dramatischer. 1993 lag die Zahl der Diabetiker in den USA bei 7,8 Mio., im Jahre 2005 waren es schon 20,8 Mio.
>
> ### Die Folgen
>
> Diabetes mellitus Typ 2, so die vollständige Bezeichnung, ist eine Krankheit der Wohlstandsgesellschaft und in der weit überwiegenden Zahl der Fälle durch den Erkrankten selbst verursacht. Die Lebensführung ist es, die durch ein zu hohes Nahrungsangebot bei gleichzeitig zu geringem Energieverbrauch den Körper dazu verleitet, zu speichern was immer sich speichern lässt. Der wichtigste Wirkstoff dabei ist das Insulin, das in den Inselzellen der Bauchspeicheldrüse produziert wird. Ein hoher Insulinspiegel in den ersten Stadien der Krankheit macht den Menschen zum guten Futterverwerter, sorgt für Gewichtszunahme, stört den Fettstoffwechsel und verursacht die gefährlichen Entzündungen bzw. Ablagerungen in den Wänden der Blutgefäße. Bis zu 70 % aller Typ-2-Dabetiker leiden zudem an hohem Blutdruck. Im weiteren Verlauf verengen sich die Blutgefäße zunehmend und führen zur Mangelversorgung so empfindlicher Gewebe wie der Netzhaut des Auges (Erblindung), des Nierengewebes (Nierenversagen) und der besonders weit von der Körperzentrale entfernt liegenden Regionen (Zehen, Fuß), außerdem verdoppelt bis vervierfacht sich das Herzinfarkt- und Schlaganfallrisiko eines Diabetikers. Man geht heute davon aus, dass etwa die Hälfte aller Diabetiker zum Zeitpunkt der Diagnosestellung bereits an einer Herz-Kreislauf-Erkrankung leiden. Und über die Hälfte aller Diabetiker stirbt früher oder später daran, drei Viertel sogar an gefäßbedingten Erkrankungen.

müssen sie sich mehrmals täglich spritzen, können aber durchaus fit sein, Sport treiben, ja sogar zu olympischen Ehren gelangen. Eine Vorbeugung gegen diese Form der Krankheit ist bislang leider noch nicht bekannt.

Was macht der Arzt?

Gebräuchliche Präparate zur Behandlung des Diabetes sind:

- Sulfonylharnstoffpräparate (Glibenclamid, Chlorpropamid, Glimepirid)
- Glitazone (sogenannte Insulinsensitizer; Pioglitazon, Rosiglitazon)
- Biguanide (Metformin)
- diverse Insulinpräparate

Was kann ich tun?

Der Diabetes mellitus Typ 2 lässt sich erfolgreich verhindern, am besten durch die richtige Lebensführung. Die Kombination aus Bewegung und angemessener Ernährung ist die Erfolgsformel schlechthin. Wer sich einmal pro Woche intensiv körperlich bewegt, verringert sein Diabetesrisiko bereits um ca. 25 %. Wer es zweimal tut, reduziert es um etwa 40 %.

Entscheidend ist es, den Blutzuckerspiegel niedrig zu halten (nüchtern < 100 mg%, HbA1c < 6,5 %). Natürlich stehen dafür auch hervorragende Medikamente zur Verfügung und ständig entdeckt die Pharmaindustrie neue Wirkstoffe. Aber das beste Medikament hilft dem Betroffenen nur dann, wenn er auch sein Leben ändert. Wer ständig die falschen Lebensmittel zu sich nimmt, mit immer höherem Körpergewicht zu kämpfen hat, einen erhöhten Blutdruck und schlechte Blutfettwerte hat und sich zudem nicht regelmäßig bewegt, wird den Gefahren der mit dem Diabetes mellitus verbundenen Komplikationen nicht entgehen können. Vor allem und zu allererst haben wir es in der Hand, ob diese schreckliche Krankheit uns befällt oder

GUT ZU WISSEN

Lebensführung verändern

In einer Untersuchung über mehrere Jahre wurde die Wirkung einer konsequenten Umstellung der Lebensführung mit der des weltweit gebräuchlichsten Diabetesmedikaments (Metformin) und einem Scheinmedikament (Plazebo) verglichen. In der Gruppe »Lebensführung« mussten die Probanden ihr Körpergewicht um mindestens 7 % verringern, mittels körperlicher Aktivität 700 kcal/Woche verbrauchen (d. h. etwa 2 Stunden pro Woche schnelles Spazierengehen/Walking) und an Motivations- und Ernährungsschulungen teilnehmen. Der Erfolg war eindeutig und fast überwältigend. Von 100 Probanden in der Metformin-Gruppe wurde immerhin fast ein Drittel (31 %) vor der Vollversion der Krankheit bewahrt, in der Lebensführunggruppe aber nahezu doppelt so viele Menschen (58 %). Insgesamt vermindert regelmäßige Bewegung also das Risiko für begleitende Herz-Kreislauf-Erkrankungen bei Diabetikern ganz erheblich. Bewegung sorgt mithilfe sogenannter GLUT-4-Transporter dafür, dass Glukose (Traubenzucker) als unersetzlicher Energieträger auch in die Körperzellen gelangen kann, ohne dass notwendigerweise Insulin benötigt wird. Bewegung hilft also nicht nur, das Körpergewicht im richtigen Rahmen zu halten, sie entlastet auch die Bauchspeicheldrüse und schützt die unverzichtbare Funktion der Inselzellen, in denen der Organismus das Insulin herstellt.

Darüber hinaus entfaltet Bewegung zahllose gesundheitsfördernde Nebeneffekte, gerade für denjenigen, der diabetesgefährdet ist oder bereits daran leidet. Ganz besonders wichtig sind gerade für Diabetiker die blutdrucksenkende Wirkung der Bewegung (S. 107), die Gewichtsreduktion, die Verbesserung des Fettstoffwechsels. Von den Einflüssen auf die Lebensqualität ganz zu schweigen.

nicht. Wir selbst und nicht der Arzt, nicht der Apotheker, nicht die Pharmaindustrie, schon gar nicht die Krankenkasse.

Ernährung

Ballaststoffe – am besten lösliche

Diabetiker sollten sich besonders ballaststoff- bzw. faserstoffreich ernähren, dadurch verringert sich der Blutzuckeranstieg und somit auch der Insulinbedarf entscheidend. Das ausschließende Orientieren an einer verringerten Kohlenhydratmenge ist unzureichend, da hierbei der Ballaststoffanteil nicht berücksichtigt wird. Besonders empfehlenswert sind dabei Lebensmittel mit hohem Anteil löslicher Ballaststoffe wie Haferkleie, Bohnen, Erbsen, Linsen und alle Gemüsesorten außer Karotten. An Obst wird bei Diabetes häufig der Apfel empfohlen, da auch in Äpfeln ein hoher Anteil löslicher Faserstoffe enthalten ist.

Rohe und naturbelassene Lebensmittel

Auch die Verarbeitung der Kohlenhydrate hat einen Einfluss auf die Blutzuckerwerte: unerhitztes Getreide, z.B. in Form von Haferflocken, bewirkt einen niedrigeren Blutzuckeranstieg im Vergleich zur gleichen Kohlenhydratmenge in Form von erhitzten oder verarbeiteten Kohlenhydraten wie z.B. Brot oder aufbereiteten Lebensmitteln wie Poppies oder Cornflakes.

Anzahl der Mahlzeiten

Diabetiker sollten darauf achten, dass die Nahrung auf 5 bis 6 Mahlzeiten aufgeteilt wird (1. Frühstück, 2. Frühstück, Mittagessen, Vesper, Abendessen und bei Bedarf Spätmahlzeit). Dadurch wird die kohlenhydrathaltige Last gut über den Tag verteilt. Eine genaue zeitliche Abstimmung der Kohlenhydratzufuhr wird erst dann erforderlich, wenn blutzuckersenkende Medikamente genommen werden. Dies ist mit dem behandelnden Diabetologen genau abzustimmen.

Durch die immer wieder erhöhten Blutzuckerwerte, sind Blutgefäße und die Niere häufig stark belastet. Für Diabetiker ist es besonders wichtig, dass Cholesterin- und Blutdruckwerte im Lot bleiben, damit kein weiteres Schädigungspotenzial für die feinen Blutgefäße zustande kommt. Besonders Diabetiker sollten deshalb auf eine fett- und eiweißmoderate Ernährung mit viel Gemüse und Salat achten.

Chrom – nicht nur eine Zierde für die Stoßstange

Diabetiker sollten darüber hinaus jeden Tag chromreiche Lebensmittel verzehren, wie z.B. Nüsse, Pilze, Vollkornbrot mit Sauerteig, da Chrom die Insulinwirkung erhöht und Diabetiker mit Chrom häufig unterversorgt sind. Eine tägliche Nahrungsergänzung mit 200 µg Chrom führt zu ausgeglichenen Blutzucker- und Insulinwerten, ebenso zu niederen Cholesterinwerten. Chromreiche Lebensmittel oder eine chromreiche Nahrungsergänzung stellen somit die Schutztruppen für die kriselnden Blutgefäße dar.

Antioxidanzien gegen Spätschäden

Wissenschaftliche Untersuchungen haben bestätigt, dass bei guter Versorgung mit den Antioxidanzien Vitamin E, C und β-Karotin diabetische Spätschäden besser zu vermeiden sind, ebenfalls eine Insulinresistenz und Glukosetoleranz positiv beeinflusst wird. Ein hoher Gemüseanteil garantiert eine ausreichende β-Karotin- und Vitamin-C-Zufuhr, ebenso die Zufuhr von antioxidativ wirkenden sekundären Pflanzenstoffen. Beim Vitamin E reicht die übliche Zufuhr über die Nahrung für den Schutzeffekt vor diabetischen Spätschäden nicht aus. Deshalb wird inzwischen von vielen Wissenschaftlern eine zusätzliche Vitamin-E-Gabe im Bereich von täglich 100–200 mg empfohlen.

Zink für die eigene Insulinproduktion

Eine sinnvolle Nahrungsergänzung für Diabetiker ist auch Zink im Bereich von täglich 15 mg, da Zink bei der Insulinproduktion benötigt wird. Außerdem sind Diabetiker häufig mit Zink unterversorgt, da sie über den Urin sehr viel Zink verlieren. Eine zusätzliche Zinkzufuhr verbessert auch die bei Diabetikern häufig beobachten Wundheilungsstörungen, die auf einem Zinkmangel beruhen können.

Magnesium – einfach nur Vorteile, wenn die Versorgung stimmt

Diabetiker sind auch häufig mit Magnesium unterversorgt. Bei Magnesiummangel sind die feinen Blutgefäße im Bereich der Netzhaut besonders gefährdet. Deshalb gilt Magnesiummangel als ein Risikofaktor für die diabetische Retionopathie. Aus diesen Gründen empfehlen wir Diabetikern pro Tag 2 Hände voll Nüsse (ca. 80 g) zu essen. Dies ergibt ungefähr 150 mg Magnesium extra. Alternativ oder auch zusätzlich

---

GUT ZU WISSEN

Ernährung des Diabetikers beim und nach dem Sport

Ausdauersport senkt generell Blutzuckerwerte, weshalb Diabetikern viel ausdauernde Bewegung empfohlen wird. Wenn die sportliche Belastung jedoch länger als 60 Minuten intensiv (mehr als 75 % der maximalen Leistungsfähigkeit) durchgeführt wird, dann müssen Kohlenhydrate zum Schutze vor Unterzuckerungen genommen werden. Die Kohlenhydratzufuhr sollte bei ca. 60 g pro Belastungsstunde liegen. Zum Schutze vor Unterzuckerungen sollte der Diabetiker generell immer Traubenzucker im Sport dabei haben. Noch schneller bei Unterzuckerungen wirkt der ULTRA-Gel-Chip von ULTRA SPORTS, da hier die zugeführten Kohlenhydrate sofort über die Mundschleimhäute aufgenommen werden (siehe Anhang, Bezugsquellen S. 228). Besonders beim Diabetiker ist es wichtig, das schnelle Auffüllen der Kohlenhydrat-speicher direkt nach dem Sport zu nützen: In den ersten 30 Minuten nach der Belastung werden die Kohlenhydrate insulinunabhängig in die Muskelzelle aufgenommen. In dieser ersten Auffüllungsphase wird somit kein Insulin benötigt – der Blutzuckerspiegel wird durch Kohlenhydrate nicht ansteigen, da die Muskelfasern in dieser ersten Regenerationsphase für Kohlenhydrate offen wie Scheunentore sind (Glut-4-Transporter, siehe S. 118). Die Empfehlung lautet: 2 g Kohlenhydrate pro kg Körpergewicht innerhalb der ersten 30 Minuten nach dem Sport möglichst in flüssiger Form aufzunehmen. Geeignet sind in dieser schnellen ersten Erholungsphase unverdünnte Fruchtsäfte, Limonaden und Regenerationsgetränke mit hohem Kohlenhydratanteil (siehe Bezugsquellen).

Besonders wertvolle Lebensmittel für Diabetiker

Chromreiche Lebensmittel	Chromreiche Lebensmittel	Antioxidanzienreiche und magnesiumreiche Lebensmittel
Nüsse, Weizenkeime, Vollkornbrot mit Sauerteig, Pilze	Fisch, Fleisch	Gemüse, Salat

kann eine Magnesiumgabe im Bereich von täglich 200 bis 300 mg genommen werden, um unerwünschte Auswirkungen auf den Blutdruck, auf die Blutgefäße und auch diabetische Spätfolgen zu vermeiden.

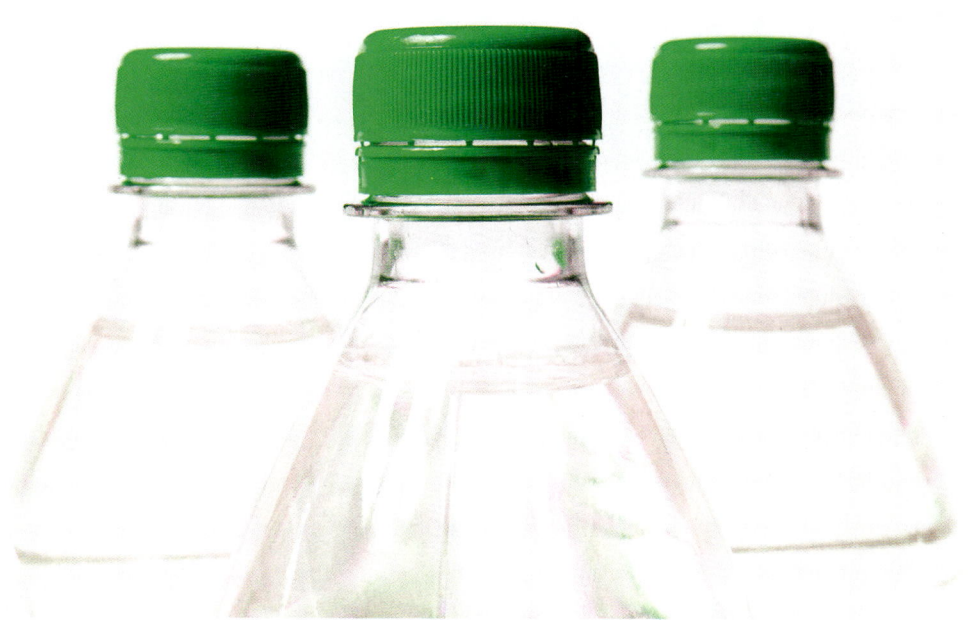

Gefäßkrankheiten und die Folgen

▶ Durchblutungsstörungen
▶ arterielle Verschlusskrankheit
▶ koronare Herzkrankheit
▶ Herzinfarkt
▶ Schlaganfall

Die Blutgefäße sind die Lebensadern des menschlichen Körpers. Sie repräsentieren die Verkehrswege, die Ver- und Entsorgung der Organe, Information und Abwehr, Auf- und Abbau von Strukturen und vieles andere mehr erst möglich machen. Daher ist es so immens wichtig, dass ihre Form und Funktionsfähigkeit möglichst während des gesamten Lebens unbeeinträchtigt bleibt.

Blutgefäße sind ständig schwankenden Bedingungen ausgesetzt. So ändert sich von innen der von der durchströmenden

---

WICHTIG

Lebenslang gesunde Gefäße

Ein Herzinfarkt bzw. ein Schlaganfall sind nach wie vor extrem häufige Ereignisse. Pro Jahr sind in Deutschland etwa 300000 Patienten von einem Herzinfarkt und 200000 von einem Schlaganfall betroffen. Und das, obwohl wir ganz genau wissen, was zu diesen Ereignissen führt, und wie man sie wirksam verhindern kann.

Das Zigarettenrauchen erhöht das Herzinfarktrisiko etwa auf das Doppelte. Ein schlecht eingestellter Blutdruck kann das Risiko um etwa das Eineinhalbfache erhöhen. Wenn ein Raucher an Bluthochdruck leidet, steigt das Risiko aber schon auf das Dreieinhalbfache. Und wenn dieselbe Person sich dann noch zu wenig bewegt, hat sich das Herzinfarktrisiko schon fast verachtfacht. Aus diesen Zahlen (die grobe Schätzwerte darstellen) geht hervor, wie viel wir selbst bewegen – und verhindern – können.

Für lebenslang gesunde Gefäße lässt sich einiges tun:

▮ ausreichende Bewegung
▮ normales Körpergewicht
▮ gesunde Ernährung
▮ nicht Rauchen

Zusätzlich sollte durch regelmäßige Untersuchungen (und gegebenenfalls die geeignete Behandlung) sichergestellt werden, dass

▮ kein Bluthochdruck vorliegt,
▮ die Blutfettwerte im Normbereich liegen,
▮ die Blutzuckerwerte normal sind (kein Diabetes mellitus).

Wenn man dann noch das Glück hat, eine Frau und nicht zu alt zu sein, liegt das Herzinfarktrisiko etwa bei 1%. Es ist gefährlicher, eine belebte Straße zu überqueren.

Flüssigkeit ausgeübte Druck (Blutdruck) wie auch der äußere Gewebedruck, der beispielsweise abhängig ist vom Luftdruck auf Meereshöhe oder in den Bergen oder von mechanischen Einwirkungen wie beim Tauchen oder einer Massage. Die Strömungsgeschwindigkeit variiert stark, abhängig von der jeweiligen Herzfrequenz. Und die Art und Menge der Substanzen, die im strömenden Blut gelöst sind, beispielsweise Traubenzucker (Glukose) oder Fett ändert sich abhängig von Mahlzeiten ganz erheblich.

Ursache und Verlauf

In vielen Fällen überstehen die Gefäße all das unbeschadet, aber nicht immer. Vor allem längerfristig erhöhte Blutdruck- (entscheidend ist der arterielle Mitteldruck zwischen oberem und unterem Blutdruckwert) und Blutfettwerte machen den Gefäßwänden zu schaffen. Es kommt zur Einwanderung von Fettpartikeln (Cholesterin), die Immunzellen aktivieren und Entzündungsprozesse in Gang setzen. Im weiteren Verlauf schwillt die Gefäßwand an, das Gefäß selbst verengt sich und kann sich vollständig verschließen. Geschieht das im Bereich der Herzmuskulatur, handelt es sich um einen Herzinfarkt, im Gehirn ist es ein Schlaganfall.

Was kann ich tun?

Ernährung
Die folgenden Ernährungsempfehlungen fördern die Durchblutung, lassen das Blut weniger zusammenklumpen und hemmen somit die Blutgerinnung. Damit gelten sie sowohl für das arterielle Blutsystem, indem sie das Risiko von Verschlusserkrankungen mindern, als auch für das venöse Blutsystem, indem Sie Krampfadern vermeiden helfen. Achten Sie auf eine tägliche Trinkmenge von mindestens 2 Litern Flüssigkeit.

Sulfide – kein Klumpen und Verkleben
Eine Ernährung, die reich an Sulfiden ist, beinhaltet den Doppelpack aus Zwiebel und Knoblauch.

Beide hemmen das Zusammenkleben der Blutplättchen. Die wirksame Dosis beim frischen Knoblauch liegt bei täglich 6 Knoblauchzehen oder, wer lieber Knoblauchölkapseln bevorzugt, bei einer täglichen Kapselmenge, die 4 g Knoblauch entspricht. Die wirksame Dosierung bei der Zwiebel liegt bei einer Tagesmenge von 30 Gramm. Die Zwiebel verliert durch leichtes Anbraten nur 20 % der Wirksamkeit und ist somit auch glasig angebraten wirksam.

Antioxidanzien – die Wunderwaffe
Auch die antioxidativ wirkenden Polyphenole, zu denen die Flavonoide gehören, verringern die Blutgerinnung. Je mehr Obst, Gemüse und Salat aufgenommen wird, desto besser ist der nachfolgende

Schutz vor Herz-Kreislauf-Erkrankungen. So konnte in einer Studie gezeigt werden, dass die Gruppe mit der höchsten Bioflavonoidaufnahme die niedrigste Herzinfarktrate aufwies.

Besonders polyphenolreich sind Zwiebeln, Trauben, gemahlene Traubenkerne, Rotwein, Südfrüchte, Walnüsse, grüner Tee, Ackerschachtelhalm-Konzentrate und Ingwer. Für eine blutgerinnungshemmende Wirkung müssen diese polyphenolhaltigen Lebensmittel jedoch regelmäßig bei jeder Mahlzeit und in großer Menge verzehrt werden. Auch Chili und Ingwer werden bei Durchblutungsstörungen empfohlen. Von allen Getreidesorten hat Roggen den höchsten Gehalt an blutgerinnungshemmenden Inhaltsstoffen. Deshalb werden

Vollkornroggenbrote bei Durchblutungsstörungen regelmäßig empfohlen.

Omega-3-Fettsäuren in Mengen helfen
Omega-3-Fettsäuren haben auch eine antithrombotische, durchblutungsfördernde Wirkung. Die Studienlage weist allerdings darauf hin, dass für diesen Effekt täglich mindestens 1–10 g Omega-3-Fettsäuren aufgenommen werden müssen. Den höchsten Omega-3-Gehalt mit über 2 Gramm pro 100 g Fisch haben Thunfisch, Heringe, Makrelen und Lachs. Nur mit diesen Fischarten kann bei regelmäßigem Verzehr (3-mal pro Woche) eine verbesserte Durchblutung erreicht werden. Andere Fischarten (z.B. Seelachs, Forelle, Zander, Scholle, Tintenfische) enthalten weniger als 0,5 Gramm Omega-3-Fettsäuren pro 100 g und reichen

---

WICHTIG

Ein leckeres Tagesmenü

Frühstück
- stoffwechselaktivierender Frühstücksdrink (S. 145) mit Ingwer und Chili
- Obstsalat mit Walnüssen
- Flockenmüsli mit Obst und Nüssen
- Vollkornroggenbrot mit Sauerteig
- Brotaufstrich mit frischen Ingwerscheiben belegt
- 2 Tassen grüner Tee – alternativ Ingwertee oder Kaffee
- 1 TL Speiseleinöl zum Wegschlucken (siehe Tipp S. 125)
- Chilischoten zum Wegschlucken (siehe Tipp)

- großer Salatteller – garniert mit einer Hand voll Walnuss-Stückchen und 2 Scheiben Roggenvollkornbrot mit Natursauerteig
- eingelegte Mattjes-Heringe mit viel Zwiebel, Knoblauch und Pellkartoffeln
- Zwiebelkuchen und Salat
- Gemüsepfanne mit Vollkornreis (Rezept siehe Ernährungs-Coach S. 142 – ohne Amaranth, siehe Bezugsquellennachweis S. 228)
- Gemüsesuppe (siehe Ernährungs-Coach S. 140)
- dazu ein Achtel guten Rotwein zum Abendessen

Hauptmahlzeit
Generell sollten Sie mit Ingwer, Chili und Kräutern würzen.

Nachtisch
Zum Espresso ein kleines Stückchen Chili- oder Ingwer-Schokolade

deshalb für eine ausreichende Omega-3-Versorgung nicht aus. Fischölkapseln sind hier eine gute Alternative, um ausreichend Omega-3-Fettsäuren aufzunehmen. Am meisten Omega-3-Fettsäuren bei pflanzlichen Ölen hat Speiseleinöl (Omega-3-Fettsäuregehalt 54%), gefolgt von Hanfnussöl (20%), Walnussöl (12%), Rapsöl (9%) und Sojaöl (8%). Hanfnussöl und Walnussöl können sehr gut als hochwertige Öle für ein Salatdressing benutzt werden, Sojaöl und Rapsöl eignen sich zum Anbraten.

Speiseleinöl und Chili

Täglich nach dem Frühstück einen Teelöffel Speiseleinöl schlucken und etwas Wasser nachtrinken – das ist Freude pur für die Blutgefäße. Speiseleinöl finden Sie im Reformhaus und im Bioladen.
Täglich nach der Mahlzeit 1–2 kleine Chilischoten (0,5 cm) unzerkaut mit etwas Wasser schlucken (wie eine Tablette). Kleine Chilischoten aus Bioanbau finden Sie im Reformhaus und im Bioladen.

Kräuter und Gewürze sorgen für dünnes Blut

Verwenden Sie täglich Ingwer, Pfeffer, Zimt und Kurkuma sowie frische Kräuter (Basilikum, Petersilie, Schnittlauch, Oregano, Rosmarin, Salbei). Dies sind die natürlichen Helfer bei Durchblutungsstörungen.

Ziehen Sie den Arginin-Joker

Arginin ist eine Aminosäure, die erweiternd auf die Blutgefäße wirkt. Außerdem verhindert Arginin das Verklumpen von Blutplättchen. Argininhaltige Lebensmittel sind Erdnüsse und Haselnüsse, Thunfisch und Weizenkeime. Bei Durchblutungsstörungen sollte täglich eine Hand voll Erd- oder Haselnüsse, 2-mal pro Woche Thunfisch sowie mehrmals pro Woche Weizenkeime (in Joghurt gemischt) gegessen werden. Auch argininhaltige Präparate sind bei Durchblutungsstörungen empfehlenswert. Tägliche Dosierung: 2-mal 3 g. Ein empfehlenswertes Argininpräparat ist AddOn-Amino (siehe Bezugsquellenregister), da neben dem Arginin noch zusätzlich antioxidatives Mandelmehl enthalten ist.

Schwangerschaft und Sport

Schwangerschaft ist keine Krankheit – und Sport ist, zumindest im Normalfall, gesund. Die geeignete Form von Sport und Bewegung kann den Verlauf einer Schwangerschaft günstig beeinflussen und mögliche Folgeprobleme lindern.

Die sanfte Bewegung ist auch Maßstab für alle, die erst in der Schwangerschaft beginnen wollen. In diesen Fällen sollte man wirklich von Bewegung und weniger von Sport sprechen. Der Körper muss sich ja mit zwei Neuerungen auseinandersetzen: der Schwangerschaft und der ungewohnten Aktivität.

In den späteren Phasen der Schwangerschaft wird für jede Frau, ob nun geübte Sportlerin oder Anfängerin, die Bewegung schwieriger – im gleichen Maße wie der Leibesumfang zunimmt. Dann muss möglicherweise auf Bewegungsformen zurückgegriffen werden, die besser geeignet sind als die eigene Lieblings-

sportart. Wer gewöhnt ist zu joggen, kann ab dem 5. oder 6. Schwangerschaftsmonat auf Radfahren und/oder Walken ausweichen. Und wird in den letzten beiden Schwangerschaftsmonaten das Radfahren vermutlich auf den Hometrainer verlagern. Hier gibt es keine Stöße und Erschütterungen und umfallen kann man damit auch nicht.

Aber auch die ersten Schwangerschaftswochen sind nicht unproblematisch. Es wird von vermehrten Fehlgeburten bei intensivem Sporttreiben zu Beginn einer Schwangerschaft berichtet. Vor allem scheint intensives Lauftraining (Marathon) das Risiko einer Fehlgeburt zu fördern. Daher gilt uneingeschränkt der Grundsatz: Sport und Bewegung ja, aber vorsichtig und angemessen.

Und wer entscheidet, was angemessen ist? Eigentlich ist es überflüssig zu erwähnen: Der Rat des Frauenarztes, gegebenenfalls der Heb-

---

GUT ZU WISSEN

Die Dosis machts.

Wie so oft ist die Menge entscheidend, ebenso wie die Auswahl der geeigneten Form von Bewegung in Abhängigkeit vom Stadium der Schwangerschaft.

Wer vor einer Schwangerschaft Sport getrieben hat, braucht damit nicht aufzuhören, wenn die Vermutung einer Schwangerschaft zur Gewissheit geworden ist. Ausnahmen sind Sportarten, die man aus rein gesundheitlicher Sicht ohnehin niemandem empfehlen würde wie etwa Vollkontaktkarate, Kick-Boxen oder Tauchen. Ansonsten kann und sollte sportliche Aktivität weitergeführt werden, allerdings in vernünftiger Dosierung und mit Rücksicht auf den Verlauf der Schwangerschaft. Mannschaftssportarten mit der Gefahr des

direkten Körperkontakts sind nicht geeignet, ebenso wenig jegliche Form des Leistungssports. Schrauben Sie einfach Ihre Ambitionen etwas zurück.

Die Marathonläuferin begnügt sich eine Weile mit kürzeren Distanzen, Aerobic wird nur noch sanft ausgeführt, Mountainbiken nur auf vergleichsweise ebenen Strecken. Und immer muss der Verlauf der Schwangerschaft berücksichtigt werden. Falls beispielsweise Übelkeit auftritt und den Sport verhindert, sollte man die Übelkeit nicht mit Medikamenten bekämpfen, nur um Sport treiben zu können. Aber möglicherweise hilft ja eine sanfte Form von Bewegung gegen die Übelkeit.

amme, ist in dieser Zeit Gesetz. Denn bei ungünstigen Konstellationen kann Sport hinderlich oder gar gefährlich sein – für Mutter und Kind. Eine Placenta praevia beispielsweise, frühzeitig auftretende Wehen oder eine Gestose sprechen gegen die sportlichen Aktivitäten. Ihr Arzt wird Sie dazu kompetent beraten.

Ernährungsempfehlungen

Besonders während der Schwangerschaft ist es wichtig, sich hochwertig zu ernähren, um Komplikationen zu vermeiden und die gesunde Entwicklung des ungeborenen Kindes zu unterstützen. Essen für zwei ist out – also keine über dem Bedarf liegende Energiezufuhr (Kalorienzufuhr), sondern hohe Nährstoffdichte und Qualität der Lebensmittel sind das Gebot der Stunde.

Ballaststoffreiche Ernährung wählen Die Ernährung sollte generell viel frisches Gemüse, Obst und Vollkornprodukte enthalten. Dies gewährleistet, dass der in der Schwangerschaft häufig zu Trägheit neigende Darm im Schwung bleibt.

Bindegewebeaufbauende Ernährung wählen Da in der Schwangerschaft das Bindegewebe stark belastet wird, wird eine bindegewebebestärkende Ernährung mit Haferflocken, Bananen, Ackerschachtelhalm und Kartoffeln mit Schale (natürlich aus Bioanbau) empfohlen. Bei Kartoffeln sollten immer die grünen Teile sowie möglicherweise vorhandene Triebe komplett entfernt werden. Bindegewebestabilisierend wirken auch Naturreis und entsprechend Reiswaffeln, die immer aus Naturreis hergestellt werden.

Eisenreiche Grundernährung wählen Bei Vollkornbrot unbedingt darauf achten, dass ein Sauerteiganteil mit dabei ist. Dadurch wird die Eisenaufnahme aus dem Vollkornbrot deutlich verbessert. Zu jeder Mahlzeit sollte darüber hinaus 1 Glas Orangensaft getrunken werden, um die Eisenaufnahme zu optimieren.

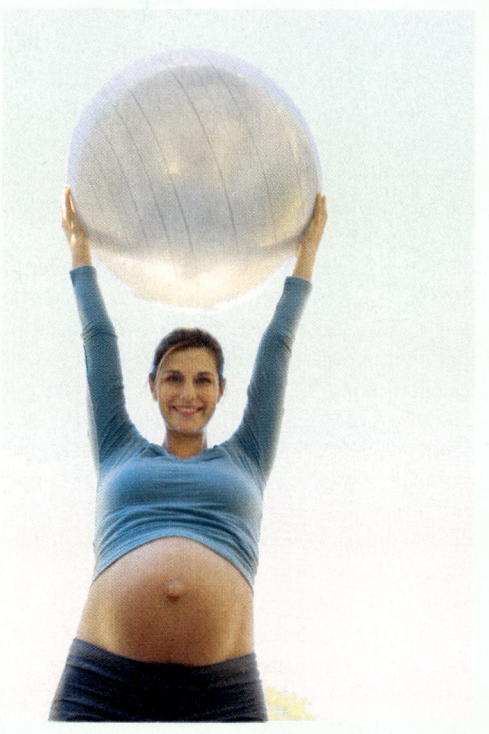

Außerdem sollte auf eine eisenreiche Basisernährung geachtet werden: 1–2-mal pro Woche Fleisch, 1–2-mal pro Woche Fisch sowie 3-mal pro Woche Tofu. Bei vielen Schwangeren entwickelt sich in der Spätschwangerschaft eine Eisenmangelanämie – mit den Strategien Vollkornbrot mit Sauerteiganteil, 1 Glas Orangensaft pro Mahlzeit sowie Fleisch-, Fisch- und Tofumahlzeiten ist die Wahrscheinlichkeit hoch, ohne Eisenpräparate in der Schwangerschaft auszukommen.

Nahrungsergänzung: sinnvoll sind nur Mehrbedarfsergänzungen Um Schwangerschaftsmüdigkeit zu begegnen, sind Nahrungsergänzungen im Bereich des Mehrbedarfes an den Vitaminen B_1, B_2 und B_6 und bei Folsäure entsprechend einem Bedarf von 0,4 mg pro Tag (= 100 % der täglichen Zufuhrempfehlung) anzuraten. Eine natürliche Nahrungsergänzung mit all diesen B-Vitaminen ist die tägliche Zufuhr von 3 EL Weizenkeimen über einen Joghurt. Hochdosierte Multivitaminpräparate im Bereich von mehr als 50 % des Tagesbedarfes sind nicht zu empfehlen, da eventuelle Nebenwirkungen nicht abgeschätzt werden können.

Folsäure – ein Muss in der Nahrungsergänzung in der Schwangerschaft Bei Kinderwunsch ist, am besten bereits vor Eintreten der Schwangerschaft, auf eine ausreichende Folsäureversorgung zu achten. Folsäuremangel begünstigt einen Neuralrohrdefekt. Das Rückenmark verläuft dann nicht in einem geschlossenen Kanal – man spricht von einem offenen Rücken. In Deutschland werden jährlich 800 Kinder mit einem Neuralrohrdefekt geboren. Folsäure steckt in Gemüse und Salat. Das Neuralrohr wird normalerweise schon zwischen dem 22. und 28. Schwangerschaftstag geschlossen, also zu einem Zeitpunkt, zu dem die Schwangerschaft noch gar nicht bekannt ist. Deshalb ist eine vorbeugende Folsäuregabe im Bereich von 400 Mikrogramm pro Tag (0,4 mg) schon ab Kinderwunsch empfehlenswert.

Jodergänzung über jodiertes Speisesalz wählen: Da Deutschland ein Jodmangelgebiet ist, wird während der Schwangerschaft jodiertes Speisesalz empfohlen. Jodmangel kann beim Ungeborenen zu geistigen und körperlichen Schäden führen.

Magnesium und Kalzium gegen nächtliche Krämpfe Um Muskelkrämpfe und Blutdruckanstiege während der Schwangerschaft zu vermeiden, empfiehlt die Ernährungsmedizin täglich Magnesium im Bereich von 200 mg und Kalzium im Bereich von 400 mg zusätzlich in Form einer Nahrungsergänzung aufzunehmen.

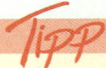

Während der Schwangerschaft sollte keine Leber verzehrt werden, da hier der zugeführte Vitamin-A-Gehalt zu hoch ist, was zu Entwicklungsschädigungen führen kann. Auch gilt Leber als schwermetall- und antibiotikabelastet.

Allergieprävention in der Schwangerschaft Sind die werdenden Eltern Allergiker, empfiehlt die Nährstoffmedizin heute zusätzlich ab dem 6. Schwangerschaftsmonat probiotische Laktobakterien. Der allergieschützende Effekt der Laktobakterien wird mit einer dadurch verbesserten Muttermilch erklärt. In groß angelegten vergleichenden Studien konnte auch nachgewiesen werden, dass ein höherer Verzehr von Fisch und pflanzlichen Omega-3-Fettsäuren (Speiseleinöl, Leinsamen, Walnüsse) mit einer niedrigeren Allergierate in Verbindung steht. Auch Borretschsamen- und Nachtkerzenöl wird ein Allergieschutz attestiert. Inzwischen konnte auch aufgezeigt werden, dass allergisch veranlagte Mütter in der Muttermilch zu wenig dieser langkettigen Fettsäuren haben. Fisch, Speiseleinöl, Walnüsse und Borretsch- oder Nachtkerzenöl führen zum Ausgleich von Imbalancen in der Muttermilch. Werden diese Imbalancen in der Muttermilch von allergisch sensibilisierten Mütter nicht ausgeglichen, so steigt für das Baby das Risiko, über die nicht balancierte Muttermilch eine Allergie zu bekommen deutlich an.

Krampfadern/Bindegewebsschwäche

Als Krampfadern (Varizen) bezeichnet man Venen, die einen erheblich über das normale Maß hinausgehenden Durchmesser aufweisen, meist in Verbindung mit einem geschlängelten Verlauf. Sie kommen am Unterschenkel vor, finden sich aber auch in der Bauchnabelregion und der Speiseröhre. Der Blutfluss in diesen Venen ist deutlich verlangsamt.

Ursachen und Verlauf

Ursächlich findet sich in der Regel eine Kombination aus genetischer Disposition (Bindegewebsschwäche) und zusätzlichen, begünstigenden Faktoren. Diese erschweren den Blutrückstrom und erhöhen dadurch den hydrostatischen Druck im Gefäß. Häufigste Beispiele sind Schwangerschaft, Übergewicht und Bewegungsmangel. Varizen werden aber oft auch durch Krankheiten verursacht, zum Beispiel die Leberzirrhose, die den Blutstrom in der Leber nachhaltig einschränkt und dadurch die Umgehungskreisläufe in Speiseröhre und Bauchwand überfordert.

Bei der Entstehung der Krampfadern spielen die Venenklappen eine große Rolle. Sie ermöglichen den Blutstrom auch gegen die Erdanziehungskraft. Venenklappen haben eine Ventilfunktion, und durch Erhöhung des äußeren Drucks (zum Beispiel durch Muskelanspannung beim Gehen) wird das Blutgefäß ausgepresst – allerdings nur in einer Richtung, nämlich zum Herzen. Wird eine Venenklappe in einer Beinvene zerstört, lastet beim Stehen und Sitzen auf der nächst tieferen der doppelte Druck. Die Gefahr, dass sie überlastet wird, verdoppelt sich ebenfalls. So kann ein Schneeballeffekt einsetzen, der in letzter Konsequenz die Entstehung einer Krampfader zur Folge hat. Als Komplikationen bei Krampfadern drohen die Venenentzündung (Thrombophlebitis), Unterschenkelödeme, Verfärbungen der Unterschenkel durch eisenhaltige Ablagerungen im Gewebe und als schwerwiegendste Beeinträchtigung das »offene Bein« (Ulcus cruris).

Diagnostik

Verschiedene diagnostische Verfahren helfen, die Venen in ihrem Verlauf darzustellen. Am gebräuchlichsten ist die Duplexsonografie.

Was tut der Arzt?

Falls Varizen einer chirurgischen Behandlung bedürfen, werden sie entfernt. Einfach und radikal. Ein solcher Schritt ist aber nur dann sinnvoll beziehungsweise zulässig, wenn die tief gelegenen Venen, die den Hauptanteil des Blutrückstroms zu bewältigen haben, intakt sind. Als Alternative für das chirurgische Venenstripping kommt die sogenannte Verödung in Betracht, bei der Substanzen in die Vene gespritzt werden, die wie Klebstoff wirken, sodass sich das Gefäß für immer verschließt.

Was kann ich tun?

Die Vorbeugung gegen Krampfadern beinhaltet vor allem das richtige Verhalten. Bewegung wirkt entlastend, ebenso die Erhöhung des äußeren auf die Venen einwirkenden Drucks. Das bedeutet daher, viel zu gehen, zu laufen, Rad zu fahren und zu schwimmen – oder besser noch, vor allem im fortgeschrittenen Stadium – Aqua Jogging/Aqua Fit zu betreiben. Hier ist der äußere Wasserdruck wegen der senkrechten Körperposition höher als beim Schwimmen. Beim ruhigen Stehen und Sitzen, beispielsweise bei einschlägigen beruflichen Tätigkeiten, empfiehlt es sich, Kompressionsstrümpfe zu tragen, auch in der Schwangerschaft. Diese sollten gegebenenfalls auch beim Sport getragen werden.

Ernährung siehe S. 97, 218.

Komplementärmedizin

Rezept bei Durchblutungsstörungen, venöser Insuffizienz, Krampfadern und Hämorrhoiden:

Arnica montana	6 ml
Aesculus hippocastanum	6 ml
Hamamelis virginiana	6 ml
Melilotus officinalis	6 ml
Achillea millefolium	6 ml

Schreiben Sie diese Rezeptur ab und gehen Sie damit in eine Apotheke. Dort lassen Sie die Mischung herstellen. Sie benützen dieses Heilmittel 3–5-mal am Tag. Pro Anwendung müssen sie 2 Hübe in den Mund sprühen, kurz im Mund behalten, gut einspeicheln und dann schlucken.

Aesculus hippocastanum (Rosskastanie)

Leitsymptome für den Einsatz der Rosskastanie sind venöse Stauungen mit Bildung von Varizen und Hämorrhoiden. Typische Einsatzgebiete für die Rosskastanie sind chronische Veneninsuffizienz, Schmerzen und Schweregefühl in den Beinen, nächtliche Wadenkrämpfe, Juckreiz, und Beinschwellungen sowie Pfortaderstau.

Achillea millefolium (Schafgarbe)

Die Schafgarbe ist ein mildes Gefäßtonikum. Die Hauptwirkung ist allerdings die eines reinen Tonicum amarum mit zusätzlich entzündungshemmender, krampflösender und karminativer Wirkung.

Hamamelis virginiana (Zaubernuss)

Als Überschrift bei der Hamamelis könnte man venöse Kongestion nennen. Sie eignet sich zur inneren und äußeren Anwendung bei Wunden, Hämorrhoiden und Venenerkrankungen. Bei Letzteren wird die venöse Zirkulation wesentlich gebessert. Weiterhin kann die Zaubernuss bei verletzten Gesichtsäderchen, Krampfadern oder Hämorrhoiden angewendet werden, ist aber auch ein wirksames Mittel bei Blutergüssen. Aufgrund ihrer zusammenziehenden Wirkung hilft sie, gedehnte Gefäße wieder zusammenzuziehen, sodass sie ihre normale Form wieder zurückerhalten. Zubereitungen aus der Zaubernuss wirken zusammenziehend, blutstillend, entzündungshemmend und Juckreiz mildernd und werden bei leichten Hautverletzungen, Insektenstichen, Hämorrhoiden, Krampfadern, leichten entzündlichen Veränderungen von Haut und Schleimhaut sowie innerlich zur Behandlung von leichten Durchfallerkrankungen angewandt.

Melilotus officinalis (Steinklee)

Monografiert für die Anwendung bei chronisch venöser Insuffizienz, Schweregefühl und Schmerzen in den Beinen, nächtliche Wadenkrämpfe, Juckreiz und Schwellungen, Thrombophlebitis, postthrombotisches Syndrom, Hämorroiden und Lymphstauung. Der wirkungsbestimmende Inhaltsstoff beim Honigklee ist das Kumarin. Er wirkt erweichend, zerteilend, zusammenziehend und schmerzlindernd. Wichtige Einsatzgebiete sind die Stagnation des venösen Blutflusses sowie Lymphstauungen und erhöhte Durchlässigkeit der Gefäße.

Die folgenden Mittel haben sich bei der Behandlung einer Bindegewebsschwäche bewährt. Es können neben einer bestehenden Medikation, beispielsweise bei einer Krampfaderbehandlung, jederzeit spagyrische Einzelmittel eingesetzt werden (3-mal täglich 3 Sprühstöße direkt auf die Mundschleimhaut). Diese Vorgehensweise empfiehlt sich auch vorbeugend zur Prävention von oder bei beginnenden Bindegewebserkrankungen.

Equisetum arvense (Ackerschachtelhalm)

Der Schachtelhalm hat als zentralen Inhaltsstoff Kieselsäure. Dadurch wirkt er gewebestabilisierend, aus dem Gewebe ableitend und steigernd auf die Bindegeweberesistenz. Er wird als Bindegewebemittel, bei Nieren- und Blasenerkrankungen, Stoffwechselstörungen und rheumatischen Erkrankungen eingesetzt.

Melilotus officianlis (Stein- oder Honigklee)

Der Honigklee erhielt eine Monografie für die Anwendung bei chronisch venöser Insuffizienz, Schweregefühl und Schmerzen in den Beinen, nächtlichen Wadenkrämpfen, Juckreiz und Schwellungen, Thrombophlebitis, postthrombotisches Syndrom, Hämorrhoiden und Lymphstauung. Er senkt die Gefäßpermeabilität und verbessert den Blut- und Lymphfluss.

Ruta graveolens (Weinraute)

Die Weinraute wirkt stabilisierend, tonisierend und abdichtend auf die Gefäßwände ein.

Sylibum marianum (Mariendistel)

Die Mariendistel kann in diesem Indikationsfeld vor allem wegen der entstauenden Wirkung im Pfortadersystem gut eingesetzt werden.

Durchfall (Diarrhö)

Durchfall ist ein bedeutsames Symptom. Vor allem bei länger anhaltenden Durchfällen ist ein Arztbesuch erforderlich, bei dem nach der Ursache gesucht werden muss, wobei es sich um eine Grundkrankheit handeln kann.

Diagnose

Durchfall kann viele verschiedene Auslöser haben:

- Infektionen (akut, z. B. mit Salmonellen, Typhus, Noroviren)
- Medikamente, z. B. Antibiotika, Abführmittelüberdosierung
- Vergiftungen, Lebensmittelvergiftung
- chronisch entzündliche Darmerkrankungen (Morbus Crohn, Colitis ulcerosa)
- bösartige Neubildungen, Krebs (Darmkrebs gehört zu den häufigsten Krebserkrankungen überhaupt, vor allem bei älteren Menschen)
- chronischer Reizdarm

Was macht der Arzt?

Zunächst ist eine den Durchfall stoppende Behandlung meist sinnvoll bzw. unerlässlich, darf aber in vielen Fällen nicht die einzige therapeutische Maßnahme sein. Denn sonst besteht die Gefahr, dass die Grundkrankheit unbemerkt fortschreitet. Die Entscheidung, welche Therapie zum Tragen kommt, entscheidet der Arzt, wenn er die Diagnose kennt.

Symptomatische Maßnahmen beim Durchfall beinhalten unter anderem:

- Flüssigkeits- und Elektrolytersatz. Die ist besonders bei Kleinkindern sehr wichtig und gegebenenfalls lebensrettend, da ihr Flüssigkeitshaushalt wegen der geringeren Körpermasse sehr viel schneller aus dem Gleichgewicht gerät als bei Erwachsenen. Die WHO empfiehlt Kochsalz (3,5 g), Bikarbonat (2,5 g), Kaliumchlorid (1,5 g) und Glukose (20 g) in 1 Liter Wasser zu lösen (Fertigpräparat Elotrans).
- Loperamid – hemmt die Darmbewegungen (Peristaltik) und verzögert die Ausscheidung, allerdings gegebenenfalls auch von Erregern.
- Krampflösende Mittel, wenn krampfartige Bauchschmerzen vorliegen (N-Butylscopolamin)

WICHTIG

Wann zum Arzt?

Durchfallerkrankungen, die mehr als 2 Tage andauern, gehören sofort in die Hand des Arztes, um schwerwiegende Komplikationen zu vermeiden.

Was kann ich tun?

Gesteigerte Darmanregung normalisieren

Durchfälle im Sport können allein durch die verstärkte Anregung des Darmes aufgrund der Bewegung herrühren. In diesem Falle sollte in der letzten Mahlzeit vor dem Sport ballaststoffarm gegessen werden (also wenig Vollkornprodukte, wenig Salat, wenig Gemüse, wenig Obst), um den Darm generell etwas ruhiger zu stellen. Falls dies noch nicht ausreicht, fragen Sie Ihren Apotheker nach einer Kohletablette.

Die Mikrobiologie in den Griff bekommen

Durchfall kann auch durch eine zu hohe Konzentration falscher Darmbakterien verursacht sein. Um diese Darmbakterien einzudämmen, ist eine polyphenolreiche Ernährung empfehlenswert. Besonders polyphenolreich sind getrocknete Heidelbeeren (täglich 5 EL aus der Apotheke), außerdem Walnüsse und gemahlene Traubenkerne sowie 10 Minuten lang gezogener grüner oder schwarzer Tee, eine Stunde vor dem Sport getrunken.

Ausgeschwemmtes Kalium ersetzen

Bei Durchfällen verliert der Körper sehr viel Kalium und viel Flüssigkeit. Deshalb müssen bei Durchfall sowohl vermehrt Flüssigkeit als auch vermehrt Kalium aufgenommen werden. Besonders geeignet sind milde Säfte (z. B. Tomatensaft) sowie reifes Obst (Melone, Mango, Birne).

Salzverluste ausgleichen

Ergänzend dazu werden Salzletten oder eine Tasse klare Brühe empfohlen, damit auch ein möglicher zu hoher Salzverlust ausgeglichen werden kann.

Komplementärmedizin
Homöopathie

Durchfälle mit starken Bauchkrämpfen, begleitet von starkem Windabgang, Verlangen nach Süßigkeiten, welche aber nicht vertragen werden: Argentum nitr. C 30 (3 Gaben à 5 Globuli in 24 Stunden).

Durchfälle und Erbrechen nach verdorbenem Essen, Brennen im Magen, Wärme und heiße Getränke bessern, Verlangen nach kaltem Wasser in kleinen Mengen: Arsenicum C 30 (3 Gaben à 5 Globuli in 24 Stunden).

Sommerdurchfälle bei heißem Wetter und nach kalten Getränken: Bryonia C 30 (3 Gaben à 5 Globuli in 24 Stunden).

Brechdurchfall aufgrund Durcheinanderessens, meist durstlos, Schweregefühl: Pulsatilla C 30 (3 Gaben à 5 Globuli in 24 Stunden).

133

Gesunder Darm: schnellere Erholung, starkes Immunsystem

Der Darm wird immer noch in seiner Bedeutung für die Gesundheit unterschätzt. Dabei sitzen 70 % des Immunsystems im Darm; ebenso ist der Darm die zentrale Stelle für die Nährstoffaufnahme. Je besser die Darmgesundheit desto mehr Nährstoffe stehen dem Körper zur Verfügung desto schneller erholt sich der Sportler und desto besser ist sein Immunsystem. Im Darm gibt es 2 Systeme, die wir stabilisieren können, die Darmflora und die Darmschleimhaut.

Kräftigung der Darmflora

Im Menschen leben insgesamt 140 000 Milliarden Keime, hauptsächlich im Bereich Dünn- und Dickdarm. Diese Bakterien sind lebendig, haben einen eigenen Stoffwechsel und produzieren sogar Vitamine, die uns zur Verfügung gestellt werden. Für eine hohe Leistungsfähigkeit ist es wichtig, dass die Darmflora richtig zusammengestellt ist, dass also die richtigen Siedler in uns wohnen. Wir haben dabei nicht nur gute Siedler, sondern auch krankmachende Keime. Zur gesunden Darmflora zählen Bifido- und Laktobakterien. Je mehr Bifido- und Laktobaterien wir im Darm haben, umso stärker werden Krankheitskeime zurückgedrängt. Unterstützend für die körpereigene gesunde Darmflora sind die sogenannten probiotischen Joghurts. Allerdings ist die Anzahl der lebenden probiotischen Keime in diesen Joghurtsorten nicht angegeben, da sie je nach Mindesthaltbarkeitsdatum schwankt: Kurz nach der Herstellung enthält der Joghurt deutlich mehr probiotische Keime als am Ende des Mindesthaltbarkeitsdatums. Kaufen Sie deshalb immer probiotische Joghurts mit langem Restmindesthaltbarkeitsdatum. Unterstützend für die körpereigene Darmflora ist auch rohes Kraut oder milchsauer eingelegtes Gemüse. Wer rohes Sauerkraut nicht verträgt, der sollte verstärkt mit Dill würzen, vermehrt Ingwer essen und täglich etwas Kümmelpulver verwenden. Damit werden Blähungserscheinungen vermieden.

Um schnelle Erfolge im Sport bei Verletzungen oder auch bei Übertraining zu bekommen, arbeiten wir nicht mit probiotischen Joghurts, sondern mit Laktobakterien oder Bifidobakterien in Kapseln. Eine Darmaufbaukur mit Laktobakterien oder Bifidobakterien sollte einen oder 2 Monate dauern. Messbare Effekte einer besseren Darmflora sind geringere Entzündungswerte im Darm, ein besseres Immunsystem und auch eine bessere Haut. Um diese Effekte schnell zu erreichen, geben wir täglich 10 Milliarden probiotischer Keime. Für diese hohe Dosierung bräuchte man mindestens 50 Becher probiotischen Joghurt am Tag. Fragen Sie in Ihrer Apotheke nach Produkten mit dieser hohen Anzahl an Laktobakterien oder Bifidobakterien (siehe auch Bezugsquellen am Ende des Buches).

Stress und Ärger vermeiden

Die Anzahl an Lakto- und Bifidobakterien verringert sich durch Stress und Ärger. Dies ist mit ein Grund, dass nach stressigen Phasen das Immunsystem schlapp macht. Denken Sie daran, 70 % des Immunsystems sitzt im Darm. Lernen Sie auch Strategien, wie Sie Stress vermeiden können. Häufig macht man sich den Stress auch selbst. Nachdem Sie jetzt den negativen Einfluss von Ärger auf Ihre gesunde Darmflora kennen, trinken Sie zukünftig lieber mit ihrem Nachbarn eine Flasche Bier, anstatt sich mit ihm vor Gericht zu treffen.

Fördern Sie die gesunde Darmflora

Die Laktobakterien und Bifidobakterien sind unverzichtbarer Bestandteil einer gesunden Darmflora und vermehren sich besser, wenn ihre Ernährung reich an Oligofruktose ist. Dieser Ballaststoff ist reichlich enthalten in Zwiebeln, Spargel, Vollkornbrot (nur mit Sauerteig) und Hülsenfrüchten.

Kräftigung der Darmschleimhaut

Für eine vitale Darmschleimhaut braucht der Körper eine glutaminreiche Ernährung. Glutamin ist eine Aminosäure, die reichlich in Dinkel, Weizen und Weizenkeimlingen enthalten ist. Normalerweise kann der Körper Glutamin aus anderen Aminosäuren selbst herstellen. In Stresszuständen funktioniert jedoch diese körpereigene Glutaminbildung nicht und der Körper ist besonders auf eine glutaminreiche Ernährung angewiesen, um die Darmschleimhaut fit zu halten.

Unter allen Getreidesorten ist Dinkel am glutaminreichsten. Deshalb empfehlen wir generell viel Dinkelbrote einzusetzen. Im Spitzensport setzen wir zur Kräftigung der Darmschleimhaut auf Dinkelkeimlinge. Gekeimter Dinkel kann sein schleimhautaufbauendes Potenzial voll entfalten, da durch die Keimung schleimhautstörende Lektine abgebaut werden. Die frisch gekeimten Dinkelkörner können Sie in Joghurt einrühren oder mit einer aufgeschlagenen Banane lecker verzehren. Die tägliche Menge an Dinkelkeimlingen sollte ungefähr 0,1 % des Körpergewichtes betragen (also 70 g bei einem Körpergewicht von 70 kg). Schon nach einer Anwendungsdauer von 1 Woche kann man die Wirkung der Dinkelkeimlinge anhand eines normalisierten Stuhlganges sehen. Dinkelkeimlinge können Sie über einen Bioladen bekommen (siehe auch Bezugsquellen im Buchanhang).

Während Keimlinge aus Samen (Kresse, Alfalfa usw.) relativ einfach zu ziehen sind, empfehlen wir, Dinkelkeimlinge fertig gekeimt zu beziehen: Getreidekeimlinge brauchen bei der Keimung viel Belüftung, damit sie nicht schimmeln. Dies ist nur maschinell gut zu erreichen.

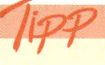

Machen Sie Ihr Getreide lektinfrei

Viele Menschen können Vollkornprodukte (Müsli, Haferflocken, Vollkornnudeln) nicht vertragen. Der Grund liegt häufig im Lektingehalt von Getreide. Lektine kommen auf den Randschichten der Getreidekörner vor. Es sind Eiweiße mit rautenförmigen Strukturen, die bei empfindlichen Menschen die Darmschleimhäute schädigen können. Lektine werden durch die Sauerteigführung und beim Keimungsprozess abgebaut. Deshalb empfehlen wir, Vollkornprodukte bevorzugt in Form von Sauerteigbroten zu essen – oder eben gekeimtes Getreide auf den Tisch zu bringen.

Herzkrankheiten

▶ **Herzschwäche (Herzinsuffizienz)**
▶ **Herzmuskelentzündung**

Das Herz ist in der Auffassung vieler Menschen die »Zentrale« des Körpers. Nicht umsonst werden Herzkrankheiten oft als außergewöhnlich schwerwiegend empfunden. Die Herzphobie (Herzangst) ist eine nicht selten auftretende psychosomatische Komplikation von Herzkrankheiten, die sich in übermäßiger Sorge der Betroffenen äußert, das Herz könne »stehen bleiben«.

Funktionell gesehen ist das Herz eine Pumpe, die für den Blutstrom im menschlichen Körper sorgt. In Ruhe schlägt das Herz eines Menschen mit durchschnittlicher körperlicher Belastbarkeit rund 60-mal, bei extremer Anstrengung bis zu 200-mal. Hier sind die individuellen Schwankungen allerdings extrem. Von Hochleistungsausdauersportlern wird berichtet, dass der Ruhepuls bei 30–35 Schlägen pro Minute läge, bei Kindern kann der Maximalpuls 220 Schläge pro Minute ohne Weiteres überschreiten.

Das Herz besteht aus zwei Funktionseinheiten, dem kleineren und schwächeren rechten und dem kräftigeren linken Herzen. Diese weisen jeweils einen Vorhof (kleinere Vorkammer) und eine größere Herzkammer auf. Pro Herzschlag transportiert das Herz eines gesunden Erwachsenen etwa 70 ml Blut. Dieses strömt aus dem Körperkreislauf durch die Venen und den rechten Vorhof in die rechte Herzkammer. Von dort wird es durch die Lunge gepumpt, wo der Gasaustausch (CO_2/Kohlendioxid raus, O_2/Sauerstoff rein) stattfindet. Der kleine Kreislauf endet im linken Herzen, wo ebenfalls Vorhof und Kammer durchströmt werden und das Blut über die Hauptschlagader (Aorta) wieder zurück in den Körper gepumpt wird.

Diagnose

Wenn das Herz nicht (mehr) in der Lage ist, die für die Versorgung des Körpers nötige Blutmenge zu fördern, liegt eine Herzschwäche (Herzinsuffizienz) vor. Da der Herzmuskel betroffen ist, spricht man auch von einer Kardiomyopathie. Diese kann sehr unterschiedliche Ursachen haben. Am häufigsten führen Bluthochdruck (Hyper-tonie) und die koronare Herzkrankheit (im Extremfall mit der Konsequenz des Herzinfarkts) zur Herzinsuffizienz. Durch Viren (Coxsackie, Herpes, Influenza usw.) oder Bakterien (Streptokokken, Staphylokokken usw.) kann eine Herzmuskelentzündung (Myokarditis) ausgelöst werden, die zu einer mehr oder weniger stark ausgeprägten Schwächung des Herzmuskels führen kann, oft aber verlaufen Herzmuskelentzündungen auch völlig ohne Symptome (asymptomatisch). Darüber hinaus gibt es eine Reihe von Kardiomyopathien, deren Ursache unklar ist (sogenannte idiopathische Kardiomyopathie). Sie können zu einer starken Verdickung der Herzmuskulatur oder auch zur Erweiterung der Herzkammern führen.

Ursachen und Folgen

Mit zunehmendem Alter nimmt die Häufigkeit von Herzinsuffizienzen zu, jenseits des 70. Lebensjahres sind etwa 10 % aller Menschen betroffen.

Dabei gibt es diverse Mechanismen, die für die mangelhafte Pumpleistung verantwortlich sein können. Es kann die Funktion des linken, des rechten oder des gesamten Herzens betroffen sein. Es kann sich um eine Störung der Pumpfunktion (zu schwaches Herz), der Füllung (zu wenig Blut strömt ein) oder um eine Herzrhythmusstörung (Herz schlägt zu langsam, zu schnell oder unregelmäßig) handeln.

Eine Herzschwäche kann höchst unterschiedliche Folgen haben. Beispielsweise führt sie zu nachlassender Leistungsfähigkeit und verstärkter Ermüdbarkeit, wenn die Menge an Blut, die das Herz verlässt, deutlich sinkt und damit auch die Versorgung des Organismus mit Sauerstoff und Energieträgern. Dieser Effekt wird sich zuerst bei körperlicher Anstrengung (Treppensteigen, Sport) bemerkbar machen, dann aber auch das normale Alltagsleben dominieren.

Das Unvermögen des Herzens, das anströmende Blut zu transportieren, kann aber auch rückwärts gerichtete Effekte nach sich ziehen. Tritt ein Blutstau vor dem Herzen ein, kann er zur Stauungsleber beziehungsweise zu Flüssigkeitsansammlungen (Ödemen) in Beinen und Bauchraum (Aszites) führen. Staut sich das Blut vor dem linken Herzen, entsteht eine Stauungslunge oder ein Lungenödem.

Was macht der Arzt?

Die Herzinsuffizienz wird nach den Regeln der New York Heart Association (NYHA) in 4 Stadien eingeteilt. Das Stadium der Herzinsuffizienz ist von Bedeutung für die jeweiligen therapeutischen Maßnahmen.

Zuallererst müssen bestehende Grundkrankheiten behandelt werden, der erhöhte Blutdruck, die koronare Herzkrankheit, eine Herzmuskelentzündung, ein Herzklappendefekt o. Ä. Bei sogenannter stabiler Herzinsuffizienz sollte ein ärztlich kontrolliertes Trainingsprogramm durchgeführt werden, gegebenenfalls ist das Rauchen zu unterlassen, und das herzschwächende Medikamente sollten abgesetzt werden.

Zur zusätzlichen medikamentösen Therapie stehen verschiedene Wirkstoffgruppen zur Verfügung:

- ACE-Hemmer (Captopril, Enalapril) ab Stadium NYHA I, ggf. alternativ AT1-Rezeptorenblocker (Losartan)
- β-Blocker (Metoprolol, Bisoprolol) ab Stadium NYHA II
- Diuretika (Thiazide, Hydrochlorothiazid oder sogenannte Schleifendiuretika, Furosemid, Piretanid) spätestens ab Stadium NYHA III
- Aldosteronantagonisten (Spironolacton) ab Stadium NYHA III
- Digitalis (Digitoxin, Digoxin) ab Stadium NYHA III (oder bei schnellen Herzrhythmusstörungen)

Die Prognose einer unbehandelten Herzinsuffizienz ist nicht gut (im Stadium NYHA IV versterben ca. 50 % der Patienten innerhalb eines Jahres), ihre Behandlung ist komplex (viele Einflussfaktoren,

> **WICHTIG**
>
> **Wann zum Arzt?**
>
> Seien Sie vorsichtig: Ein Hirnschlag, wie auch fortgeschrittene Herzerkrankungen, eignen sich nicht zur Selbstmedikation und sind immer vom Facharzt zu betreuen.

die zu berücksichtigen sind), langwierig und keineswegs immer erfolgreich. In der Regel muss der Arzt diverse Maßnahmen parallel ergreifen. Die Ultima Ratio der Herzinsuffizienzbehandlung besteht in der Herztransplantation, einem vor wenigen Jahren noch mystifizierten, heute jedoch routinemäßig durchgeführten chirurgischen Eingriff. Nicht jeder Patient ist für eine Transplantation geeignet und die Komplikationsrate ist nicht gering (Abstoßungsreaktionen), allerdings beträgt die 10-Jahres-Überlebensquote nach Herztransplantation heute etwa 70 %.

Was kann ich tun?

Ernährung
Optimierte Basisernährung
Das Herz braucht Schutzstoffe und stabile Membranen. Die Nährstoffe hierfür stecken in Obst, Gemüse, Salat, Nüssen und Weizenkeimen. Dies sind die wichtigsten Lebensmittelgruppen fürs Herz. Im Folgenden wird dies näher ausgeführt.

Polyphenole und Flavonoide – Schutzschilde aus Obst, Gemüse, Soja und Gewürzen
Die Ernährung sollte besonders reich an Gemüse, Salaten und Obst sein. Dadurch

wird die Zufuhr an Polyphenolen, insbesondere an speziellen Flavonoiden, erhöht.

Untersuchungen haben gezeigt, dass die Erhöhung dieser Flavonoid-Aufnahme das Risiko für einen Herzinfarkt senkt und zu verbesserten Cholesterinwerten führt: Die schlechten LDL-Cholesterinwerte wurden niedriger und die schützenden HDL-Cholesterinwerte wurden höher. Besonders reich an Flavonoiden sind Zwiebeln, Äpfel, Ingwer, Kakao, schwarzer und grüner Tee sowie Rotwein. Das tägliche Gläschen Rotwein (⅛ l) wird heute deshalb von vielen

Herzspezialisten empfohlen. Neue Untersuchungen weisen auch Soja als herzschützendes Lebensmittel aus. Fünfmaliger Verzehr von Sojaprodukten pro Woche (z. B. in Form von Tofu) bewirkt sowohl verbesserte Cholesterinwerte als auch eine Senkung der Triglyzeridfettwerte im Blut. Auch das Gewürz Kurkuma bewirkt in einer täglichen Dosierung von 1,5 Gramm (ein halber Teelöffel) eine Verbesserung der Cholesterinwerte innerhalb von 2 Wochen.

Die Vitamine C, E und β-Carotin bauen einen Schutzwall auf

Durch die pflanzenbetonte Kost werden gleichzeitig auch ausreichend antioxidative Vitamine C und β-Carotin aufgenommen. Wenn zu wenig antioxidative Vitamine in der Nahrung enthalten sind, dann können die LDL-Cholesterinpartikel oxidieren und die Blutgefäße schädigen. Die vitaminreiche pflanzenbetonte Kost bietet somit ei-

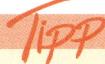

Pikante Tofuwürfel für den Salat

Schnittfesten Tofu im Bioladen oder Reformhaus kaufen, würfeln und in etwas Olivenöl anbraten. Mit Sojasauce, Pfeffer und frischen Kräutern (als Alternative auch mit Sesamsamen) gut durchwürzen und dem Salat unterheben.

nen weiteren Schutz für Herz- und Blutgefäße. Schützend auf Herz- und Blutgefäße wirken auch Vitamin-E-reiche Lebensmittel wie z. B. Weizenkeime und Nüsse.

Membranstabilität erhöhen durch Magnesium

Auch der Magnesiumanteil in der täglichen Ernährung sollte deutlich erhöht werden: mehr Salat, Nüsse, Weizenkeime sowie mehr an magnesiumreichem Mineralwas-

GUT ZU WISSEN

Arginin

Empfehlenswert bei Herzerkrankungen ist auch, gezielt mehr von der Aminosäure Arginin aufzunehmen. Diese Aminosäure wirkt entspannend und erweiternd auf die Blutgefäße. Empfehlenswert sind die Arginin-Spender Erdnüsse, Haselnüsse und Weizenkeime. Die Verwendung von 3 EL Weizenkeimen in Verbindung mit 50 g Erdnüssen pro Tag ist eine gute Versicherung bei Herzmuskelentzündungen, Herzbeschwerden und Artheriosklerose, da sehr viele Schutzfaktoren für Herz und Blutgefäße aufgenommen werden.
Zu beachten ist jedoch dabei, dass diese beiden Arginin-Spender nicht als zusätzliche Mahlzeit verzehrt werden, sondern gezielt als Mahlzeit und Zwischenmahlzeit eingeplant werden (z. B. 3 EL Weizenkeime und 25 g Erdnüsse als Frühstück mit Joghurt oder ihrem gewohnten Müsli beigeben – hier eben einfach etwas weniger). Wichtig: nur ungesalzene Erdnüsse verwenden, da sonst die Salzaufnahme zu hoch wird.
Der regelmäßige Verzehr von Weizenkeimen und Hasel-/Erdnüssen liefert eine gute Basis an Herzschutzstoffen, reicht jedoch alleine nicht aus. Eine deutliche Erhöhung der Gemüse-, Salat- und Sojazufuhr (Tofu) wäre ideal – ebenso ein Argininsäurepräparat auf einer Nuss- oder Mandelbasis mit Vitamin B_6 (Bezugsquelle s. Anhang).

ser. Die Erhöhung der Magnesiumzufuhr bewirkt niedrigere Infarktraten, was mit höheren Membranstabilitäten im Bereich des Herzens zu erklären ist.

Den Risikofaktor Homocystein in Schach halten

Bei allen Herzerkrankungen ist eine gute Versorgung mit den Vitaminen B_6, B_{12} und Folsäure wichtig, um den Risikofaktor Homocystein niedrig zu halten. Reich an diesen Vitaminen sind Weizenkeime, Hefeflocken, Bierhefetabletten, Avocado, Fisch und Fleisch.

Empfehlung für Nährstoffergänzungen

Nahrungsergänzungen mit herzschützenden Vitaminen und mit Magnesium sind dann empfehlenswert, wenn ihre Basisernährung nicht optimal mit Herzschutzstoffen ausgestattet ist. Auch wenn in der Basisernährung öfters »geschlampert« wird, können durch Nahrungsergänzungen Stabilisierungen fürs Herz und die Blutgefäße erreicht werden. An den Wert der herzaktiven natürlichen Lebensmittel (Gemüse, Salat, Obst, Weizenkeime, Nüsse) kommen diese Nahrungsergänzungen jedoch nicht annähernd heran. Im komplexen Bestand der natürlichen Lebensmittel ist die Aufnahme der Nährstoffe im Vergleich zu den Nahrungsergänzungen besser.

Bei den B-Vitaminen kommt besonders dem Vitamin B_6 eine große Bedeutung zu. Es konnte nachgewiesen werden, dass das Herzinfarktrisiko durch hohe B_6-Gaben deutlich verringert wird. Die Dosierungen der Herzschutzstoffe sollten bei Nahrungsergänzungen im Rahmen der Werte aus untenstehender Tabelle liegen, wobei für Vitamin E auch höhere Dosierungen im Bereich bis zu 200 mg pro Tag sinnvoll sind.

Komplementärmedizin
Homöopathie

Als Notfallmittel hat sich beim Herzinfarkt, bis zum Eintreffen des Notarztes, Arnica C 200, 5 Globuli direkt auf der Zunge zergehen lassen, als hilfreich erwiesen.

Zusätzlicher Bedarf an Herzschutzstoffen pro Tag

	Zusätzlicher Bedarf	Menge in 30 g Weizenkeimen	Menge in 50 g Erdnüssen
Vitamin E	30 mg	3,6 mg	4,5 g
Magnesium	200 mg	75 mg	80 mg
B_6	2–50 mg	1 mg	0,2 mg
B_{12}	1 µg	–	–
Folsäure	0,4 mg	0,2 mg	0,03 mg
Arginin	6 g	0,7 g	2,0 g

Infektionskrankheiten/ Viruserkrankungen

▶ **Borelliose, FSME**
▶ **Grippe, Erkältung**

Viruserkrankungen gehören zu unserem Alltag. Ein bisschen Schnupfen, ein rauer Hals, etwas Kopfweh – zu häufig und zu nebensächlich, als dass man sich aufregen müsste. Die Bemerkung »Das geht schon vorbei!« drückt die meist berechtigte Grundeinstellung der meisten Menschen zu solchen häufig leicht verlaufenden Gesundheitsstörungen aus.

Ursachen und Verlauf

Unser Immunsystem leistet in dieser Zeit allerdings Schwerarbeit. Die größte Ansammlung von »Außenstellen« des Immunsystems findet sich im Darm. Dessen Oberfläche misst rund 500 Quadratmeter und weist unzählige Kontrollstellen und Verteidigungsbollwerke auf. Unterstützt werden die körpereigenen Abwehrkräfte durch Milliarden von Bakterien, die unseren Darm als Symbionten besiedeln – wir lassen sie dort wohnen, sie helfen uns bei der Abwehr unerwünschter Eindringlinge.

Eine Pause hat unser Immunsystem nie. Ständig muss gecheckt, bewertet und gehandelt werden. Nicht nur die Gefahr durch fremde Lebewesen (»Aliens«) ist zu prüfen, auch die eigenen Zellen müssen sich der dauerhaften Kontrolle durch unser Immunsystem unterziehen, beispielsweise zur Früherkennung von unerwünschten Neubildungen (Krebs).

Meist verlaufen diese Abwehrschlachten unbemerkt, außer eben vielleicht mit einem leichten Schnupfen. Treten die Symptome häufiger auf, wird sich so mancher vornehmen, etwas für sein Immunsystem zu tun – ein weiser Entschluss. Sanfte Bewegung, der Einfluss physikalischer Reize (Wasser, Luft) aktivieren unser Immunsystem und schützen uns vor Krankheiten verschiedenster Art. Von Allerweltsproblemen bis hin zum lebensbedrohlichen Ereignis. Wissenschaftler fanden heraus, dass durch dosiertes Ausdauertraining (Jogging) das Krebsrisiko um den Faktor 2,4 gesenkt werden konnte, und zwar für so bedeutsame Krebsarten wie Brustkrebs, Prostatakrebs, Lungenkrebs und Dickdarmkrebs.

Gefährliche Viren

Manche Infektionen machen uns ein bisschen mehr Angst als die Grippe, vor allem solche, die durch Problemkeime verursacht werden. Derzeit in aller Munde ist

Kneipp – heute so aktuell wie nie

Körperliche Aktivität in angemessener Dosierung ist eine hoch bewährte und wirksame Maßnahme. In Deutschland werden geeignete Verhaltensregeln sehr oft mit dem Namen des Wörishofener Pfarrers Kneipp in Verbindung gebracht. Viel frische Luft, sanfte Bewegung (Spazierengehen, Wandern, Gartenarbeit) und hier und da ein bisschen kaltes Wasser (Kneipp-Treten, Kneipp-Güsse), schon ist der Mensch fit und gesund. Klingt banal, ist aber richtig und gilt heute mehr denn je. Natürlich kann das Wandern durch Nordic Walking oder Joggen ersetzt werden, und die kalten Güsse müssen nicht aus dem Dorfteich entnommen werden, sondern können Bestandteil des Wellnessangebots eines 5-Sterne-Hotels sein. Inhaltlich aber ist alles dasselbe, damals wie heute.

das Vogelgrippevirus, das Norovirus oder auch Erreger, die durch Zecken (Holzbock) übertragen werden. Sie alle sind auf dem Vormarsch.

Die Grippe ist eine weltweit auftretende, sehr häufige Viruskrankheit (Myxovirus influenzae). Meist (in 80 % der Fälle) ist der Krankheitsverlauf leicht oder gar unbemerkt. Die Variante H5N1 des Vogelgrippevirus hingegen kann eine tödlich verlaufende Krankheit verursachen. Vor allem ältere oder immungeschwächte Personen sind gefährdet.

Die Spanische Grippe (Variante H1N1) hat in den Jahren 1918 und 1919 in drei Wellen weltweit insgesamt mehrere Millionen von Menschen dahingerafft. Noch heute ist unklar, warum vor allem jüngere, kräftige Personen im dritten oder vierten Lebensjahrzehnt gefährdet waren. 1968/1969 war es die sogenannte Hongkong-Grippe (H3N2), die eine Pandemie verursachte.

Andere Erreger sind hochinfektiös aber nur schwach pathogen, beispielsweise das Norovirus (»Norwalk Virus« nach der Stadt Norwalk in Ohio/USA). Viele Menschen werden befallen, wenige erkranken an grippeähnlichen Symptomen mit Erbrechen und Durchfall, ganz wenige erkranken schwer. Schon nach Stunden können die Krankheitserscheinungen abgeklungen sein. Die Infektiosität kann aber noch für Tage anhalten, sodass insbesondere in Einrichtungen, in denen sich viele Menschen auf engem Raum aufhalten (Krankenhäuser, Pflegeeinrichtungen, Schulen, Kasernen) auf eine ausreichend lange Isolierung erkrankter Personen geachtet werden muss. Die Behandlung erfolgt in der Regel symptomatisch, also durch Flüssigkeits- und Elektrolytersatz, gegebenenfalls fiebersenkend (z. B. mit kalten Wickeln an Armen und Beinen).

Was kann ich tun?

Ernährungs- und Nährstoffempfehlungen

Bei häufigen Infektionserkrankungen empfehlen wir immer, die Darmschleimhäute und die Darmflora zu kräftigen (siehe S. 134). Stabilisierend auf das Immunsystem wirkt auch eine Ernährung mit viel frischem Obst, Gemüse und Salat. Mit dieser pflanzenbetonten Kost wird das Immunsystem gleich mehrfach gestärkt.

Vitamin C und sekundäre Pflanzenstoffe – wertvolle Helfer des Immunsystems

Ein Meer an frischen pflanzlichen Lebensmitteln liefert die Immunstoffe Vitamin C (besonders in Früchten, Paprika und Sanddornsäften) und die sekundären Pflanzenstoffe. Zu den immunaktiven sekundären Pflanzenstoffen zählen:

▪ die Karotinoide (z. B. in Karotten, Paprika, Früchten und Beeren),

---

GUT ZU WISSEN

Borreliose und FSME

Viele Infektionskrankheiten werden durch Tiere auf den Menschen übertragen. Das wichtigste Beispiel sind fraglos die Pestepidemien des Mittelalters, bei denen Mäuse und Ratten, damals noch in enger Nachbarschaft zum Menschen lebend, das entscheidende Erregerreservoir darstellten. In der jüngeren Vergangenheit sind Zecken als Überträger von Infektionskrankheiten in den Fokus der öffentlichen Aufmerksamkeit gerückt. Klimaveränderungen scheinen die Ausbreitung von Zecken nach Norden über die bekannten deutschen Endemiegebiete in Bayern und Baden-Württemberg hinaus zu begünstigen.

Am bekanntesten sind die Borreliose (Lyme-Borreliose) und die Frühsommer-Meningoenzephalitis (FSME). Die Häufigkeit dieser Krankheiten liegt in betroffenen Gebieten zwischen 50 und 100 Fällen auf 100 000 Einwohner pro Jahr, die Borreliose tritt rund 100-mal häufiger auf als die FSME.

Bei der Borreliose zeigt sich oft zuerst ein Hautausschlag (Erythema migrans) an wechselnden Stellen des Körpers, in einer späteren Phase der Erkrankungen können Nervenentzündungen und Gelenkentzündungen (Knie) auftreten.

Die FSME verläuft meist unbemerkt und ohne Krankheitszeichen. Nur in seltenen Fällen kommt es ein bis vier Wochen nach dem Zeckenbiss zu dem typischen zweigipfeligen Fieberverlauf und grippeartigen Erscheinungen, dann möglicherweise auch zu Nervenentzündungen mit bleibenden Schäden.

Die wichtigste Gegenmaßnahme ist die Vorbeugung, vor allem gegen Hautkontakt mit Zecken. In gefährdeten Gebieten sollte man

▪ hohes Gras und Gebüsch meiden,
▪ in der Natur lange Kleidung tragen,
▪ den Körper nach Aufenthalt im Freien genau inspizieren,
▪ entdeckte Zecken aus der Haut entfernen, ohne sie zu zerdrücken und
▪ die Bissstelle desinfizieren.

Dann ist der Arzt aufzusuchen, der eine schützende Behandlung mit Antibiotika (Doxycyclin, Penicillin) einleiten kann. Risikopersonen (Waldarbeiter, Förster, Sportler) können sich impfen lassen.

- die Saponine (in Hülsenfrüchten, besonders in Tofu, Kichererbsen, Sojabohnen, Bohnen und grünen Bohnen),
- die Polyphenole (z.B. Orangen, Grapefruits, Äpfel mit Schale, Trauben, Traubenkerne, Rotwein, Ingwer, Walnüsse, Zwiebel, grüner oder schwarzer Tee),
- die Sulfide (in Zwiebeln und Knoblauch),
- die Glukosinate (z.B. Kresse, Kohlrabi, Brokkoli, Kohlgemüse, Rettich, Papaya, Senf, Meerrettich),
- ebenfalls konnten im Honig (am besten direkt vom Imker oder vom Bioladen) immunstabilisierende Stoffe nachgewiesen werden.

Hervorzuheben aus der Gruppe sekundärer Pflanzenstoffe für das Immunsystem sind Grapefruits. Die immunaktiven, leicht bitteren Wirkstoffe sind verstärkt in den Häutchen sowie in den weißen Hüllen unter der Schale. Deshalb sollten Grapefruits wie Orangen schnitzweise zusammen mit den weißen Häutchen verzehrt werden.

Selen unterstützt die Abwehrkräfte
Selen stimuliert unser Immunsystem eher indirekt. Es steigert die Aktivität des Enzyms Glutathionperoxidase. Dieses Enzym verhindert die Bildung und Ausbreitung von zellschädigenden Radikalen, was einen Schutz für das Immunsystem darstellt. Am selenreichsten sind Kokosnüsse: deshalb empfehlen wir bei Immunschwächen, täglich 2 EL Kokosraspeln zu essen. Diese können einfach in einen Joghurt eingerührt werden oder das tägliche Müsli ergänzen. Dadurch bekommt der Körper eine Extraportion Selen von ungefähr 150 µg zugeführt. Bei einer üblichen Zufuhr von täglich

Erkältungskiller

Bei einer beginnenden Erkältung nehmen Sie morgens, mittags und abends je ein EL Sanddorn-Sirup. Dieser enthält sehr viel Vitamin C und schmeckt auch lecker übers Müsli oder mit etwas Naturjoghurt. Wenn Sie es etwas stärker mögen, können Sie bei beginnender Erkältung auch einen EL Meerrettich mit zwei EL Honig vermischen, eine halbe klein geschnittene Zwiebel darunterheben und diese Mischung genüsslich essen.

ca. 50 µg Selen ist diese Extraportion hoch wirksam und in der Anwendung sicher.

Zink, die Polizeiwache des Immunsystems
Zink erhöht die Aktivität der Killerzellen des Immunsystems. In Phasen höherer Infektanfälligkeit sollte die Ernährung deshalb generell zinkreich sein: besonders zinkreich sind Weizenkeime. Deshalb empfehlen wir hier, täglich 2 EL in Joghurt oder Müsli einzustreuen. Gut für einen ausgeglichenen Zinkhaushalt sind auch Käse, Fisch, Fleisch und Blütenpollen. Da bei Infekten der Appetit eher gering ist, ist es einfacher, die pflanzlichen Wirkstoffe über einen ge-

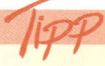

Gurgeln Sie die Zinkbrause und schlucken Sie das Gurgelwasser anschließend runter – durch das Gurgeln mit der Zinkbrause können viele Erkältungserreger im Hals- und Rachenbereich unschädlich gemacht werden. Das gleiche Ergebnis kann über Zinklutschtabletten erreicht werden.

Immundrink (für 2 Portionen)

Zutaten

250 ml Buttermilch,
2–3 cm frischen Ingwer,
1 Stück Obst (Banane, Melone, Apfel, gefrorener Beerenmix),
50–100 ml Orangensaft,
2 EL Honig, 2 EL Weizenkeime,
1 Prise Chilipulver. Wenn Sie nichts gegen kleine Stückchen im Drink haben, können Sie auch hier ihre Kokosraspeln einsetzen.

Zubereitung

Ingwer putzen und in Stücke schneiden, Obst herrichten und zusammen mit den anderen Zutaten in einen Mixer geben und 3 Minuten durchmixen. Tipp für Eilige: Wenn Sie den Immundrink noch mit 2–3 EL Haferflocken anreichern, haben Sie ein lang anhaltendes hochwertiges Frühstück.

Immun-Omelette (für eine Person)

Zutaten

1 großes Ei (oder 2 kleine Eier),
$^1/_2$ Zwiebel,
1 cm frischen Ingwer,
Salz, Pfeffer,
1 EL Rapsöl oder Olivenöl,
frische Kressesprossen (alternativ Bund Radieschen)

Zubereitung

Ingwer putzen und in feine Scheibchen schneiden, Zwiebel klein schneiden – beides in eine Tasse geben. Das Ei aufschlagen und dazugeben, Salz und Pfeffer dazumischen. Das Ganze in eine erhitzte Pfanne mit dem Speiseöl geben und 3 Minuten braten. Auf einen Teller mit viel frischen Sprossen (oder gescheibelten Radieschen) anrichten.

mixten Drink aufzunehmen (siehe Rezepte Immundrink und Immun-Omelette).

Immunstabilisierende Nahrungsergänzungen

Als Nahrungsergänzung bei Immunschwächen sind Präparate mit Zink empfehlenswert. Ein Zinkpräparat ist umso wirkungsvoller, je früher die Ergänzung bei einer Immunschwäche genommen wird: schon beim ersten Anzeichen einer aufziehenden Erkältung sollte deshalb ein Zinkpräparat mit einer Dosierung von 10 mg genommen werden. Besonders empfehlenswert sind dabei Zinkbrausen oder Zinklutschtabletten.

Komplementärmedizin

Eine bewährte spagyrische Rezeptur zur Behandlung bei immer wiederkehrenden Infektionskrankheiten ist das Pelargonium comp.® Spagyros. Diese Rezeptur besteht aus

- Pelargonium sidoides spag. Spagyros
- Eleutherocuccus senticosus spag. Spagyros
- Hypericum perforatum spag. Spagyros
- Thuja occidentalis spag. Spagyros
  aa ad 30.00 ml

Schreiben Sie diese Rezeptur ab und gehen damit in eine Apotheke. Dort lassen Sie die Mischung herstellen. Sie benützen dieses Heilmittel 3–5-mal am Tag. Pro Anwendung müssen sie 2 Hübe in den Mund sprühen, kurz im Mund behalten, gut einspeicheln und dann schlucken.

Zur begleitenden Behandlung einer akuten Infektionskrankheit kann folgende Rezeptur eingesetzt werden. Bitte das unterschiedliche Darreichungsintervall beachten.

Tropaeolum majus spag. Spagyros	6 ml
Usnea barbata spag. Spagyros	6 ml
Urtica dioica spag. Spagyros	6 ml
Vincetoxicum hirundinaria spag. Spagyros	6 ml
Eupatorium spag. Spagyros	6 ml

Schreiben Sie diese Rezeptur ab und gehen damit in eine Apotheke. Dort lassen Sie die Mischung herstellen. Sie benützen dieses in der ersten Wochen 10–15-mal am Tag. Dabei sprühen sie jedes Mal 1 Hub in den Mund. Anschließend nehmen sie dieses Heilmittel 3–5-mal am Tag. Pro Anwendung müssen sie 2 Hübe in den Mund sprühen, kurz im Mund behalten, gut einspeicheln und dann schlucken.

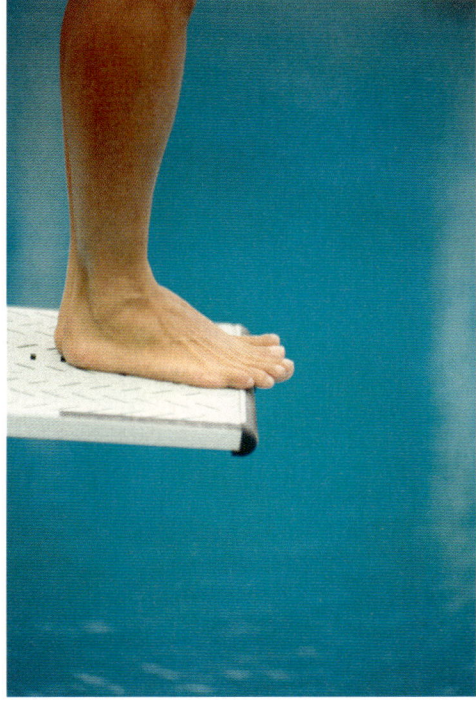

Tropaeolum majus (Kapuzinerkresse)

Die Kapuzinerkresse ist eine antibiotisch wirkende Heilpflanze, die sowohl bei akuten wie auch chronischen Infektionskrankheiten eingesetzt wird. Spannend ist vor allem die Verwendung bei chronisch rezidivierenden Krankheitsverläufen, bei Antibiotikaresistenz und -abusus. Daneben fördert die Kapuzinerkresse die Regeneration der chronisch entzündeten Magen- und Darmschleimhaut.

Usnea barbata (Bartflechte)

Die Bartflechte ist ein hochwirksames Antibiotikum (Wirkspektrum ähnlich Penicillin, wirkt bei Staphylokokken- und Streptokokkeninfekten sowie bei Faden- und Fußpilzinfektionen). Atemwegsinfekte, Nasennebenhöhlenentzündungen, Entzündungen im Mund-Rachen-Raum, Furunkel, Abszesse, infizierte Wunden und Pilzinfektionen sind wichtige Indikationen für die Bartflechte. Sie wirkt immunstimulierend und führt zu einer Resistenzsteigerung bei Erkältungskrankheiten.

Urtica dioica (Brennnessel)

Durch die ausleitende und stoffwechselverbessernde Wirkung unterstützt die Brennnessel das Abwehrsystem des Organismus. Daneben hat sie auch eine antivirale Wirkung.

Vincetoxicum hirundinaria (Schwalbenwurz)

Das Indikationsspektrum der Schwalbenwurz erstreckt sich über virale und bakterielle Infekte, von Grippe bis Poliomyelitis, oft mit symptomatischer Auswirkung im rheumatischen Formenkreis. Ebenso deren Rückfallphasen, mit und ohne Herdbildung, epidemische Infekte, Infekte der serösen Häute, Entzündungen des Verdauungstraktes, Vergiftungen. Die Schwalbenwurz wirkt entgiftend und ausleitend, harn- und schweißtreibend. In der paracelsischen Medizin gehört sie zu den wichtigsten Virenmitteln, die während epidemischen Infekten zur Behandlung der Kranken eingesetzt werden.

Eupatorium cannabinum (Wasserdost)

Fieberhafte Erkrankungen, Wechselfieber, grippale Infekte, Kopfschmerz, Schwindel, schmerzhafter Husten, Steigerung der unspezifischen Körperabwehrkräfte sind Anwendungsgebiete dieser alten traditionellen Heilpflanze. Der Wasserdost hat eine allgemein stimulierende Wirkung auf das unspezifische Immunsystem und kann zur Grippeprophylaxe verwendet werden.

Spagyrom®, pflanzliche Entzündungstropfen und Halsschmerztabletten

Spagyrom ist ein Frischpflanzenpräparat, hergestellt aus dem roten Sonnenhut und dem schmalblättrigen Sonnenhut zur Stärkung der körpereigenen Abwehr, ergänzt durch ausgewählte ätherische Öle mit entzündungshemmenden Eigenschaften. Spagyrom wird zur unterstützenden Behandlung bei Erkältungskrankheiten und schleppend verlaufenden Infektionskrankheiten verwendet. Ferner ist es als Gurgelmittel bei Entzündungen und Infektionen der Mundhöhle, des Zahnfleisches und des Rachens angezeigt.

Regenerationswunder Mensch

Menschen bestehen aus 10^{13} Zellen. Das sind so viele Zellen, dass man die Weltbevölkerung mit 1500 multiplizieren muss. Dabei werden jeden Tag ungefähr 1% der gesamten Körperzellen abgebaut und durch neue ersetzt – täglich 100 Milliarden Zellen. Die Lebensdauer der Körperzellen ist dabei nicht einheitlich, sondern recht unterschiedlich. Bei weißen Blut- und Darmepithelzellen beträgt sie nur wenige Tage. Dies bedeutet, dass die weißen Blut- und Darmepithelzellen ständig in großer Zahl neu gebildet werden. Auch die Haut erneuert sich laufend: Innerhalb knapp eines Monats sind die Hautzellen alle runderneuert. Wir sprechen hier von einer Turnover-Rate von 3–4 Wochen. Wer schon einen Sonnenbrand hatte, der hat dies am eigenen Körper gespürt: Nach einem Monat sind in der Regel keinerlei Spuren des Sonnenbrandes mehr da – die alten Zellen wurden abgebaut und durch neue Zellen ersetzt. Die unterschiedlichen Turnover-Raten im Körper sind in der folgenden Tabelle dargestellt.

Turnover-Raten im menschlichen Körper

Zellarten	Dauer
weiße Blutzellen	3–7 Tage
Haut	20–30 Tage
rote Blutkörperchen	3 Monate
Bindegewebestrukturen	6 Monate

Eine Ausnahme zu diesem Erneuerungssystem liefern die Nervenzellen. Diese werden nach der Geburt nicht mehr gebildet. Nervenzellen leben in der Regel bis zum Tod des Menschen weiter.

Das biologische Regenerationsprinzip ist Ihre Chance

Dieses Regenerationsprinzip gibt es bei allen Lebewesen – es ist somit ein biologisches Prinzip. Dieses Runderneuerungsprinzip bietet uns viele Chancen: Wenn wir schlechte Haut, schlechtes Bindegewebe, arthrotische Gelenke oder einen kranken Darm haben, kann sich der Körper innerhalb eines bestimmten Zeitraumes selbst heilen und regenerieren, vorausgesetzt, die Ernährung ist jeden Tag hochwertig, die Gedanken sind positiv und die Bewegung ist ausreichend. Aus diesen Gründen sollte täglich die Ernährung optimal mit viel Gemüse, Salat, Obst, Omega-3-Fettsäuren (Speiseleinöl, Rapsöl, Fisch), mit Nüssen, Vollkornbrot (mit Sauerteig) gestaltet werden. Nur wenn für den Wiederaufbau hochwertige »Bausteine« zur Verfügung stehen, kommt es zu einer Top-Regeneration.

Tipp

Buchtipp

Mehr Informationen, wie Sie sich für ein starkes Bindegewebe, für stabile Gelenke, für einen funktionierenden Darm und einen guten Stoffwechsel ernähren sollen, erfahren Sie im Buch »Body-Coach« des Autorenteams Dr. Feil, Dr. Wessinghage, Andrea Reichenauer-Feil (Haug Verlag 2008).

Die wichtigsten Nährstoff-Interaktionen

In diesem Buch erhalten Sie viele Informationen, welche Lebensmittel, Pflanzenextrakte, Nährstoffe und homöopathische Zubereitungen bei Verletzungen eingesetzt werden, um schneller wieder auf die Beine zu kommen. Für die Verwertung der Nährstoffe sind immer 2 Stellgrößen entscheidend. Einerseits brauchen Sie einen gesunden Darm (siehe S. 134) zum anderen gibt es auch Hemm- und Förderwirkungen einzelner Nährstoffe untereinander. Wenn Sie diese kennen und beachten, bekommen Sie alle Systeme nach einer Verletzung wieder ins Optimum.

Beeinflussung der Nährstoffaufnahme

wenn gleichzeitig mit dem Lebensmittel aufgenommen		wenn gleichzeitig mit dem Lebensmittel aufgenommen
positive Wirkung		**negative Wirkung**
tierische Eiweiße (Fleisch, Fisch)	Eisen	Kaffee, schwarzer Tee
Vitamin C		Kalziumpräparate
		Phytinsäure (in nicht fermentierten Vollkornprodukten, z.B. Müsli oder Vollkornbrot ohne Sauerteig)
		Vitamin-E- und Zinkpräparate
borreiche Ernährung (Pflaumen, Rettich, Nüsse)	Kalzium	Ballaststoffpräparate (Weizenkleie, Haferkleie)
Milchzucker		Haushaltszucker
Bewegung an der frischen Luft		hohe Eiweißaufnahme
Ackerschachtelhalm, Brennnessel		hohe Salzaufnahme
Gemüse , Salat, Obst (Kalium- und Oligofruktose-Effekt)		Phytinsäure
		Oxalsäure (Spinat, Rhabarber)
		Koffein
		hohe Zinkzufuhr (50–100 mg) zum Essen
		Cola-Getränke
		Stress
Gemüse, Salat, Obst (Kalium- und Oligofruktose-Effekt)	Magnesium	Koffein
Vitamin B$_6$		Cola-Getränke
		Kalziumpräparate
		hohe Zinkzufuhr (50–100 mg)
		Stress

wenn gleichzeitig mit dem Lebensmittel aufgenommen		wenn gleichzeitig mit dem Lebensmittel aufgenommen
positive Wirkung		**negative Wirkung**
Milchprodukte (B_2- und Aminosäure-Effekt)	Zink	Kalziumpräparat
Karotten, Petersilie (Vitamin-A-Effekt)		Phytinsäure
Erbsen (Aminosäure- und B_2-Effekt)		
Thunfisch, Bananen (B_6-Effekt)		

Beispiel, wie diese Tabelle zu lesen ist

Wer Eisenmangel hat, der sollte zu den Mahlzeiten immer einen kleinen Anteil tierischer Proteine (Fisch, Fleisch) sowie Vitamin C (z. B. ein Glas Orangensaft) zu sich nehmen. Gleichzeitig sollte bei Eisenmangel zum Essen wenig schwarzer Tee oder Kaffee getrunken werden und keine Kalzium-, Vitamin-E und Zinkpräparate direkt nach der Mahlzeit genommen werden. Außerdem sollte Vollkornbrot immer einen Sauerteiganteil enthalten, damit der Hemmeffekt für die Eisenaufnahme (die Phytinsäure) im Brot abgebaut wird.

Kopfschmerz

▶ Migräne
▶ Spannungskopfschmerz

Kopfschmerzen gehören als unerwünschte Nebenerscheinung für unzählig viele Menschen zum Leben. Kaum jemand, der nicht gelegentlich, regelmäßig oder gar andauernd von Kopfschmerzen heimgesucht wird. Hinter dem Begriff Kopfschmerz verbergen sich nach einer Aufstellung von Fachleuten insgesamt 251 verschiedene Diagnosen.

Diagnose

Die meisten Kopfschmerzen (ca. 92 %) müssen als Krankheit und nicht als Symptom verstanden werden. Eine Ursache lässt sich nicht definieren, messen oder bildhaft darstellen. Entscheidend für die Einordnung und die Behandlung der Kopfschmerzen ist vielmehr ihr Erscheinungsbild, das vor allem vom Schmerzbericht der Patienten geprägt ist.

Diese sogenannten primären Kopfschmerzen werden unterteilt in
▮ Migräne
▮ Kopfschmerzen vom Spannungstyp
▮ Clusterkopfschmerz
▮ andere primäre Kopfschmerzen

Etwa 7 % aller Kopfschmerzen haben eine erfass- und messbare Ursache wie zum Beispiel einen Unfall, eine Gefäßerkrankung, einen Tumor oder eine Infektion.

Die Migräne tritt bei etwa 25 % aller Frauen und ca. 8 % der Männer auf. Sie führt zu pulsierenden, halbseitigen, meist starken und sich wiederholenden Kopfschmerzattacken, die nicht selten von Licht- und Lärmüberempfindlichkeit, Sehstörungen, Übelkeit oder Erbrechen begleitet sind. Dabei lösen externe Reize wie Stress, Änderung von Tagesablauf und/oder Rhythmus der Mahlzeiten in Verbindung mit einer genetischen Veranlagung Entzündungserscheinungen an Hirngefäßen aus.

Was macht der Arzt?

Die Behandlung der Migräneattacken richtet sich nach ihrer Schwere. Bei leichteren Anfällen werden Mittel gegen Übelkeit (Antiemetika, MCP) und Schmerzmittel (Paracetamol, Acetylsalicylsäure) gegeben. Bei schweren Attacken kommen Triptane zum Einsatz, am gebräuchlichsten sind Zolmitriptan (Asco Top) und Sumatriptan (Imigran). Sie bringen allerdings die Gefahr von erneutem Kopfschmerz nach Abklingen der ersten Attacke (sogenannter Rebound-Effekt) und von Dauerkopfschmerzen mit sich. Daher ist die Dosierung in Abstimmung mit dem Arzt auf maximal 10 Tage pro Monat zu begrenzen.

Kopfschmerzen vom Spannungstyp treten in Verbindung mit muskulären Funktionsstörungen auf (Muskelhartspann, Myogelosen). Deren Ursache wiederum kann vielschichtig sein – von Stress über einseitige Körperhaltung bis hin zum sogenannte Schleudertrauma. Die Behandlung wird sich zunächst auf die muskulären Befunde konzentrieren und besteht insofern in physikalischen bzw. physiotherapeutischen Maßnahmen.

Clusterkopfschmerzen stellen eine sehr schwere, lokal begrenzte Form von Kopfschmerzen dar, deren Behandlung oft schwierig und langwierig ist. Sie gehört in die Hand eines erfahrenen Schmerztherapeuten, der ein Behandlungskonzept aus allen zur Verfügung stehenden Maßnahmen (Medikamente, Physiotherapie, Psychotherapie, Lebensführung, Entspannungstraining usw.) entwickelt. Dazu ist die intensive Mitarbeit der Patienten erforderlich – zum Beispiel in Form eines Schmerztagebuchs, mit dessen Hilfe auslösende aber auch lindernde Faktoren erkannt werden können.

Was kann ich tun?

Wichtig ist es zunächst, den Anfällen vorzubeugen. Je nach individueller Beobachtung durch die Patienten in Form eines Kopfschmerztagebuchs sollte der Tagesrhythmus möglichst gleichförmig und stressfrei, die Nahrungsaufnahme möglichst regelmäßig und gegebenenfalls reichhaltig, der Schlaf ausreichend sein. Regelmäßige sanfte Bewegung wie Spazierengehen, Walking oder Jogging kann dieses Konzept unterstützen. Bei Migräne kommt es zunächst zu einer Engstellung der Blutgefäße, wodurch das Gehirn weniger durchblutet wird. In der Folge werden dann im Gehirn Substanzen freigesetzt, die die Schmerzschwelle im Gehirn herabsetzen und die Blutgefäße wieder erweitern. Solche Veränderungen in der Stellweite der Blutgefäße sind immer durch die Aktivität unseres Nervensystems bedingt. Deshalb gibt es in der Migränebehandlung auch einen Zugang über mentales Training (Biofeedback in Verbindung mit einer kognitiven Therapie). Hier lernen die Patienten, wie sie sich Stress bewusst machen und regulieren können.

Ernährungs- und Nährstoffempfehlungen

Im Sport wird Migräne häufig durch einen Flüssigkeitsmangel ausgelöst. Dieser tritt nach anstrengender Belastung auf, wenn der Wasserverlust deutlich höher liegt als die Flüssigkeitsaufnahme durchs Trinken. Personen, die zu Migräne neigen, können auch durch Schwimmen sehr gute Erfolge haben, da dies sehr entspannend wirkt. Eine Schwimmeinheit kann deshalb für eine Person, die zu Migräne neigt, insbesondere bei Hitze besser sein als eine Laufeinheit.

GUT ZU WISSEN

Gib Migräne keine Chance – die richtige Trinkstrategie im Sport

Pro Belastungsstunde sollte ca. 600 ml natriumreiche Flüssigkeit aufgenommen werden. Der Natriumgehalt sollte dabei mindestens 800 mg pro Liter betragen. Dies entspricht 2 Gramm Kochsalz (ungefähr ein gestrichener TL) pro Liter Wasser. Bei längerer (über 1 Stunde) Belastung sollten zusätzlich auch Kohlenhydrate und Eiweiße aufgenommen werden, um Übermüdung vorzubeugen. Auch Übermüdung kann migräneauslösend wirken. Eine Übersicht über Sportgetränke und deren Natrium-, Kohlenhydrat- und Eiweißgehalt kann bei der Redaktion der Laufzeitschrift »Aktiv Laufen« (siehe Anhang, Bezugsquellen) angefordert werden.

Weitere auslösende Faktoren für Migräne sind psychischer Stress, Ovulationshemmer, hormonelle Umstellungen bei der Menstruation und Ernährungsfaktoren. Sind diese persönlichen Triggerfaktoren erst einmal erkannt, gibt es Wege, diese auszuschließen oder zumindest erheblich zu reduzieren.

Bei entsprechender Veranlagung können bestimmte Lebensmittel Migräneattacken auslösen. Dies sind insbesondere Lebensmittel, die viel Tyramin, Phenylethylamin oder Histamin enthalten. Diese Lebensmittel sollten migräneempfindliche Menschen meiden oder nur wenig zu sich nehmen.

Reich an Tyramin sind reife Käsesorten, Chianti-Wein, Tomaten, Bananen und Avocado. Phenylethylamin findet sich besonders im Cheddarkäse und in Schokolade. Reich an Histamin sind Rotwein, Bier und Wurst. Bei Personen mit Migräneneigung reichen häufig schon kleine Mengen dieser Lebensmittel aus, um die Migränesymptome auszulösen, bei sehr reifem Käse reichen manchmal schon 20 Gramm.

Auslösend für eine Migräne können auch starke Blutzuckerschwankungen durch unregelmäßiges Essen sein, besonders, wenn dann auf leeren Magen Süßigkeiten beziehungsweise zuckerhaltige Getränke aufgenommen werden. Kaffee kann bei empfindlichen Personen migräneauslösend wirken – allerdings auch plötzlicher Kaffee-Entzug.

Auch eine gestörte Darmflora kann die Ursache für eine Migräneattacke sein. Eine gezielte Darmsanierung mit Lakto- oder Bifidobakterien kann hier sehr gute Ergebnisse bringen. Weitere Informationen zu diesem Thema finden sie im Buch Body-Coach von Dr. Feil und Dr. Wessinghage.

Ebenso kann ein lokaler Kältereiz des Rachens- bzw. der Mundschleimhaut (tiefe Temperaturen im Winter) bei empfindlichen Personen eine Migräne auslösen. Hier kann das Tragen eines Mundschutzes (Schal, Tuch, Buff) helfen, die Luft vor dem Einatmen schon etwas zu erwärmen.

Manche Personen reagieren auf einen hohen Kochsalzkonsum sowie auf eine große Wurstportion (über 200 g) mit Migräne. Der Auslöser bei der Wurst ist dabei nicht das schon erwähnte Histamin, sondern das verwendete Nitrit, welches der Wurst eine schöne Optik verleiht.

Andere sind auf den Geschmackverstärker Natriumglutamat (in Trockensuppen, Fleisch- und Gemüsekonserven, Salatdressing und Gewürzmischungen) empfindlich. Die Sensibilität auf Natriumglutamat wird jedoch überschätzt, da eine Natriumglutamat-Überempfindlichkeit sehr selten ist und außerdem durch eine gute Vitamin-B-Versorgung verschwindet.

Vitamin B$_2$ und Magnesium reduzieren Migräneanfälligkeit

In einer Studie konnte nachgewiesen werden, dass hochdosiertes Vitamin B$_2$ (täglich 400 mg) eine deutlich verringerte Migräneanfälligkeit bewirkte. Diese hohe Vitamin-B$_2$-Dosierung gehört jedoch in die Hände eines Arztes und nicht in die Selbstmedikation. Neue Studien belegen, dass auch eine regelmäßige Aufnahme von Magnesium (täglich zusätzlich 2-mal 200 mg über eine Nahrungsergänzung) die Migräneanfälligkeit verringern kann. Auch die Gabe von Omega-3-Fettsäuren kann die Häufigkeit und Intensität von Kopfschmerzen und Migräneattacken reduzieren.

Komplementärmedizin

Kopfschmerzen und Migräne sind immer als Zeichen eines tiefer gehenden pathogenetischen Geschehens zu betrachten und als solches zu behandeln. Es ist wichtig, dass sowohl Kopfschmerzen wie auch die Migräne umfassend und differenziert in einem systemischen Kontext betrachtet werden und ein dementsprechendes Therapiekonzept entwickelt wird.

Homöopathie

Ist der Schmerz hämmernd, besonders an den Schläfen, ist man empfindlich gegen Zugluft und Kälte oder werden die Schmerzen schlimmer bei Bewegung und in der Sommerhitze kann Belladonna C 30 (3 Gaben à 5 Globuli in 12 Stunden) hilfreich sein.

Beginnt die Migräne im Hinterkopf, zieht zur Stirn und über die Augen, ist sie dumpf mit Schweregefühl und bessert Liegen mit hochgelagertem Kopf die Schmerzen, kann Gelsemium C 30 (3 Gaben à 5 Globuli in 12 Stunden) hilfreich sein.

Bei Katerkopfschmerz infolge Übernächtigung und allenfalls zu erhöhtem Alkoholkonsum sowie sehr empfindlicher Reaktion auf Licht und Lärm hat sich Nux vomica C 30 (3 Gaben in 12 Stunden) bewährt.

Kreislaufstörungen, Hypotonie

Eigentlich ist die Hypotonie, also die Erniedrigung des systolischen (oberen) Blutdruckwerts unter 100 mmHg, keine Krankheit, eher eine Störung des Wohlbefindens. Denn Fachleute behaupten, mit einer Hypotonie lebe man schlecht – aber lange! Auch findet sich eine sogenannte regulative Hypotonie bei Ausdauersportlern, deren Kreislauf unter dem Einfluss des Parasympathikus in Phasen ohne körperliche Aktivität quasi im Schongang läuft.

Diagnose

Hypotonie kann aber auch Krankheitswert besitzen, wenn sie beispielsweise zum Kollaps des Betreffenden führt und insofern eine Verletzungsgefahr verursacht. Auch kann die Hypotonie auf eine zugrunde liegende Krankheit hinweisen (Herz- oder Gefäßkrankheiten, Störungen der Schilddrüsen- oder Nebennierenfunktion etc.).

Daher ist wie bei allen ungeklärten Gesundheitsstörungen eine Suche nach dem möglichen Hintergrund erforderlich, der dann gegebenenfalls die weiteren Maßnahmen bestimmt. Stellt sich das Problem als funktionell – ohne eigentlichen Krankheitswert – heraus, helfen körperliches Training (Kraftübungen), salzreiche Kost, Kneipp-Anwendungen. Oder auch alles zusammen, wie es ein humorvoller Mediziner formulierte: lustbetonte Kraftgymnastik in kaltem Wasser!

Was kann ich tun?

Ernährungs- und Nährstoffempfehlungen

Kreislaufbeschwerden beim Sport treten meistens auf, wenn der Sportler sehr viel Schweiß verliert oder wenn der Blutzuckerspiegel, bedingt durch eine hohe Belastung, absinkt. Bei Kreislaufbeschwerden sollte immer zunächst Flüssigkeit mit viel Natrium und auch etwas Zucker oder Traubenzucker (Glukose) gegeben werden. Durch den Natriumzusatz werden Flüssigkeit und Traubenzucker wesentlich schneller vom Darm ins Blut aufgenommen, sodass die Kreislaufbeschwerden schneller abklingen können. Gute Sportgetränke enthalten deshalb die Kombination aus ausreichend Natrium (Natriumanteil mehr als 800 mg pro Liter) mit Kohlenhydraten. Eine Übersicht über Sportgetränke und deren Gehalt an relevanten Inhaltsstoffen kann bei der Redaktion der Laufzeitschrift »Aktiv Laufen« (siehe Anhang) angefordert werden. Bei hoher Belastung sollte immer ein gutes Sportgetränk mit dieser hohen

Natriumkonzentration griffbereit sein und auch während der Belastung vorbeugend getrunken werden.

> **WICHTIG**
>
> **Notfall-Trinkmischung bei Kreislaufbeschwerden**
>
> $1/2$ l Wasser mit $1/2$ TL Salz und 2 EL Zucker vermischen und trinken.
> Warnung: Falls kein Salz und kein Zucker vorhanden sind, muss bei Kreislaufversagen die Zufuhr von reinem Wasser auf 500 ml beschränkt werden, um eine durch Schweißverlust entstandene Hyponatriämie nicht zu verstärken. Unkontrollierte Flüssigkeitsgaben (ohne Natrium, d.h. ohne Salz) können bei Hyponatriämie zu Wassereinlagerungen im Gehirn und damit zum Tode führen.

Komplementärmedizin

Zur Unterstützung der schulmedizinischen Behandlung empfiehlt sich folgende blutdruckerhöhende spagyrische Rezeptur:

- Ephedra sinica spag. Spagyros
- Rosmarinus officinalis spag. Spagyros
- Achillea millefolium spag. Spagyros
- Cinnamonum ceylanicum spag. Spagyros
- Crataegus oxyacantha spag. Spagyros aa ad 30,00 ml

Schreiben Sie diese Rezeptur ab und gehen damit in eine Apotheke. Dort lassen Sie die Mischung herstellen. Sie benützen dieses Heilmittel 3–5-mal am Tag. Pro Anwendung müssen sie 2 Hübe in den Mund sprühen, kurz im Mund behalten, gut einspeicheln und dann schlucken.

Ephedra vulgaris (Meerträubchen)

Das Meerträubchen hat über den wirkungsbestimmenden Inhaltsstoff Ephedrin eine erweiternde Wirkung im Bronchialsystem und auf die peripheren Gefäße eine verengende. Dabei entsteht ein blutdrucksteigernder Effekt. Interessant ist die Anwendung des Meerträubchens beispielsweise bei Asthma und gleichzeitiger Hypotonie.

Rosmarinus officinalis (Rosmarin)

Der Rosmarin tonisiert das Herz-Kreislauf- und das Nervensystem. Er ist ein gutes Mittel bei Erschöpfungszuständen.

Achillea millefolium (Schafgarbe)

Die Schafgarbe ist ein weiteres mildes Bittermittel, das aufgrund der stärkenden Wirkung gerne bei Hypotonie, Varizen und Hämorrhoiden eingesetzt wird.

Cinnamonum ceylanicum (Zimt)

Der Zimt ist ein hervorragendes Mittel für schwache Patienten mit mattem Kreislauf. Er wirkt stärkend auf die Verdauung und den Kreislauf.

Crataegus oxyacantha (Weißdorn)

Der Weißdorn gleicht sowohl hpyer- wie auch hypotone Blutdruckschwankungen aus.

Im Indikationsbereich der Hypotonie können grundsätzlich alle Bitterstoffdrogen und aromatischen Küchengewürze gut eingesetzt werden. Sie alle haben einen tonisierenden Effekt auf die Verdauung, den Kreislauf und den Organismus im Gesamten.

Magengeschwür (Ulcus ventriculi) Zwölffingerdarmgeschwür (Ulcus duodeni)

Die sogenannte Ulkuskrankheit wird häufig als eine eigenständige Krankheit angesehen, in Wirklichkeit ist sie in der überwiegenden Mehrzahl der Fälle aber nur die Komplikation einer chronischen Magenschleimhautentzündung (Gastritis).

Diagnose

Die Gastritis wird der Ursache entsprechend in 3 Typen eingeteilt: Am häufigsten (etwa 80%) ist die durch eine bakterielle Infektion (Helicobacter pylori) hervorgerufene chronische Entzündung. Rund 15% der Fälle gehen auf chemische Schädigungen zurück, vor allem beispielsweise durch Alkoholmissbrauch, Zigarettenrauchen, Medikamente (entzündungshemmende Substanzen wie Diclofenac/Voltaren, Aspirin/Acetylsalicylsäure, Kortisonpräparate). Seltenere Ursachen beinhalten die Autoimmungastritis und auch das sogenannte Stressulkus, ausgelöst durch besondere Belastungen wie Unfall, Operation, intensivmedizinische Behandlung und Ähnliches.

In Deutschland kommen pro Jahr etwa 150 Zwölffingerdarmgeschwüre auf 100000 Einwohner, Männer sind dreimal häufiger als Frauen betroffen.

Was tut der Arzt?

Die Behandlung der Grunderkrankung richtet sich nach deren Ursache. Wenn äußere Faktoren wie Suchtmittel oder Medikamente eine Rolle spielen, müssen sie weggelassen werden, gegebenenfalls wird ein Magenschutzpräparat (siehe unten) gegeben.

Der häufigste Fall, die bakteriell bedingte Schleimhautentzündung, bedarf einer einwöchigen Kombinationsbehandlung, üblicherweise bestehend aus

- Magenschutzpräparat (Protonenpumpeninhibitor/PPI, z. B. Omeprazol, Pantoprazol)
- Antibiotikum I: Clarithromycin
- Antibiotikum II: Amoxicillin

Die Erfolgsquote ist mit über 90% hoch. Falls Komplikationen auftreten, muss eventuell ein chirurgisches Vorgehen gewählt werden. Dabei werden heute fast ausschließlich den Magen erhaltende

Techniken verwendet, wie etwa Umstechung oder Ausschneiden des Ulkus und Übernähen.

Jedes Magengeschwür muss trotz heute guter Prognose mittels Magenspiegelung (Endoskopie, Gastroskopie) und Probeentnahme (Biopsie) gegebenenfalls mehrfach kontrolliert werden, um eine Krebserkrankung (Magenkarzinom) auszuschließen. In Deutschland erkranken an einem Magenkarzinom pro Jahr etwa 20 von 100 000 Einwohnern, Männer doppelt so häufig wie Frauen, Altersgipfel jenseits des 50. Lebensjahrs. Über 90 % der Betroffenen mit einem Magenfrühkarzinom weisen eine Gastritis mit dem Bakterium Helicobacter pylori auf.

Was kann ich tun?

Ernährungs- und Nährstoffempfehlungen

Ballaststoffe schützen die Magenschleimhaut

Wissenschaftliche Untersuchungen konnten bestätigen, dass generell ein höherer Ballaststoffverzehr die Häufigkeit von Geschwüren an Magen und Dünndarm reduziert. Besonders schleimhautschützend und deshalb wirksam bei Geschwüren sind dabei die Ballaststoffe aus Gemüsen und Früchten.

> **GUT ZU WISSEN**
>
> ### Strategien für eine höhere Ballaststoffaufnahme
>
> - generell zu jedem Mittag- und Abendessen: Salat und/oder Gemüse
> - Vollkornreis statt hellem Reis
> - ein Stück Obst zum Frühstück
> - Haferflocken oder Müsli mit zusätzlichem Obst
> - öfters Mango-Ingwer-Shake oder Melone-Ingwer-Shake als Zwischenmahlzeit
> - Vollkornbrot statt Weißbrot
> - Kartoffeln und Gurken möglichst mit der Schale verzehren (Bioqualität)

Zwischenmahlzeiten regulieren den Säuregrad

Zwischen 2 Hauptmahlzeiten steigt der Säuregrad im Magen an, Zwischenmahlzeiten verringern ihn. Personen mit empfindlicher Magenschleimhaut und Geschwüren im Magen oder Darm sollten deshalb mehrere kleine Zwischenmahlzeiten am Tag zu sich nehmen. Hier eignen sich besonders Haferprodukte. Hafer hat einen hohen Anteil löslicher Ballaststoffe, die die Schleimhäute filmartig auskleiden und somit Magen und Darm beruhigen. Empfehlenswert sind Haferkekse oder Haferflockensuppen. Bei langen Belastungen wie z. B. beim ULTRA-Marathon wurde bei ostdeutschen Veranstaltungen schon immer Haferschleim gereicht.

Basenreiches Obst senkt den Säuregrad

Bei hoher Säurebildung eignet sich als Zwischenmahlzeit auch basenreiches Obst wie z. B. reife Mangos, Papayas, Melonen oder reife Birnen. Stabilisierend speziell auf den Magen wirkt auch Ingwer, sodass ein frischer Frucht-Shake aus Mango, etwas Haferflocken und Ingwer reiner Balsam für Magen und Darm sind.

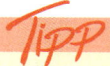

Chili hilft

Bei Verwendung eines salicylinsäure-haltigen Schmerzmittels (z. B. Aspirin), das Magenschleimhautblutungen als Nebenwirkung erzeugen kann, sollte gleichzeitig ein Stück Chili (0,3 cm) gegessen werden, um die Schleimhäute im Magen und Darm zu schützen. Wem Chili über das Essen zu scharf ist, der kann auch Chilipulver über Kapseln aufnehmen oder kleine Chilis unzerkaut mit viel Flüssigkeit einfach schlucken. Milch verzögert die Abheilung von Geschwüren. Dies wird mit dem hohen Kalziumgehalt der Milch erklärt, der die Säuresekretion im Magen deutlich erhöht.

Schleimhautschutz durch Chili

Während der Verzehr von 1,5 g Pfeffer Schleimhäute nachweislich schädigen kann, hat Chili eine schützende Wirkung auf die Magen- und Darmschleimhäute. Darüber hinaus wirkt Chili entzündungshemmend und schmerzlindernd.

Komplementärmedizin

Unterstützend zur klinisch-medizinischen Behandlung kann folgende spagyrische Mischung eingesetzt werden:

Artemisia abrotanum
   spag. Spagyros   6 ml
Glycyrrhiza glabra
   spag. Spagyros   6 ml
Calamus aromatius
   spag. Spagyros   6 ml
Geranium robertianum
   spag. Spagyros   6 ml
Tropaeolum majus
   spag. Spagyros   6 ml

Schreiben Sie diese Rezeptur ab und gehen damit in eine Apotheke. Dort lassen Sie die Mischung herstellen. Sie benützen dieses Heilmittel 3–5-mal am Tag. Pro Anwendung müssen sie 2 Hübe in den Mund sprühen, kurz im Mund behalten, gut einspeicheln und dann schlucken.

Artemisia abrotanum (Eberraute)

Die Eberraute hat eine umfassende Wirkung auf das Magen-Darm-System. Sie wird bei Anämie, chronischer Bronchitis, akuter Enteritis, Durchfallerkrankungen, starker Abmagerung, Magen- und Darmneurosen, Durchfall, Magen- und Zwölffingerdarm-Geschwür eingesetzt. Die Eberraute wirkt fördernd auf den Abfluss der Lymphe aus der Darmschleimhaut, verdauungsstärkend und allgemein stärkend.

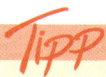

Mango-Ingwer-Shake

Zutaten

1 frische Mango klein schneiden oder gefrorene Mangostücke nehmen (alternativ kann auch ein Stück klein geschnittene Melone oder Banane genommen werden),
1–2 cm frischen Ingwer klein schneiden,
3 EL feine Haferflocken,
250 ml Sojamilch, Reismilch oder auch Hafermilch,
1–2 EL Honig

Zubereitung

Alle Zutaten in den Mixer geben und 2 Minuten durchmixen. Durch Zugabe von Orangensaft wird der Drink flüssiger, wer es lieber »frischer« mag, kann auch Zitronensaft zugeben. Etwas Chilipulver oder frische Chili nach Belieben.

Glycyrrhiza glabra (Süßholz)

Das Süßholz ist ein interessantes Schleimhautschutzmittel. Professor Weiss beschreibt diesen Wirkansatz in seinem wegweisenden Lehrbuch zur Phytotherapie ausführlich. Indikationen sind unter anderem Katarrhe der oberen Luftwege, Ulcus ventriculi und duodeni (Magen- und Zwölffingerdarm-Geschwür).

Calamus aromaticus (Kalmus)

Der Kalmus ist ein Heilmittel für die Verdauungsorgane, krampfartige Magenschmerzen, Blähungen, Verdauungsschwäche, Magenschmerzen durch zu viel Säure, Magenkatarrh, Magenkrämpfe, Verdauungsschwäche.

Tropaeolum majus (Kapuzinerkresse)

Neben dem ausgesprochen klaren antibiotisch-antimikrobiellen Wirkansatz fördert die Kapuzinerkresse die Regeneration von hauptsächlich chronisch entzündeter Darmschleimhaut.

Geranium robertianum (Storchenschnabel)

Indikationen des Rupprechtskrautes sind schlecht heilende Wunden, Schleimhautentzündungen, Geschwüre, Gastroenteritis (Gastritis, Darmentzündung), Gastritis mit Neigung zu Magengeschwür, chronische Enteritis mit Blutungen und die Ruhr. Das Geranium robertianum stillt Blutungen, aktiviert den Lymphfluss und fördert die Ausleitung über die Lymphe.

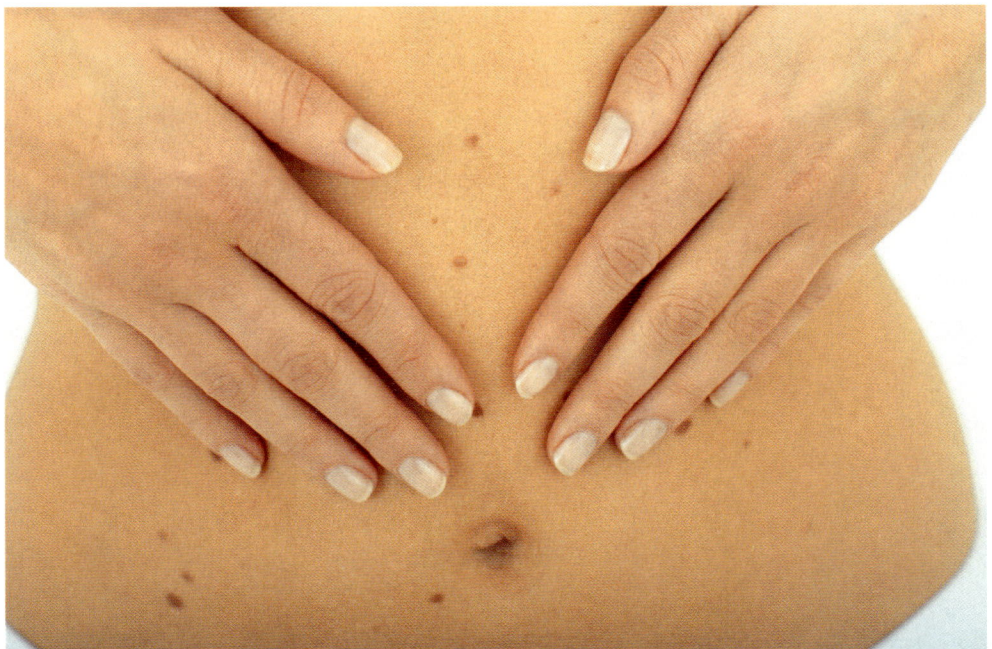

Coolpack gegen aktivierten Quarkwickel

Als Faustformel gilt, dass bei allen stumpfen Verletzungen (Prellungserscheinungen, hervorgerufen durch Stöße, Tritte oder Überdehnungen) zunächst mit Kälte gearbeitet wird. Hierbei sollte die Eispackung nur kurz (ca. 3 Minuten) Anwendung finden, um Erfrierungen zu vermeiden. Diese Kurzeispackung kann nach einer Pause von 3 Minuten wiederholt werden. Weitere Wiederholungen sind möglich, je nach Verletzung. Coolpacks, die im Kühlschrank gelagert werden, können zeitlich ohne Einschränkung aufgelegt werden, da es hierbei zu keinen Erfrierungserscheinungen kommt.

Der Quarkwickel kommt dagegen zum Einsatz, bei Entzündungen im Bereich von Sehnen, Bändern, Muskeln oder Gelenken, oder wenn man die Schmerzen der stumpfen Verletzung (z. B. blaue Flecken) schneller wegbekommen will. Hierbei geht es darum, die Entzündungsreaktion und die Schmerzen herunterzuregulieren. Die Wirksamkeit der Entzündungsregulierung eines Quarkwickels wird den Laktobakterien aus dem Quark zugeschrieben.

Die äußere Anwendung von Kräuter- und Gewürzextrakten bei Schmerzen hat sich inzwischen im Spitzensport durchgesetzt. Allerdings greifen wir nicht nur auf den aktivierten Quarkwickel zurück, sondern auch auf einen speziellen Balsam, der mit Chili-, Brennnessel- und Ingwerextrakten angereichert ist. Dadurch können wir lokal sehr schnell die Entzündungs- und Schmerzreaktion herunterregulieren und auf jede Art von Schmerzmittel verzichten (Infos siehe unter www.ultra-sports.de, Stichwort ChillSan). Alle Lösungen außerhalb von Schmerzmitteln sind deshalb so wertvoll, da Schmerzmittel (nichtsteroidale Antirheumatika ebenso wie Kortison) die Bindegeweberegeneration hemmen und somit letztendlich das biologische Regenerationsprinzip nach Verletzungen empfindlich stören.

Tipp

Rezept aktivierter Quarkwickel nach Dr. Feil

4 EL Quark, 1 EL Olivenöl, 1 TL Chilipulver, 5 cm frischen Ingwer in Stücke schneiden und durch eine Knoblauchpresse drücken. Alle Zutaten verrühren. Ein Kohl- oder Krautblatt mit einem Messer kreuz und quer anritzen. Die belastete Stelle mit dem aktivierten Quark dick bestreichen und das Kohl- oder Krautblatt mit der angeritzten Seite auf die Quarkmischung legen. Das Ganze mit einer Zellophanfolie oder einem Tuch abdecken. Einwirkzeit: 20–60 Minuten. Bei Bedarf kann der Quark nach 60 Minuten erneuert werden.

Muskelkater

Als Muskelkater werden Bewegungs- und Belastungsschmerzen der Muskulatur bezeichnet, die infolge einer intensiven, oft ungewohnten Leistungsanforderung auftreten und gewöhnlich einige Tage andauern. Ursächlich werden dafür sogenannte exzentrische Muskelbeanspruchungen verantwortlich gemacht. Dabei handelt es sich um Bewegungen, bei denen der Muskel gedehnt wird, aber seiner Dehnung gleichzeitig ein Widerstand entgegengesetzt werden muss (Treppabgehen, Bergablaufen, aber auch die Stützphase beim Laufen im flachen Gelände). Also beispielsweise Phasen eines Bewegungsablaufs, in denen die Körperbewegung muskulär abgebremst wird.

Diagnose

An der Muskelzelle – und zwar an den Verbindungsstellen zwischen den einzelnen, hintereinander geschalteten Segmenten einer Faser, den sogenannten Z-Scheiben – kann es dabei zu Mikroverletzungen kommen. Infolgedessen treten Schwellung (Ödem) und Schmerzen auf.

Was macht der Arzt?

Die Heilungsphase von wenigen Tagen ist mit der Dauer des Muskelkaters zeitlich identisch. Sanfte Bewegungen wie Gehen oder leichtes Joggen, Schwimmen, Aqua-Jogging oder Radfahren dienen der verbesserten Durchblutung der Muskulatur, somit dem Abtransport des Ödems und werden daher beim Muskelkater als lindernd empfunden.

Einen Anhalt auf bleibende Schäden durch den Muskelkater gibt es bis heute nicht. Auszuschließen ist aber die Beeinflussung der im Laufe des Lebens allmählich fortschreitenden bindegewebigen Durchsetzung der Skelettmuskulatur durch häufige Muskelkaterereignisse nicht vollständig. Muskelkater ist immer als ein Zeichen für Überforderung, nicht für gutes Training zu werten.

Was kann ich tun?

Komplementärmedizin

Bei Muskelkater hat sich das homöopathische Mittel Rhus toxicodendron C30 (3 Gaben à 5 Globuli in 24 Stunden) sehr bewährt.

Ernährungs- und Nährstoffempfehlungen

Lysin, Omega-3-Fettsäuren und entzündungshemmende Pflanzenstoffe vertreiben den Muskelkater

Für eine gute Reparaturleistung braucht der Körper eine ausgeglichene Aminosäurenversorgung. Besonders wichtig sind dabei die Aminosäuren, die er nicht selber herstellen kann (essenzielle Aminosäuren). Ist eine essenzielle Aminosäure im Mangel, können die Reparaturleistungen im Körper nur eingeschränkt ablaufen, auch wenn von anderen Aminosäuren Überschüsse vorhanden sind. Die sogenannte kritische Aminosäure bestimmt die Reparaturleistung. Lysin ist nun die Aminosäure, mit der wir häufig kritisch versorgt sind, da die »üblichen« Lebensmittel in der Regel lysinarm sind. Eine vermehrte Aufnahme von lysinreichen Lebensmitteln bewirkt deshalb generell eine verbesserte Repara

tur aller Eiweißstrukturen. Reich an Lysin sind Sojaprodukte (z. B. Tofu), Linsen, Weizenkeime, Amaranth, Haferflocken und Fisch.

Empfehlenswert ist, besonders an Tagen mit Muskelkater, 200–300 g Bismarckhering oder Makrele zu essen, da neben einem hohen Lysingehalt dem Körper damit auch sehr viel Omega-3-Fettsäuren angeboten werden. Diese wirken zusätzlich kleinen Entzündungen im Bereich der Muskelfasern entgegen. Außerdem werden Omega-3-Fettsäuren in Muskelmembranen eingebaut, wodurch deren Belastbarkeit zunimmt, was die Anfälligkeit vor erneutem Muskelkater heruntersetzt.

Muskelkater verschwindet darüber hinaus schneller, wenn die Ernährung generell reich an Kräutern, Gewürzen, Salat, Gemüse (besonders Zwiebel) und Obst ist. Dies

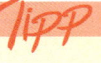

Muskelkater-Killer

Gewürz-Joghurt: In einen Joghurt $^1/_2$ TL Zimt und $^1/_2$ TL Kurkuma geben, 3–5 cm frischen Ingwer klein schneiden, hacken und einrühren. Nach dem Verzehr 3 kleine Chilischoten (0,5 bis 0,8 cm groß) schlucken.

Chili-Ingwer-Balsam: Die Haut ist das größte Resorptionsorgan des Menschen. Deshalb können auch entzündungshemmende Pflanzenextrakte (z. B. Chili, Brennnessel, Ingwer) über einen Balsam an die schmerzende Stelle gebracht werden (Bezugsquelle s. Anhang).

Quarkwickel nach Dr. Feil: Auch dieser hat sich als Hausmittel bewährt.

4 EL Quark (hoher Fettgehalt), 2 EL Olivenöl, 1 TL Chilipulver, 1 TL Zimt und den Saft

aus 5 cm Ingwerwurzel (Knoblauchpresse verwenden) gut vermischen und auf die schmerzende Stelle auftragen. Der Wickel sollte 20 Minuten einwirken.

Ananas-Drink: 1–2 Scheiben frische Ananas klein schneiden, 2 cm frischen Ingwer scheibeln, 100 g weichen Tofu, $^1/_2$ TL Zimt und $^1/_2$ l Orangensaft in einen Mixer geben, 2 Minuten durchmixen und den enzymhaltigen Saft auf nüchternen Magen trinken.

Petersilie-Leinöl-Dip: Einen halben Bund Petersilie klein schneiden 1 EL Speiseleinöl und 1 EL Olivenöl, etwas Kräutersalz, Pfeffer und 2 Zehen gehackten frischen Knoblauch dazugeben. Mit Brot aufdippen.

wird mit der höheren antientzündlichen Kapazität der Pflanzenkost erklärt.

Eiweißgrundversorgung optimieren

Zur schnellen Reparatur der Haarrisse im Bereich der Muskelfasern ist darüber hinaus eine hochwertige Eiweißgrundversorgung notwendig. Diese wird durch Kombinationen aus Ei mit Kartoffeln (optimales Verhältnis: 1 Ei auf 3 Kartoffeln) oder Getreide mit Milch (Müsli, Pfannkuchen, Brot und Käse) oder Mais und Bohnen erreicht.

Enzymhaltige Obstsorten einsetzen

Zum schnelleren Abklingen von Muskelkater werden seit Jahren auch erfolgreich Ananas und Papaya eingesetzt. Diese Früchte enthalten Enzyme, die eine entzündungsabbauende Kapazität haben. Eine bessere Wirkung erreichen Sie, wenn Ananas und Papaya auf nüchternen Magen aufgenommen werden. Der Enzymgehalt beider Früchte ist deutlich höher, wenn die Früchte noch grün sind – bei der Ananas ist besonders der mittlere Strunk enzymhaltig. Dieser sollte somit nicht weggeschnitten werden.

Magnesium einlagern

Vorbeugend vor Muskelkater oder auch bei nächtlichen Muskelkrämpfen wirkt eine langfristig, über 2 Monaten verabreichte zusätzliche Magnesiumgabe im Bereich von täglich ca. 300 mg. Zur besseren Verträglichkeit wird empfohlen, diese Menge auf 2 Portionen aufzuteilen.

Muskelkrampf

Die plötzlich einsetzende, heftige, andauernde und schwer zu lösende Anspannung eines Muskels ist wohl jedem Sportler bekannt. In den Zeiten des weltweiten Marathontourismus wissen auch viele Freizeitsportler, was es bedeutet, unterwegs oder nach absolviertem Lauf einen Krampf zu bekommen. Und nicht jeder hat gleich die richtige Dehnübung parat, um dem Schrecken ein Ende zu bereiten.

Ursache und Verlauf

Die üblicherweise willkürlich ausgelösten Muskelkontraktionen stellen ein sehr komplexes System aus nervaler Ansteuerung und muskulärer Ausführung dar. Dabei spielt die Erregungsübertragung vom Nerv auf den Muskel an der sogenannten motorischen Endplatte eine große Rolle. So mancher Kriminalroman bezieht seine Spannung aus den dort stattfindenden physiologischen Mechanismen, denn Gifte wie Strychnin, E 605 oder das Pfeilgift Curare wirken an der motorischen Endplatte.

Aber auch weniger spektakuläre Elektrolytverschiebungen können die Kontraktionsfähigkeit des Muskels massiv verändern. Verluste von Natrium oder Magnesium im Schweiß oder über Darm beziehungsweise Niere können für die Krampfneigung eines oder mehrerer Muskeln verantwortlich sein.

Selbstverständlich gibt es noch eine Vielzahl anderer Gründe für Muskelkrämpfe (z.B. zerebrale Krampfanfälle/Epilepsie, Wundstarrkrampf/Tetanus, muskulärer Schiefhals/Torticollis spasticus), aber die häufigsten bei Sportlern sind die Überforderung der Muskulatur und/oder der Salzmangel. Beides kann der Sportler vergleichsweise gut durch eigenes Verhalten beeinflussen – ausreichendes Training und geeignete Ernährung.

Was kann ich tun?

Natrium, als Natriumchlorid im Kochsalz enthalten, ist eines der wichtigsten Elektrolyte. Natriumverluste können sich nachteilig bis fatal auswirken. Und wirken sofort – der Muskelkrampf lässt meist nicht lang auf sich warten. Krämpfe sind ein Anzeichen dafür, dass durch Schwitzen ein akuter Natriummangel entstanden ist. Bei längeren sportlichen Belastungen sind diese Verluste – vor allem über den Schweiß – kaum vermeidbar. Das Tennisturnier, die RTF-Fahrt (Rad-Touristik-Fahrt), der Marathonlauf sind typische Beispiele für höhere Schweißproduktion und damit Salzverluste, besonders ausgeprägt bei feuchtwarmer Witterung. Deshalb ist es sinnvoll, bei lang andauernder und intensiver Belastung immer ein natriumreiches Sportgetränk zu nehmen. Zur Vorbeugung gegen Muskelkrampf sollte der Natriumgehalt mindestens 800 mg/l betragen. Im akuten Fall eines Muskelkrampfes während der Belastung ¼ TL Salz in einen Becher Flüssigkeit (z. B. Mischung aus Cola und Wasser) einrühren und trinken. Sportler, die viel schwitzen, sollten 2 Stunden vor der Belastung und ebenfalls 10 Minuten davor salzreich trinken. Vorbeugend kann das Wettkampfgetränk mit ein wenig Kochsalz angereichert werden – einfach und wirksam. Der Marathonläufer, der auf die

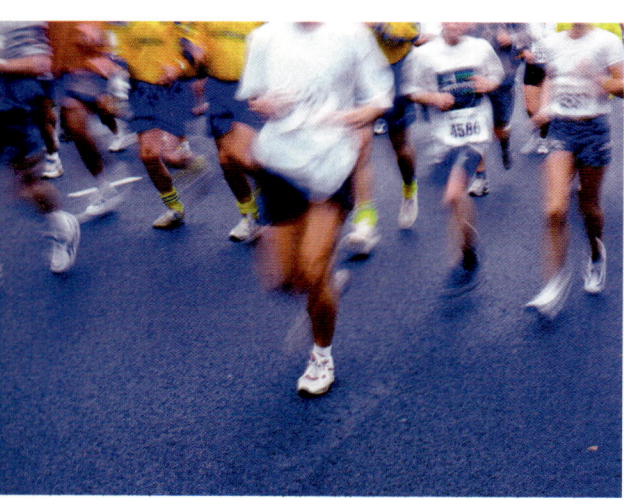

vom Veranstalter angebotenen Getränkestationen angewiesen ist, kann eine oder zwei Salztabletten nach 20 und 30 Kilometern mit ausreichend Flüssigkeit zu sich nehmen.

Mit dem Magnesium verhält es sich etwas anders. Magnesium ist zu 99% in der Körperzelle anzutreffen, während Natrium vor allem außerhalb der Zellen, also zum Beispiel im strömenden Blut, vorkommt. Der Weg in die Zelle hinein ist schwieriger und langwieriger. Daher muss eine Magnesium-Prophylaxe von längerer Hand vorbereitet werden, beispielsweise über 6–8 Wochen vor einem Wettkampf. Empfehlenswert sind Magnesium-Tabletten, die einen organischen Säurerest aufweisen – sie werden besser im Darm aufgenommen: Magnesium-Orotat, -Citrat, -Aspartat. Unsinnig ist es, Magnesium kurz vor dem Wettkampf oder gar unterwegs in größeren Mengen einzunehmen. Das führt allenfalls zu weichem (und baldigem!) Stuhlgang, denn Magnesium in höheren Dosen wirkt als Abführmittel.

Sportler sollten generell auf eine hohe magnesiumreiche Grundversorgung achten. Wir empfehlen täglich Vollkornprodukte, Haferflocken, Weizenkeime, Brokkoli und viele andere mehr.

Muskelzerrung, Muskelfaserriss, Muskelbündelriss, Muskelriss

Gerade bei Spielsportarten wie Fußball, Handball oder Eishockey sind Akutverletzungen an der Tagesordnung. Häufig sind es vermeintliche Bagatellen, die vom Spieler im Eifer des Gefechts ignoriert oder gar nicht wahrgenommen werden. Oftmals hat aber auch eine scheinbar harmlose Verletzung Folgen für den Bewegungsapparat, die sich auf die Dauer summieren: Beispielsweise führt die ständige Überlastung der Sprunggelenksbänder durch vielmaliges Umknicken zu deren Lockerung. Wiederholte Prellungen von Gelenken schädigen den Knorpel und können Gelenkveränderungen bis hin zur Arthrose (S. 96) verursachen.

Diagnose

Sehr häufig hat sich eine zunächst als Kleinigkeit angesehene Verletzung bei näherem Hinsehen als schwerwiegende Beeinträchtigung erwiesen. Der verletzte Sportler hat dann großes Glück gehabt, den Wettkampf beenden zu können: Der Rückenschmerz, der sich als (gefährliche) Wirbelkörperfraktur erwies. Die Knieprellung, die letztendlich ein Kreuzbandriss war. Die leichte Zerrung, die sich als schwerer Muskelfaserriss herausstellte (mit tiefer Einblutung in den Muskel).

Eine Muskelzerrung ist eine lokalisierte Überlastung der Muskulatur, die durch eine sehr heftige Kontraktion oder eine Überdehnung zustande kommt. Als typisches Beispiel gilt die plötzliche Belastung eines Muskels (Antritt, Sprint), der noch nicht ausreichend aufgewärmt ist. Der Muskel reagiert mit Verhärtung, Druck- und Bewegungsschmerz und ist nicht mehr funktionsfähig.

Treten zusätzlich Blutungen auf (subkutanes Hämatom/Bluterguss unter der Haut), muss mit einem Riss von Muskelfasern oder größeren Anteilen des Muskels gerechnet werden.

Was macht der Arzt?

Nach einer Zerrung muss mit einer Sportpause von – je nach Schweregrad – 2–6 Wochen gerechnet werden, beim Muskelriss sind es etwa 4–8 Wochen. Die Ausheilung kann durch therapeutische Maßnahmen bis zum heutigen Tage nicht wesentlich beschleunigt werden. Allerdings ist es möglich, eine verzögerte Heilung zu verhindern. Eine Ruhigstellung im Verband ist nur bei größeren Rissen sinnvoll, in diesen Fällen muss aber auch über eine mögliche chirurgische Behandlung nachgedacht werden. Diese sollte möglichst unmittelbar nach dem Verletzungsereignis erfolgen.

Was kann ich tun?

Die Behandlung beginnt mit dem richtigen Verhalten direkt nach der Verletzung (s. o.). Sie beinhaltet milde, aber längerfristige Kühlung (kaltes Wasser ist besser als Eis) für 24–48 Stunden, Lockerung der angrenzenden Muskulatur (keine Massage im Verletzungsbereich!!) und Lymphdrainage, ganz vorsichtiges Dehnen des Muskels beginnend frühestens nach ca. 72 Stunden. Hier benötigen die Sportler viel Feingefühl, um die richtige Dosis zu finden, den Muskel einerseits ganz sanft zur Regeneration anzuregen, ihn andererseits aber nicht zu stark zu fordern. Ausgleichssportarten wie Radfahren, Wassertraining (Aqua Jogging, Aqua Fit) oder vorsichtiges Krafttraining ermöglichen oft schon ein leichtes Aufbauprogramm. Aber denken Sie daran: erlaubt ist nur, was keine Schmerzen bereitet. Gar keine!

Ernährungsempfehlungen und Nahrungsergänzung

Bei Muskelbeschwerden sollte generell die Magnesiumaufnahme in der Ernährung verbessert werden.

Um mehr Magnesium aufzunehmen, empfiehlt es sich:
- täglich eine Hand voll Nüsse (Walnüsse, Mandeln, Erdnüsse) zu naschen,
- große Salatportionen zu verzehren,
- eine Hand voll Sonnenblumenkerne über den Salat zu streuen,
- regelmäßig Weizenkeime zu verwenden (z. B. in Müsli oder Joghurt einstreuen),
- magnesiumhaltiges Mineralwasser zu benutzen (der Magnesiumgehalt sollte über 100 mg pro Liter sein).

Bei langdauernder Belastung

Wie bei dem Muskelkater geht es bei einem Muskelfaserriss und bei einer Muskelzerrung um Reparaturprozesse im Bereich der Muskelfeinstruktur. Die Ernährungsempfehlungen sind deshalb die gleichen wie bei Muskelkater.

Komplementärmedizin

Verwenden Sie das homöopathische Präparat Arnica C 30 (3 Gaben à 5 Globuli in 24 Stunden).

WICHTIG

Die PECH-Regel

Daher sollten auch vermeintlich kleinere Verletzungen, wenn sie mit Schwellung, Rötung, Schmerzen einhergehen, ernst genommen werden. Es ist kein Zeichen von großer Stärke, Schmerzen möglicherweise auf Kosten der Gesundheit zu überspielen. Das richtige Verhalten direkt nach einer frisch erlittenen Verletzung kann man sich leicht merken, wenn man an das Pech denkt, welches mit einer solchen Verletzung verbunden ist.

PECH ist das Schlüsselwort, an das man im Falle eines Falles denken sollte:

P – Pause
E – Eis
C – Compression
H – Hochlagerung

Übersetzt in Klartext bedeutet das, nach einer Verletzung, deren endgültige Abklärung durchaus später erfolgen kann, zunächst die sportliche Aktivität abzubrechen (also nicht weitermachen um jeden Preis!), die verletzte Gliedmaße hoch zu lagern, einen nicht zu festen Kompressionsverband anzulegen und – z. B. mit Kältepackungen, kalten Umschlägen o. Ä. – zu kühlen. Die weitere Diagnosestellung und Versorgung kann dann fachgerecht durch einen Arzt erfolgen.

Kräftigungsübungen

Die folgenden Übungen sollen Ihnen als Anhalt dienen, auf welche Weise der Ausdauersportler seinen Stütz- und Bewegungsapparat schützen und seine Muskulatur den Anforderungen des Lauftrainings anpassen kann.
Bei statischer Übungsausführung der Kräftigungsübungen wird die Spannung zwischen 10 und 30 Sekunden gehalten, 30–60 Sekunden Pause. 3–4 Wiederholungen. Bei dynamischer Übungsausführung der Kräftigungsübungen gibt es 3–4 Serien à 10–20 Wiederholungen, 60–90 Sekunden Pause zwischen den Serien.

Seitlage Hüftabduktion

Seitliche Gesäßmuskulatur
(M. glutaeus medius)

Legen Sie sich in die stabile Seitlage (Kopf auf dem gebeugten Arm, untere Hüfte und Knie rechtwinklig gebeugt). Strecken Sie das obere Bein in Hüfte und Knie, rotieren Sie es nach innen (Fußspitze zeigt nach unten) und heben Sie das Bein langsam gestreckt nach hinten-oben an.
Halten Sie die Position 20–30 Sekunden lang. Heben und senken Sie das obere Bein mehrfach langsam. Seitenwechsel.

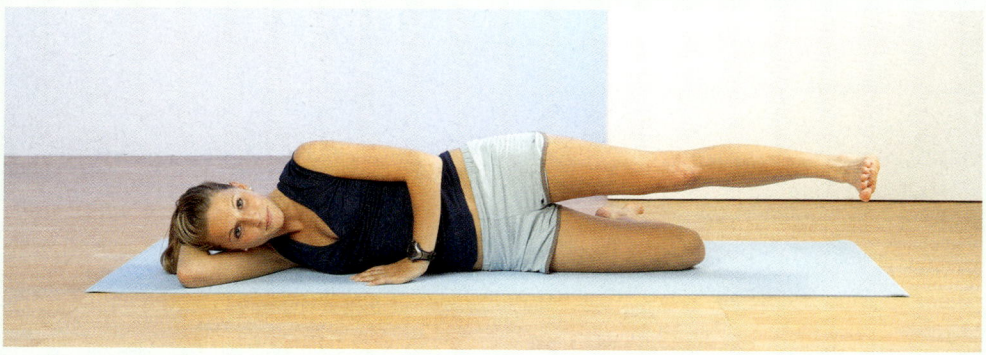

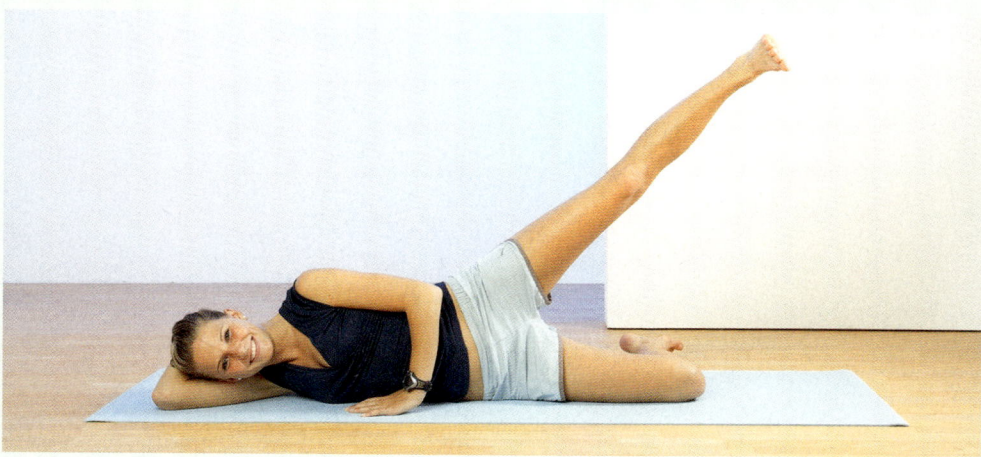

Bauchmuskel-Crunch

Bauchmuskulatur (M. rectus abdominis)

Legen Sie sich auf den Rücken und setzen Sie die Fersen auf den Boden, die Kniegelenke sind etwa rechtwinklig gebeugt. Die Arme liegen außenrotiert (Handflächen nach oben) neben dem Körper.

Heben Sie den Oberkörper langsam an, bis sich die Schulterblätter vom Boden zu lösen beginnen. Der Kopf verbleibt in Verlängerung der Wirbelsäule.

Heben und senken Sie den Rumpf mehrmals langsam, atmen Sie ruhig und gleichmäßig (beim Anheben ausatmen).

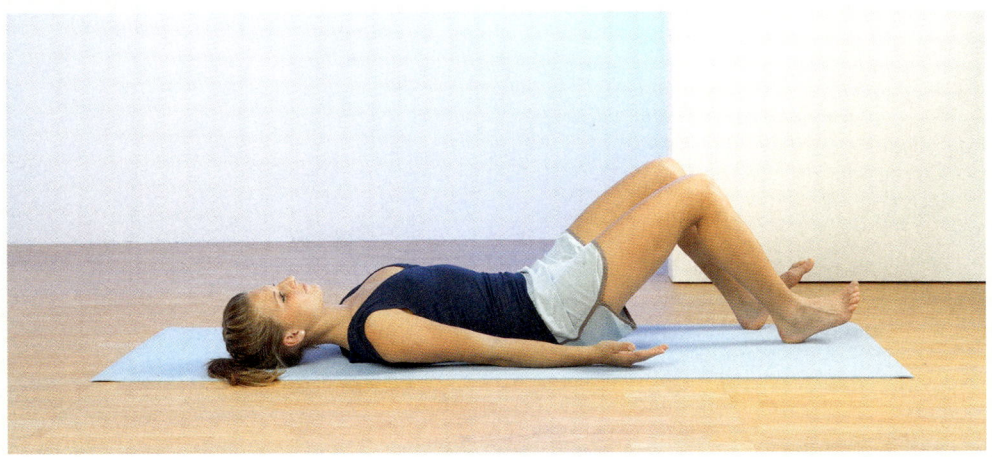

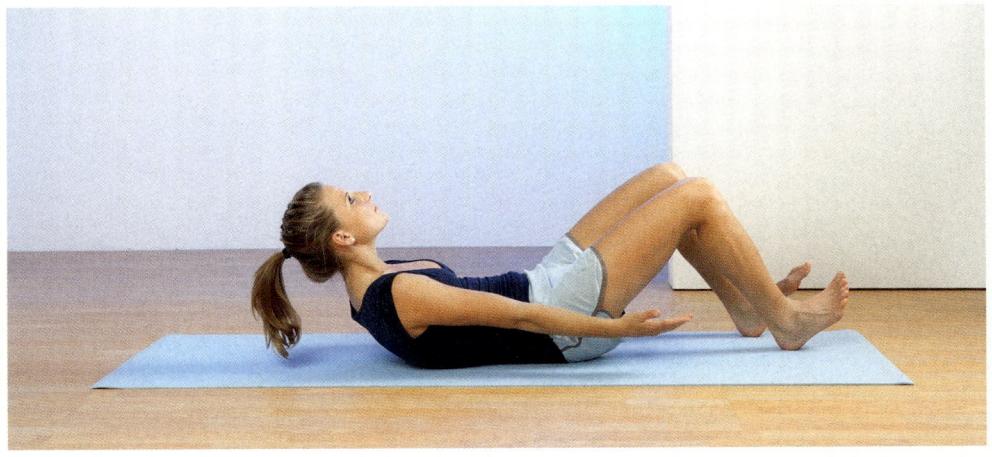

Bauchmuskel-Crunch

Bauchmuskulatur (M. rectus abdominis)
Um die Übung zu erschweren, können Sie die Arme in Schulterhöhe halten (nicht am Kopf ziehen oder rupfen) bzw. nach oben strecken.
Heben Sie den Oberkörper langsam an, bis sich die Schulterblätter vom Boden zu lösen beginnen. Der Kopf verbleibt in Verlängerung der Wirbelsäule.
Heben und senken Sie den Rumpf mehrmals langsam, atmen Sie ruhig und gleichmäßig (beim Anheben ausatmen).

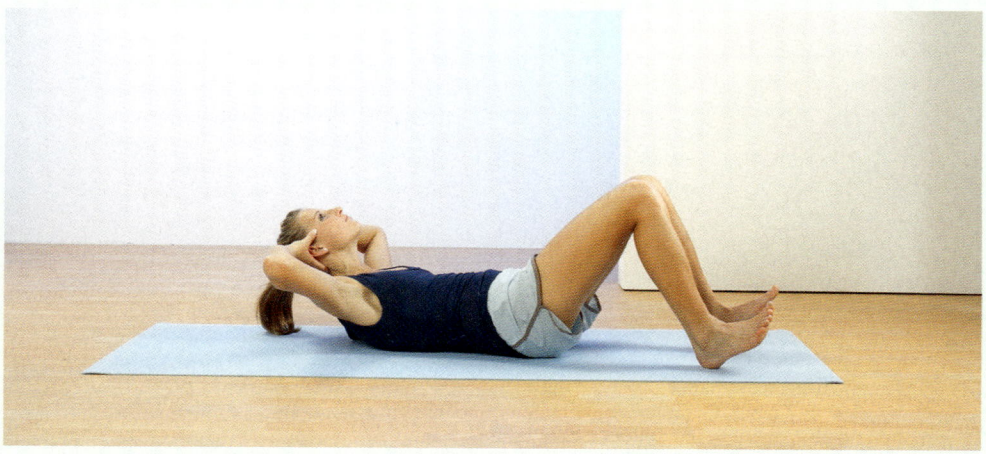

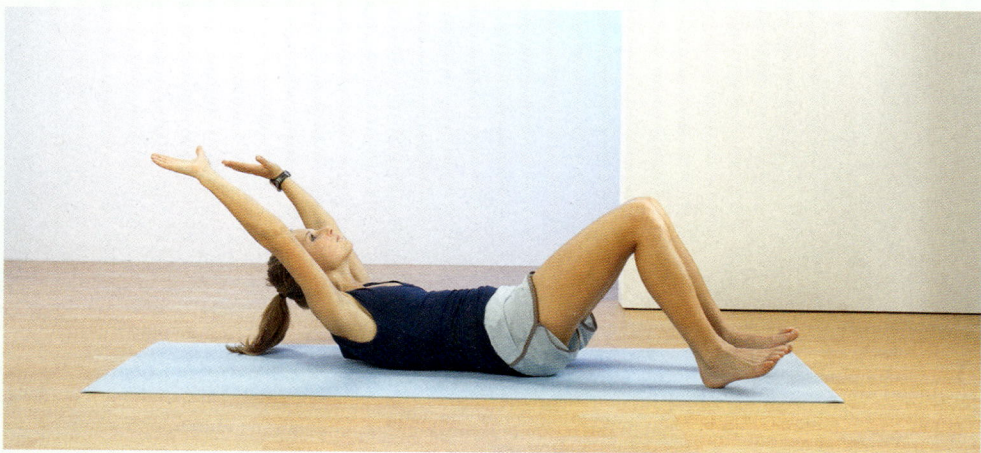

Sehnenriss/Sehnenruptur

Sehnenrisse gehören zum Alltag des Sportlers ebenso wie des Nichtsportlers. Sehnen übertragen die Kräfte der Muskulatur auf die nachfolgende Struktur, in der Regel den Knochen. Die Sehnen des menschlichen Körpers bestehen aus kollagenen und elastischen Fasern und be-

ziehen daraus ihre Eigenschaften, die den Anforderungen des jeweiligen Funktionssystems ideal angepasst sind. Daraus lässt sich der Schluss ableiten, dass eine gesunde Sehne ohne äußere Krafteinwirkung **nicht reißt.**

Diagnose

Der Achillessehnenriss, der sich im Hockstand ereignet, oder der Riss der Quadrizepssehne, der beim Treppabgehen auftritt, deuten auf vorgeschädigte Sehnenstrukturen hin. Hingegen kann eine

gesunde Sehne durchaus reißen, wenn sie durch ein unerwartetes, von außen einwirkendes Ereignis über Gebühr belastet wird, wie etwa bei einem Foul beim Mannschaftssport oder einem Treppensturz.

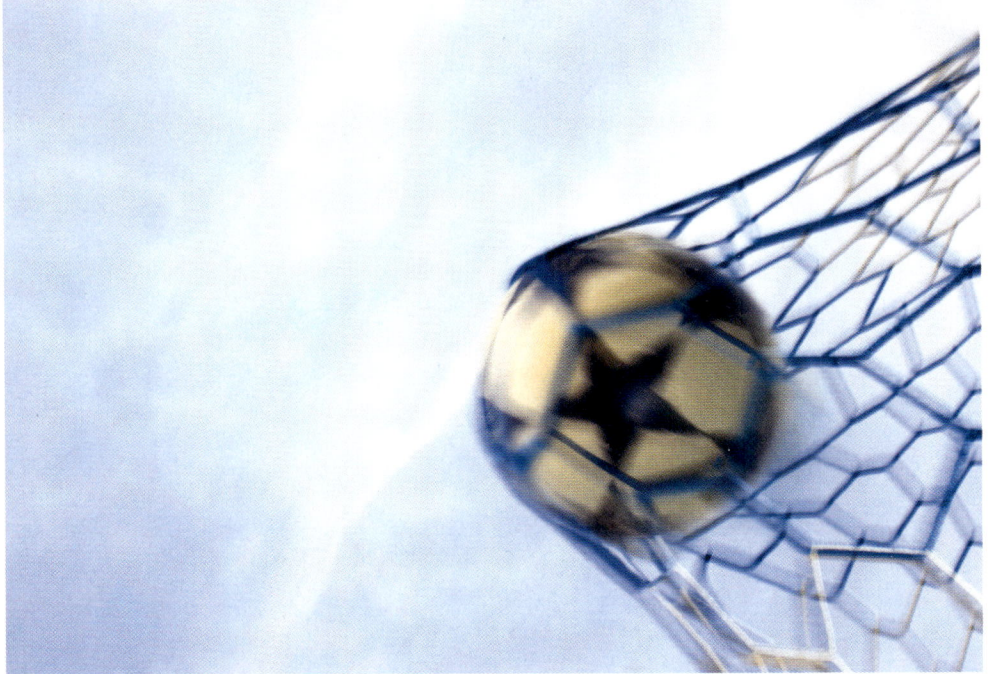

Was macht der Arzt?

Sehnengewebe lässt sich im Gegensatz zum weichen Muskel sehr gut nähen. Somit ist die chirurgische Behandlung eines Sehnenrisses die Methode der Wahl. Die Ruhigstellung der betroffenen Gelenke ist in der Regel unumgänglich. Gelegentlich müssen dabei spezielle Techniken angewendet werden, zum Beispiel in der Hand- und Fußchirurgie. Denn so belastbar Sehnengewebe auch sein mag, es heilt aufgrund der vergleichsweise schlechten Durchblutungssituation recht langsam. Mit 6 Wochen ist zu rechnen, in Ausnahmefällen sogar mehr.

Was kann ich tun?

Wie kann Sehnenrissen vorgebeugt werden? Das Sehnengewebe muss gesund und fit gehalten werden! Dies gelingt durch Bewegung, durch Nutzung der Eigenschaften des Bewegungssegments. Wenn sich Muskeln (die Wadenmuskulatur, der Quadrizeps) verkürzen, weil sie nicht mehr durch Sport und Bewegung gefordert werden, verlieren die Muskeln selbst und auch die Sehnen ihre Eigenschaften. Dann reichen gegebenenfalls Bagatellbewegungen aus, um einen Riss zu verursachen.

Auch der Ausdauersportler (Läufer, Radfahrer) sollte sich der Tatsache bewusst sein, dass ein begleitendes Ausgleichstraining (Kräftigungs- und Dehnübungen, gern auch Ausgleichssportarten) extrem sinnvoll ist, um die Funktionsfähigkeit des Muskel-Sehnen-Systems zu erhalten – und damit auch Gelenkveränderungen (Arthrose, siehe dort) vorzubeugen.

Komplementärmedizin

Bei Sehenverletzungen, Verstauchungen des Hand- oder Sprunggelenks empfiehlt sich zuerst Arnica C 30 (3 Gaben in 24 Stunden), dann nach 2 Tagen Ruta graveolens C 30, 1 Gabe à 5 Globuli.

Osteoporose

Die Osteoporose gehört zu den häufigsten Krankheiten in den westlichen Industriegesellschaften – und nimmt an Zahl und Bedeutung ständig zu. Das Risiko, durch Osteoporose schmerzhafte, verstümmelnde und nicht selten gar zum Tode führende Knochenbrüche wie eine Schenkelhalsfraktur (S. 72), eine oder mehrere Wirbelkörperfrakturen und/oder andere knöcherne Verletzungen zu erleiden, nimmt jenseits des 60. Lebensjahres eines Menschen massiv zu.

Ursache und Verlauf

Wirklich zuverlässige statistische Daten über die Häufigkeit osteoporosebedingter Knochenbrüche liegen nur für die Schenkelhalsfrakturen vor, da sie praktisch immer eine stationäre Krankenhausbehandlung erforderlich machen. Bei den eigentlich noch typischeren Wirbelkörperfrakturen (viele treten spontan auf, ohne ein auslösendes Sturzereignis) ist die Dunkelziffer der unerkannten Ereignisse sehr hoch.

Das Risiko für Osteoporose ist bei Frauen höher als bei Männern und steigt mit

- zunehmendem Alter,
- spät einsetzender erster Regelblutung,
- früh einsetzender Menopause (Zeitpunkt der letzten Regelblutung),
- Osteoporose-Erkrankungen in der Familie,
- Einnahme bestimmter Medikamente (v. a. Kortisonpräparate),
- Mangelernährung, Fehlernährung (v. a. Kalzium, Vitamin D),
- Bewegungsmangel, längerer Bettlägerigkeit,
- niedrigem Körpergewicht,
- Suchtmittelmissbrauch (Alkohol, Nikotin)
- sowie diversen Begleiterkrankungen.

Diagnose

Unter Osteoporose wird die starke Minderung der Knochendichte verstanden. Die Weltgesundheitsorganisation (WHO) definiert das Vorliegen der Krankheit anhand der Abweichung der Knochendichte vom Durchschnitt der Knochendichte gleichaltriger Menschen gleichen Geschlechts. Wird die normale Schwankungsbreite der Knochendichte um den 2,5-fachen Wert unterschritten, liegt eine Osteoporose vor. Bei einer Abweichung um den 1-fachen bis 2,5-fachen Wert spricht man von Osteopenie (niedrige Knochendichte).

Bei starker Entkalkung entsteht eine erhöhte Brüchigkeit des Knochens, die bei

Stürzen (Schenkelhals, Handgelenk) aber auch spontan (Wirbelkörper) zu Frakturen führen kann. Diese wiederum haben bei den fast immer älteren Menschen Schmerzen, eingeschränkte Mobilität, Hilfsbedürftigkeit, Angst und eine allgemeine Verschlechterung der Lebensqualität zur Folge. Vielfach drohen Pflegebedürftigkeit, Vereinsamung, Tod.

Daher ist die Vorbeugung so wichtig – und sie beginnt in der Kindheit. Im Laufe der ersten drei Lebensjahrzehnte baut der Knochen Mineralsubstanz auf und erreicht zwischen dem fünfundzwanzigsten und dreißigsten Lebensjahr der Peak Bone Mass (maximale Knochendichte). Danach geht es mehr oder weniger schnell wieder bergab. Je höher das maximal erreichte Niveau ist, desto länger kann der Knochen davon zehren. Und je weniger Störfaktoren einwirken, desto langsamer wird er Abbau vonstatten gehen.

Ein im Leben einer Frau oft entscheidender Zeitpunkt ist der des Ausbleibens der Regelblutung. Verantwortlich dafür ist das Absinken weiblicher Sexualhormone, vor allem des Östrogenspiegels. Daraus resultiert auch der schnellere Verlust an Mineralsubstanz des Knochens und ein ständig wachsendes Osteoporoserisiko, welches ab dem 60. Lebensjahr exponentiell ansteigt.

Für die exakte Diagnosestellung ist eine technische Untersuchung erforderlich. Am gebräuchlichsten und zuverlässigsten sind die DXA-Untersuchungen, die eine standardisierte Knochendichtemessung und den Vergleich mit Durchschnittswerten ermöglichen.

Der erfahrene Arzt kann allerdings Hinweise auf die Krankheit unter anderem auch aus der Krankengeschichte (Anamnese), aus Art und Umfang eingenommener Medikamente und aus Röntgenbildern gewinnen.

Was macht der Arzt?

Die Behandlung der Osteoporose ist heute vergleichsweise einfach – vorausgesetzt, sie wird früh genug erkannt. Die Basis besteht in der angemessenen Lebensführung, vor allem in geeigneter Ernährung mit ausreichender Versorgung an Kalzium und Vitamin D, ggf. auch als Nahrungsergänzung, und regelmäßiger, gezielter Bewegung. Zusätzlich stehen hochwirksame Medikamente zur Verfügung, die das Fortschreiten der Krankheit in den allermeisten Fällen wirksam unterbinden und das

Frakturrisiko senken können. Mittel der Wahl sind die Bisphosphonate (z. B. Risedronat, Alendronat), deren Wirksamkeit insbesondere in Bezug auf das Frakturrisiko wissenschaftlich eindrucksvoll nachgewiesen werden konnte. Die Einnahme ist unproblematisch und kaum mit unerwünschten Nebeneffekten verbunden. Andere gebräuchliche Behandlungskonzepte beinhalten

▌ SERM (selective Estrogen Receptor Modulator),

- Fluoride (härten den Zahnschmelz und den Knochen),
- Calcitonin (Hormon, das den Knochenaufbau unterstützt),
- HRT (Hormonersatztherapie, d. h. Gabe von Östrogenen).

Auch Männer erkranken an Osteoporose, allerdings deutlich seltener als Frauen. Bei Männern gilt es vor allem, die oben genannten Risikofaktoren zu verhindern und frühzeitig eine möglichst hohe Peak Bone Mass aufzubauen. Trotz aller medizinischen Erfolge ist die Osteoporose eine stark unterschätzte Krankheit, die oftmals gar als unvermeidliche Alterserscheinung angesehen wird. Das ist falsch und zeugt von Unwissenheit dem erheblichen Leiden der betroffenen Menschen gegenüber.

Was kann ich tun?

Ernährungs- und Nährstoffempfehlungen bei Osteoporose

Wichtig ist zunächst, Kalzium vermehrt zuzuführen, denn starke Knochen brauchen Kalzium.

Eine optimale Kalziumzufuhr über die Nahrung ist die Grundvoraussetzung für einen stabilen Knochenbau. Heute werden zwischen dem 13. und 19. Lebensjahr täglich 1 200 mg und ab dem 19. Lebensjahr 1 000 mg Kalzium empfohlen. Milchprodukte sind die kalziumreichsten Lebensmittel. Ohne Verzehr von Milchprodukten ist eine optimale Bedarfsdeckung nur schwer erreichbar. In diesen Fällen ist es notwendig, gezielt kalziumreiche Gemüsesorten (z. B. Brokkoli) sowie kalziumreiche Mineralwässer (Kalziumgehalt 150–500 mg pro Liter) täglich aufzunehmen. Alternativ können auch mit Kalzium angereicherte Fruchtsäfte oder Nahrungsergänzungsmittel mit Kalzium aufgenommen werden, um den täglichen Bedarf zu decken. Die Tabelle zeigt eine Hitliste der kalziumreichsten Lebensmittel. Noch ein Tipp: Verwenden sie fettarme Milchprodukte – das Kalzium ist nicht ans Fett gebunden.

Kalziumreiche Lebensmittel (Angaben pro Portion)

60 g Emmentaler	660 mg
30 g Sesam	230 mg
50 g Mandeln	225 mg
150 g Joghurt	215 mg
50 g Haferflocken	125 mg
150 g Fenchel	165 mg
150 g Brokkoli	160 mg
50 g Zwiebel	80 mg
10 g Petersilie	25 mg

Kalziumausscheidung verringern

Über den Urin scheiden wir erhebliche Mengen Kalzium wieder aus, aber wir können die ausgeschiedene Menge durch die Auswahl unserer Lebensmittel beeinflussen. Osteoporose-Experten weisen darauf hin, dass die Menge der Kalziumausscheidung über den Urin ein gewichtiger Faktor im Kalziumhaushalt ist. Die Kalziumausscheidung ist größer, wenn viel Salz, viel Eiweiß oder auch viel Phosphat (Wurst, Cola) aufgenommen werden.

Die Gesamtkalziumaufnahme ist deshalb nicht der alleinige Faktor für das verfügbare Kalzium, da insgesamt immer die Menge an Salz, Eiweiß und Phosphat betrachtet werden muss. Für einen stabilen Knochen sollte deshalb die tägliche Salzaufnahme von durchschnittlich 11 g auf 5 g gesenkt werden. Einen hohen (versteckten) Kochsalzgehalt haben Fertiglebensmittel und Dosengemüse (z.B. Erbsen), mit diesem Wissen können sie hier gezielt und effektiv einsparen.

Tipp

Verbannen sie den Salzstreuer vom Tisch. Nachsalzen ist eine Angewohnheit, die man sich wieder abgewöhnen kann.

Darüber hinaus konnte festgestellt werden, dass bei hoher Kaliumaufnahme über Obst, Gemüse und Salat der Kalziumverlust durch den Urin gering ist. Somit korreliert der reichliche Genuss von Obst mit einer hohen Knochendichte.

Neue wissenschaftliche Studien zeigten, dass auch dem Spurenelement Bor in der Osteoporosevorbeugung und -behandlung eine wichtige Rolle zukommt. Bei uns beträgt die durchschnittliche Versorgung mit Bor ungefähr 2 mg. Wenn es uns gelingt, die tägliche Boraufnahme auf 5 mg zu erhöhen, dann verliert der Körper über den Urin 40 % weniger Kalzium und ein Drittel weniger Magnesium. Die Tabelle zeigt borreiche Lebensmittel. Das tägliche Ziel

ist es, 3 mg Bor aus diesen Lebensmitteln täglich extra aufzunehmen.

Hitliste borreicher Lebensmittel pro 100 g

Pflaumen, Zwetschgen	3 mg
Sojakerne, Sojamehl	3 mg
Nüsse	2,5 mg
Rosinen	2,5 mg
Datteln	1 mg
Rotwein	0,8 mg

Kalziumaufnahme optimieren
Starker Knochenbau – entscheidend ist die Kalziumaufnahme im Darm.

Die Kalziumaufnahme im Darm wird erhöht, wenn die Ernährung reich an Oligofruktose oder Inulin ist. Diese Ballaststoffe finden sich bevorzugt in Gemüse besonders in Spargel und Zwiebel. Außerdem gibt es im Handel Joghurts, die mit Oligofruktose angereichert sind.

Durch eine gute Vitamin-D-Produktion der Haut wird die Kalziumaufnahme im Darm ebenfalls verbessert. Für einen starken Knochenbau sollte man sich deshalb täglich an der frischen Luft bewegen und so eine höhere Vitamin-D-Produktion der Haut fördern.

Kieselsäure erhöht die Knochendichte
Mehrere Tierversuche haben gezeigt, dass eine kieselsäurereiche Ernährung zu einer höheren Knochendichte und Kalziumeinlagerung in den Knochen führt. Deshalb wird in jeder Phase des Lebens eine kieselsäurereiche Ernährung mit viel

Naturreis und Haferflocken empfohlen. Die Nahrungsergänzung mit dem höchsten Gehalt natürlicher Kieselsäure ist Ackerschachtelhalmkonzentrat (Dosierung 1 TL pro Tag).

Komplementärmedizin

Die Behandlung von Osteoporose ist ein vielschichtiges Thema. Sowohl die Nährstoffversorgung wie auch die Säurebelastung des Gewebes spielen bei der Entstehung der Osteoporose eine wichtige Rolle. Ebenso sollte der Hormonstoffwechsel der Frau während und nach dem Klimakterium beachtet werden. Die folgende spagyrische Rezeptur kann unterstützend verwendet werden, wenn ein Behandlungskonzept vorliegt. Sie zielt vorwiegend auf die Aufnahme der Nährstoffe, die Regeneration der Knochen und die Gewebestabilität sowie -funktion ab.

Symphytum officinalis spag. Spagyros	9 ml
Angelica archangelica spag. Spagyros	7 ml
Medicago sativa spag. Spagyros	7 ml
Equisetum arvense spag. Spagyros	7 ml

Schreiben Sie diese Rezeptur ab und gehen damit in eine Apotheke. Dort lassen Sie die Mischung herstellen. Sie benützen dieses Heilmittel 3–5-mal am Tag. Pro Anwendung müssen sie 2 Hübe in den Mund sprühen, kurz im Mund behalten, gut einspeicheln und dann schlucken.

Symphytum officinalis (Beinwell)
Der Beinwell fördert die Regeneration von Knochengewebe.

Angelica archangelica (Engelwurz)
Die Engelwurz fördert die Aufnahme von Mineralien und anderen Nährstoffen aus dem Darm.

Medicago sativa (Luzerne)
Alfalfa (arab. Vater aller Nährstoffe) ist besonders reich an Kalzium und Phosphor. Beide Elemente sind in einem ausgewogenen Verhältnis enthalten und stellen gemeinsam die Basis für unsere Knochen und Zähne dar. Alfalfa sollte deswegen bei Beschwerden in Verbindung mit Knochen und dem Bewegungsapparat, wie z. B. Osteoporose oder Rheuma, angewendet werden.

Über die Stimulation der Hirnanhangsdrüse wird die Hormonausschüttung optimal gefördert. Sie ist ein hervorragendes Tonikum für Körper, Seele und Geist.

Equisetum arvense (Ackerschachtelhalm)
Der Schachtelhalm hat als Kieselsäuredroge einen starken Bezug zur Struktur und Stabilität vorwiegend des Bindegewebes. Er stabilisiert das Gewebe sowie dessen Funktion und fördert sowohl die Stoffversorgung der entsprechenden Zellen wie den Abtransport der Stoffwechselabbauprodukte.

Betula alba Gemmo®
Das Gemmomazerat der Birke fördert die Aufnahme von Mineralien in die Knochen. DS: 3-mal 3 Sprühstöße pro Tag direkt auf die Mundschleimhaut.

Wunden

▸ **Haut- und Nagelverletzungen**
▸ **Blasen**
▸ **blutunterlaufene Nägel**
▸ **Hautreizungen (Scheuern, Reiben)**
▸ **»Wolf«beschwerden**

Wunden – zum Glück meist kleinerer Art – gehören zum Alltag vieler Sportler. Die Reste von Schürfwunden nach Stürzen beim Fußball oder Tennis »zieren« so manches Sportlerbein auf ewig, aber auch Platz- oder Risswunden sind nicht selten.

Diese Wunden sind fast immer keimbesiedelt und bedürfen einer kompetenten Wundversorgung. Als Sofortmaßnahme ist die Blutung zu stillen, die Wunde ist zu reinigen, zu desinfizieren und steril abzudecken. Außer bei sehr kleinen Wunden hat danach eine definitive Wundversorgung zu erfolgen. Dazu zählen gegebenenfalls auch die Schmerzstillung und der Wundverschluss beziehungsweise eine Wundtoilette (Reinigung und Abtragung von Geweberesten) und die dosierte Ruhigstellung. Diese Wundversorgung gehört in die Hand des Arztes.

Blasen

Blasen an den Füßen und/oder Zehen gehören zu den häufigsten Beschwerden der Läufer. Schon eine kleine Störung wie ein etwas zu enger oder zu kurzer Schuh, eine Naht oder Falte der Socke kann unangenehme Folgen haben. Die Blase entsteht durch das Auseinanderweichen von Hautschichten, der Zwischenraum füllt sich mit Flüssigkeit. Die wiederum verhindert, dass die Hautschichten sich wieder fest miteinander verbinden. Daher sollten Blasen nach Desinfektion mit einer dünnen, keimfreien Nadel oder Kanüle punktiert werden, sodass die Flüssigkeit ablaufen kann. Anschließend steril abdecken. Wenn diese Maßnahme kurz nach Auftreten der Blase ergriffen wird, kann sie mit etwas Glück wieder vollständig verkleben. Ansonsten dient die oberflächliche Hautschicht für eine Weile als Schutz für die zarten, tiefer

---

GUT ZU WISSEN

Tetanusimpfung ist Pflicht

Aufgrund der ständigen Gefahr von Bagatellverletzungen sollten Sportler immer gegen Tetanus immunisiert sein. Die Impfung ist völlig ungefährlich und hochwirksam, ganz im Gegensatz zur Behandlung einer Tetanus-Infektion.
Falls eine Wundheilungsstörung auftreten sollte, ist ebenfalls eine kompetente ärztliche Behandlung unerlässlich. Neben einer chirurgischen Wundrevision kann die Gabe von Antibiotika erforderlich werden, ansonsten drohen fortschreitende Infektion, chronischer Verlauf oder Komplikationen wie Fistel, Abszess, Sepsis.

liegenden Schichten. Aus diesem Grunde sollte eine frische Blase auch nicht mit der Schere entfernt werden.

Blutunterlaufene Zehennägel

Der zu kurze Laufschuh ist auch die Hauptursache für blutunterlaufene Zehennägel, eine Gefahrenzone vor allem bei Marathonläufern. Bei der Entstehung dieser unangenehmen, oft auch schmerzhaften Verletzung spielen offenbar mehrere Faktoren eine Rolle. Der enge Laufschuh genauso wie die Länge der Strecke. Sprinter und Mittelstreckenläufer tragen die Schuhe gern sehr knapp – nur zu verständlich angesichts der hohen Kräfte, die zum Beispiel beim schnellen Durchlaufen der Kurven auf der Laufbahn auftreten. Kein Problem bei einer Laufzeit von maximal wenigen Minuten. Aber stundenlang in einem zu kurzen Schuh die Straßen einer Marathonstrecke zu durchlaufen, setzt die ständig gequetschten Zehen und ihre Nägel arg unter Druck. Das Blut unter den Nägeln zeugt davon. Auch viele Fußballer favorisieren sehr eng sitzende Fußballschuhe, um mehr Ballgefühl zu haben – und erleiden dasselbe Problem. Beim Läufer tritt offensichtlich auch die Ermüdung mit einem veränderten Bewegungsablauf hinzu, anders wäre es kaum zu erklären, dass derselbe Schuh für einen 10-km-Lauf gut geeignet sein kann, für einen Marathonlauf aber eindeutig zu kurz ist. Daher muss der bei einem Marathonlauf zu tragende Schuh besonders sorgfältig ausgewählt und ausreichend getestet werden (S. 47).

Wenn es zum Malheur gekommen ist, sollte das Blut unter dem Nagel umgehend entfernt werden, um den Nagel zu erhalten. Dazu bohrt der Arzt ein kleines Loch durch den Nagel (das geschieht absolut schmerzfrei!), um einen Abfluss zu schaffen. Anschließend Desinfektion und sterile Abdeckung. Unbehandelt wird sich der Nagel in der Regel lösen, das vollständige Nachwachsen dauert dann viele Wochen bis Monate.

Hautreizungen

Bei heftigen Bewegungen, wie sie beim Sport nun einmal vorkommen, sind auch Hautreizungen durch Scheuern oder Reiben unvermeidlich. Typisches Beispiel ist auch hier der Marathon- oder Ultralangstreckenlauf, bei dem viele Sportler besonders gefährdete Hautstellen speziell schützen – die Brustwarzen mit Pflastern, die Leistenregion und die Achseln mit Vaseline. Manche Läufer tragen aus allein diesem Grund langarmige T-Shirts und/oder knielange Laufhosen.

Augenfällig ist die von Mensch zu Mensch sehr unterschiedliche Disposition für derartige Verletzungen. Die Robustheit der Haut, die Stärke der Schweißabsonderung, der Laufstil sind verantwortlich für die hohe Gefährdung des einen und die Robustheit des anderen. Im Zweifel, gerade bei Anfängern, sollte immer die sichere Variante gewählt werden. Wie schade wäre es, wenn ein gut geplanter Marathonlauf am »Wolf« in der Leistenregion scheitern würde.

Was kann ich tun?

Ernährungs- und Nährstoff-empfehlungen

Wundheilungsturbo natürliche Kieselsäure

Zur schnelleren Wundheilung ist die Ernährung besonders kieselsäurereich zu gestalten: Vollkornreis, Haferflocken, Hirseaufläufe sowie Kartoffeln mit Schale (grüne Kartoffelteile vorher entfernen). Ergänzend dazu sollte täglich eine kieselsäurereiche Nahrungsergänzung aus Ackerschachtelhalmkonzentrat oder Brennnesselextrakt genommen werden (Dosierung täglich 1 TL). Dadurch wird erreicht, dass die körpereigene Produktion von kollagenen Fasern erhöht wird, wodurch Heilungsprozesse wesentlich beschleunigt werden. Tipp: Zur schnelleren Heilung von äußerlichen Wunden kann Ackerschachtelhalmkonzentrat auch äußerlich aufgetragen werden (1 TL Konzentrat auf 50 ml Wasser).

Wundheilungsturbo Vitamin C

Für eine bessere Quervernetzung der kollagenen Fasern ist darüber hinaus auch eine hohe tägliche Vitamin-C-Aufnahme wichtig in Form von Orangen, Orangensaft, Grapefruits oder Paprikagemüse. Alternativ kann auch ein Vitamin-C-Präparat genommen werden (Dosierung: täglich ca. 500 mg, am besten aufgeteilt in 3 Portionen).

Wundheilungsturbos Glucosamin, Chondroitin, Kollagenhydrolysat

Eine weitere stimulierende Wirkung auf die körpereigene Kollagenbildung haben die Nahrungsergänzungen Glucosaminsulfat (tägliche Dosierung 1 500 mg) sowie Chondroitinsulfat (tägliche Dosierung mindestens 800 mg) sowie Kollagenhydrolysat (tägliche Dosierung 10 g).

Wundheilungsturbo Arginin

Die körpereigene Kollagenbildung wird außerdem gefördert durch eine Ernährung, die reich an der Aminosäure Arginin ist. Zur schnelleren Wundheilung werden deshalb täglich die besonders argininhaltigen Lebensmittel Erdnüsse (bzw. Erdnussbutter), Weizenkeime und Thunfisch empfohlen (siehe Hitliste argininreicher Lebensmittel) – ebenso Argininpräparate.

Hitliste argininreicher Lebensmittel

Erdnüsse (100 g)	4 000 mg
Sojabohnen (100 g)	2 200 mg
Haselnüsse (100 g)	2 000 mg
Seelachs (100 g)	1 300 mg
Thunfisch (100 g)	1 250 mg
Weizenkeime (60 g)	1 250 mg

Bessere Wundheilung durch Enzyme

Zur schnelleren Wundheilung werden auch Enzympräparate mit Bromelain eingesetzt. Die tägliche Dosierung liegt bei 80–320 mg Bromelain pro Tag. Alternativ kann auch täglich ½ frische Ananas und/oder 1 frische Papaya gegessen werden.

Komplementärmedizin

Leichtes Wundwerden beim Reiten oder Gehen: Ruta graveolens C 30 (3 Gaben in 24 Stunden). Schürfungen oder Eiterwunden mit überstarken Schmerzen, die in keinem Verhältnis zu der Verletzung stehen: Calendula C 30 (3 Gaben in 24 Stunden).

Wer eine schnelle Wundheilung und Turbo-regeneration verletzter Strukturen erreichen will, sollte alle Register gleichzeitig ziehen. Dies bedeutet eine Grundernährung mit viel Kieselsäure, Arginin, Vitamin C und die gleichzeitige Anwendung von Ackerschach-telhalmkonzentrat, Argininergänzung, Glu-cosamin- und Chondroitinsulfat, Kollagenhy-drolysat, Vitamin C und Enzymen. Mit dieser Gesamtanwendung kann die Wundheilungs-zeit um ca. 50 % verkürzt werden.

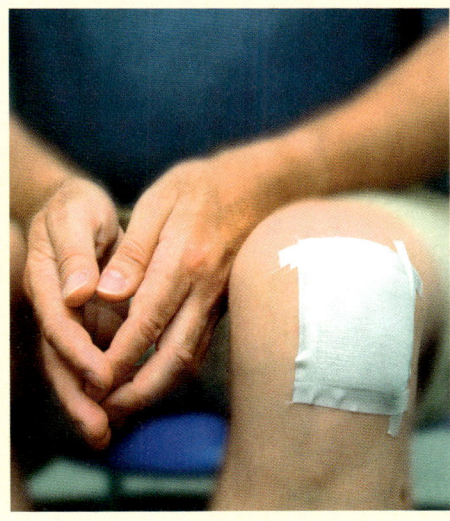

Das Wundheilungsmenü: Kokos-Seelachs-Soße mit Brokkoli, Erdnüssen und Naturreis

Zutaten für 4 Personen
500 g Brokkoli (in Röschen teilen)
400 g Tomaten (würfeln)
1 rote Paprika (würfeln)
1 Zwiebel (würfeln)
Olivenöl, Salz, Pfeffer
50 g Erdnüsse (ungesalzen)
200 ml Kokosmilch
200 g Seelachs (würfeln)
500 g Naturreis

Zubereitung
500 g Naturreis mit 1,25 Liter Wasser, etwas Salz und Curry (nach Belieben) gar kochen. Zwiebeln in etwas Olivenöl leicht anbraten, Paprika, Brokkoli dazugeben und mit anbra-ten, Tomaten und Seelachs und Erdnüsse dazugeben und alles 5 Minuten weiter an-braten lassen. Dann die Kokosmilch zuge-ben, mit Salz und Pfeffer würzen und noch-mals 5 Minuten ziehen lassen. Zum Trinken 1 großes Orangensaftschorle.

Überforderung

▶ **Burn-out-Syndrom**
▶ **stressbedingte Erkrankungen**
▶ **Übertraining**

Die Weltgesundheitsorganisation (WHO) rechnet stressbedingte Erkrankungen zu den zehn häufigsten gesundheitlichen Problemen der Industriegesellschaften und vor allem zu denjenigen mit der höchsten Zuwachsrate. In Deutschland ist davon auszugehen, dass ca. 50 000 Menschen jährlich aufgrund psychischer Gesundheitsstörungen vorzeitig aus dem Erwerbsleben ausscheiden. Eine unglaublich hohe Zahl. Viele dieser Menschen werden nicht adäquat behandelt – psychische Krankheiten sind nach wie vor mit einem Stigma versehen. Man verschweigt die Probleme, man hält durch, man hofft auf Selbstheilung.

Was macht der Arzt?

In vielen Fällen ist »Aussitzen« eine schlechte, weil wenig Erfolg versprechende Strategie. Kompetente Hilfe, frühzeitig eingesetzt, kann eine Verschlechterung verhindern und verbessert die Erfolgsaussichten enorm. Denn oftmals ist es nicht eine wirklich eingreifende Therapie im engeren Sinne, sondern eher eine Lebensberatung, um die es geht.

Erfolgreich arbeitende psychosomatische Abteilungen von Akut- oder Rehabilitationskliniken wenden heute mehrheitlich Behandlungskonzepte an, die auf den ersten Blick fast banal wirken. Die Patienten werden an sanftes Sporttreiben herangeführt und erlernen Entspannungstechniken.

Die sportliche Aktivität führt – richtig dosiert und schrittweise aufgebaut – sehr bald zu einer verbesserten Körperwahrnehmung. Der Mensch beginnt wieder zu erkennen, was er sich zumuten darf und was nicht. Er beginnt auch die Reaktionen seines Organismus zu spüren – vor allem lernt er, wieder den Unterschied zwischen (gesunder) Anforderung und (schädlicher) Überforderung zu erkennen.

Zusätzlich werden in den Ruhephasen Entspannungstechniken wie die progressive Muskelrelaxation, das autogene Training (oft in Varianten) aber auch fernöstliche Techniken wie Yoga trainiert. Hier lernen die Betroffenen, sich wieder fallen zu lassen, die innere Spannung zu lösen, wieder zu schlafen, sich wieder zu freuen.

Wenn sich die angestrebten Erfolge einstellen, kann der Patient alsbald in die Rolle dessen schlüpfen, der eigenverantwortlich sein Leben wieder in die Hand nimmt. Manchmal sind diese Therapieansätze aber nicht von Erfolg gekrönt. Dann wird es schwierig und langwierig: eine tiefenpsychologische Analyse oder eine Verhaltenstherapie kann erforderlich werden – vor allem bei sogenannten sekundären Burn-out-Syndromen. Also bei Problemen, die eine andere Ursache haben und deren Wurzeln oft tief verborgen sind, z. B. in Erlebnissen der Kindheit. In diesen Fällen ist die Krankheit nur das Indiz, nur der Hinweis auf die Störung und der unbewusste Versuch des Individuums, ein Ventil, einen Ausweg zu finden. Die Krankheit als Lösungsversuch von tiefer liegenden Konflikten? Ja, dieser Zusammenhang ist geradezu häufig und psychosomatisch ausgebildeten Ärzten wohl bekannt.

Stress und Überforderung können sogar Folge einer an sich nicht krankhaften Gewöhnung sein, zum Beispiel daran, immer mehr zu arbeiten. Im letzteren Falle ist, wie Berichte aus der Praxis immer wieder zeigen, eine gegebenenfalls sogar radikale Änderung des Verhaltens durchaus möglich.

Was kann ich tun?

Ernährung

Burn-out-Syndrome, Überforderungen, Überlastungserscheinungen und Übertraining kommen schleichend und bleiben vielfach monatelang bestehen. Der beste Schutz davor ist eine ausbalancierte Lebensweise, ein sinnvoll aufgebautes langfristiges Training und eine hochwertige Ernährung mit viel Obst, Gemüse, Salat, Hülsenfrüchten, Nüssen und Vollkornprodukten.

Bei Übertrainingszuständen braucht der Körper viel Zeit – ein schneller Erfolg innerhalb weniger Tage kann sich nicht einstellen, da die Systeme leergelaufen sind. Die im Folgenden aufgeführten Ernährungsmaßnahmen können den überlasteten Körper innerhalb von 4 Wochen von der Nährstoffseite her wieder auf volle Leistungsfähigkeit bringen. Aber bitte beachten Sie, ein Überlastungssymptom zeigt an, dass etwas zu viel war. Nehmen Sie sich Zeit herauszufinden, wo Ihre Überlastung herkommt und ändern Sie die Ursachen.

Hohe biologische Eiweißwertigkeit und Omega-3-Fettsäuren wirken wahre Wunder

Zur Überwindung von Burn-out-Syndromen, Überlastungen und Übertraining, sollten die Lebensmittel so kombiniert werden, dass eine hohe biologische Eiweißwertigkeit erreicht wird. Außerdem brauchen Sie täglich 2 Portionen Omega-3-Spender. Diese finden sich z. B. in 150 g Meeresfisch (Bismarckhering, Makrele, Lachs oder Thunfisch), 1 TL Speiseleinöl, 1 Hand voll Walnüsse oder 120 g Tofu. Dadurch hat der Körper wesentliche Bausteine für die hormonelle Erholung zur Verfügung.

Im Eiweißbereich sind sehr gute Kombinationen Kartoffel mit Ei (1 Ei auf eine Portion Kartoffeln) mit einer Mischung aus Erbsen und Mais. Eine hohe Eiweißwertigkeit wird auch erreicht durch Vollkornbrot mit Käse und Gemüse oder durch die Kombination aus Müsli mit vielen frischen Früchten, Milch oder Joghurt.

Regenerationsfördernde Aminosäuren einplanen

Darüber hinaus sollten täglich Lebensmittel mit regenerationsfördernden Aminosäuren (Lysin, Arginin, Glutaminsäure und Asparaginsäure) Ihren Speiseplan bereichern. Dadurch wird aus dem Körper verstärkt das Ermüdungsmolekül Ammoniak ausgeschieden. Ammoniak wirkt muskulär und mental stark ermüdend. Geeignete Lebensmittel und Nährstoffe sind:

- Weizenkeime (Dosierung 3 EL pro Tag),
- Käse (täglich 100 g),
- Fisch (auch als Omega-3-Fettsäurespender, siehe oben),
- mageres Fleisch (2-mal pro Woche),
- täglich eine Portion Hülsenfrüchte (Linsen, Bohnen, Sojaprodukte, Erbsen),
- täglich 50 g Nüsse (Erdnüsse, Mandeln, Haselnüsse, Walnüsse),
- mehrmals pro Woche Amaranthprodukte (Amaranthmüsli oder gekochter Amaranth),
- Kartoffeln,
- Arginin (2-mal 3 g pro Tag).

Frische Keimlinge einsetzen – essbare Kraftwerke

Auch der tägliche Verzehr von frischen Keimlingen unterstützt Sie, Übertrainingszustände schneller in den Griff zu bekommen. Durch den Keimungsvorgang enthalten die Keimlinge sehr gut verfügbare Spurenelemente, außerdem ist der Vitamin- und Enzymgehalt durch den Keimungsprozess um mehrere 100 % erhöht im Vergleich zu ungekeimtem Getreide oder Samen. Tipp: Kaufen Sie gekeimte Kresse oder Sprossenmix und bereichern Sie damit ihre Salate. Sprossen lassen sich auch schnell selbst ziehen. Gute Beratung und Ausstattung gibt es im Reformhaus.

Bor-Joker setzen

Auch täglich borreiche Lebensmitteln (50 g getrocknete Pflaumen, 100 g Rosinen, 500 ml roter Traubensaft, 100 g Datteln) helfen, schneller aus dem Leistungstief herauszukommen, da das Spurenelement aktivierend auf den Testosteronspiegel wirkt. Dieses Leistungshormon wirkt besonders auf die Muskulatur aufbauend.

Zündkerzen aufpolieren

Empfehlenswert sind auch tägliche Extraportionen an Magnesium (200–300 mg) und Zink (15–20 mg) über eine Nahrungsergänzung. Magnesium und Zink sind die Zündkerzen im Stoffwechsel und beeinflussen mehr als 300 Körpervorgänge. In hartnäckigen Fällen können zusätzlich die Aminosäuren Lysin, Arginin und Glutamin in einer täglichen Dosierung von jeweils 5 Gramm gegeben werden (Bezug über Apotheken möglich), um einerseits Ammoniakbelastungen abzubauen und um andererseits eine höhere körpereigene Produktion von aufbauenden Hormonen auszulösen.

Schutz vor Übertraining durch Regenerationsturbos

Ziel von leistungsorientiertem Training ist der Leistungsfortschritt, ohne in Übertrainingszustände zu gelangen. Deshalb sind die bei Übertrainingszuständen aufgeführten Maßnahmen (hohe biologische Wertigkeit und Omega-3-Fettsäuren, regenerationsfördernde Aminosäuren einplanen, frische Keimlinge einsetzen, Bor-Joker setzen, Zündkerzen aufpolieren) immer zu berücksichtigen. Übertrainingszustände können aber auch aufgrund mangelhafter Kohlenhydratstrategien verursacht sein.

Komplementärmedizin

Folgende spagyrische Rezeptur hat sich sehr bewährt
Eleutherococcus senticosus
   spag. Spagyros   6 ml
Avena sativa spag. Spagyros   6 ml
Ephedra distachya spag. Spagyros   6 ml
Piper methysticum spag. Spagyros   6 ml
Rauwolfia serpentina
   spag. Spagyros   6 ml

Schreiben Sie diese Rezeptur ab und gehen damit in eine Apotheke. Dort lassen Sie die Mischung herstellen. Sie benützen dieses Heilmittel 3–5-mal am Tag. Pro Anwendung müssen Sie 2 Hübe in den Mund sprühen, kurz im Mund behalten, gut einspeicheln und dann schlucken.

Eleutherococcus senticosus (Taigawurzel)

Verbesserung des Allgemeinbefindens. Steigerung der Gedächtnisleistung. Steigerung der unspezifischen Immunabwehr, Kräftigung bei Müdigkeit und Schwäche.

Avena sativa (Hafer)

Haferindikationen sind Erschöpfungszustände, vegetative Dystonie, Einschlafstörungen.

Ephedra vulgaris (Meerträubchen)

Extreme Apathie, große Schwäche und Müdigkeit, beginnend vom frühen Morgen an.

Piper methysticum (Rauschpfeffer)

Als Leitsymptome gelten geistige Erschöpfung bei übermäßiger Beanspruchung.

Rauwolfia serpentina (Indische Schlangenwurzel)

Als Symptome erscheinen nervöse Erregungszustände, Schwindel, geistige Erschöpfung, Konzentrationsschwäche, Depressionen, Angstzustände, oft ausgelöst durch Überanstrengung.

Kohlenhydrate und Aminosäuren

Nach einer intensiven oder langen Belastung (mehr als 60–90 Minuten) sind die Kohlenhydratdepots (Glykogendepots) in den Muskeln erschöpft. Entscheidend für eine schnelle Erholung ist nun, möglichst innerhalb der ersten 15 Minuten nach dem Training ausreichend Kohlenhydrate zuzuführen und gleichzeitig das hormonelle System auf die Regenerationsspur zu bringen. Die optimale Erholung wird erreicht, wenn innerhalb von 15 Minuten nach dem Sport 2 g Kohlenhydrate pro kg Körpergewicht und zusätzlich ca. 10–20 g Eiweiß, 200 mg Magnesium und 5–20 mg Zink aufgenommen werden. Dieses Regenerationssystem wurde von Dr. Feil bei der Deutschen Handball Nationalmannschaft für die Weltmeisterschaft 2007 installiert. Der Gewinn des Weltmeistertitels basierte mit auf der konsequenten Anwendung dieser Regenerationsstrategie.

Unmittelbar nach dem Sport werden Kohlenhydrate unabhängig von Insulin in die Muskulatur aufgenommen. Die Kohlenhydrate schießen innerhalb einer kurzen Zeit nach sportlicher Belastung sozusagen direkt in die entleerten Speicher. Alles was innerhalb von einer Stunde nicht in der Muskulatur angekommen ist, braucht anschließend wieder viel länger. Eiweiße wie z.B. Molkeneiweiß, Sojaeiweiß oder Kollagenhydrolysat reparieren beschädigte Muskelfasern. Im Leistungssport verabreichen wir diese Eiweiße auch sofort nach dem Sport, um eine schnelle Reparatur der Eiweißstrukturen zu garantieren. Ebenfalls unmittelbar nach der Belastung ist im leistungsorientierten Sport die Gabe von 3–5 g Arginin empfehlenswert, um das Ermüdungsmolekül Ammoniak schneller

Tipp

Kohlenhydrathaltige Mahlzeit

Eine kohlenhydrathaltige Mahlzeit sollte möglichst innerhalb der ersten Stunden nach dem Sport erfolgen, da in dieser 2. Kohlenhydratloadingphase das glykogenaufbauende Enzym noch stark aktiv ist. Dieses speicherauffüllende Enzym wird innerhalb der ersten 24 Stunden von Stunde zu Stunde schwächer. Empfehlenswert sind leicht verdauliche kohlenhydrathaltige Mahlzeiten, die zusätzlich eine hohe biologische Eiweißwertigkeit ausweisen und sowohl kalium- und chromreich sind (= Super-Carboloading-Prinzip, siehe Tabelle). Durch den zusätzlichen Kalium-, Chrom- und Eiweißanteil der Mahlzeiten verstärkt sich die Kohlenhydrateinlagerung in der Muskulatur.

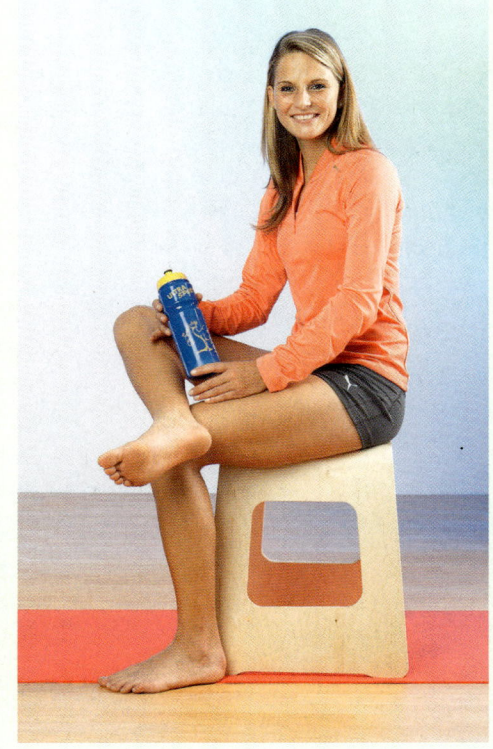

abzubauen. Zink und Magnesium unterstützen weitere hormonelle Prozesse.

Deshalb sollte in jeder Sporttasche immer ein Regenerationsgetränk mit Eiweiß, Zink und Magnesium deponiert sein, das dann auch direkt nach dem Training geleert wird. Als unterstützende Kohlenhydratquellen eignen sich zusätzlich reine Fruchtsäfte (z. B. Orangensaft oder Traubensaft) oder, wenn diese direkt nach dem Sport vom Magen noch nicht vertragen werden, auch ein halber Liter Malzgetränk, Cola oder Limonade. Cola- oder Limonadengetränke sollten allerdings nicht kalorienreduziert sondern ganz normal mit Zucker gesüßt sein, da sonst die Kohlenhydrate fehlen.

Tipp: Bei nicht erschöpfender Belastung (z. B. nach einer 50–60-minütigen leichten Belastung) reicht eine Kohlenhydrataufnahme von 1 g pro kg Körpergewicht aus.

Umfassende, schnelle Regeneration (Beispiel 75 kg schwere Person)

Ziel ist eine schnellstmögliche Auffüllung der Kohlenhydratdepots sowie eine schnelle Einleitung der hormonellen Regeneration. Dies wird erreicht durch 150 g Kohlenhydrate sowie ca. 10 g Eiweiß, 5 mg Zink, 200 mg Magnesium sofort nach Training und Wettkampf in Form von 500 ml Regenerationsgetränk (= 30 g Kohlenhydrate, 10 g Eiweiß, 5 mg Zink, 200 mg Magnesium), 500 ml Fruchtsaft, Malzgetränk, Limo oder Cola (= 55 g Kohlenhydrate), 40 g Rosinen (= 25 g Kohlenhydrate) und 50 g Salzletten (= 40 g Kohlenhydrate).

Entscheidend für die Einlagerungsgeschwindigkeit und dadurch die Wiederbelastbarkeit durch das nächste Training ist somit nicht nur die absolute Menge an Kohlenhydraten, sondern das richtige frühzeitige Timing der Kohlenhydrataufnahme nach Training und Wettkampf.

Super-Carboloading-Strategien für die erste Mahlzeit nach dem Sport

Kohlenhydrat-spender*	Kaliumspender	Chromspender	Eiweißspender
Nudeln	Tomatensauce	Pilze	Edamer-, Goudakäse
Kartoffeln	Karotten, Erbsen	Walnüsse	Ei, Käse
Vollkornreis	Gemüse	Vollkornreis	Fisch, Tofu

* Durch die Aufnahme von 2 g Kohlenhydraten pro kg Körpergewicht innerhalb der ersten Minuten nach dem Sport ist es ausreichend, in der nachfolgenden Mahlzeit die Kohlenhydrate zu reduzieren. Deshalb sollte in der ersten festen Mahlzeit nach der sportlichen Leistung (nach ca. 1–2 Stunden) der Kaliumanteil in Form von Gemüse und Salat dominieren.

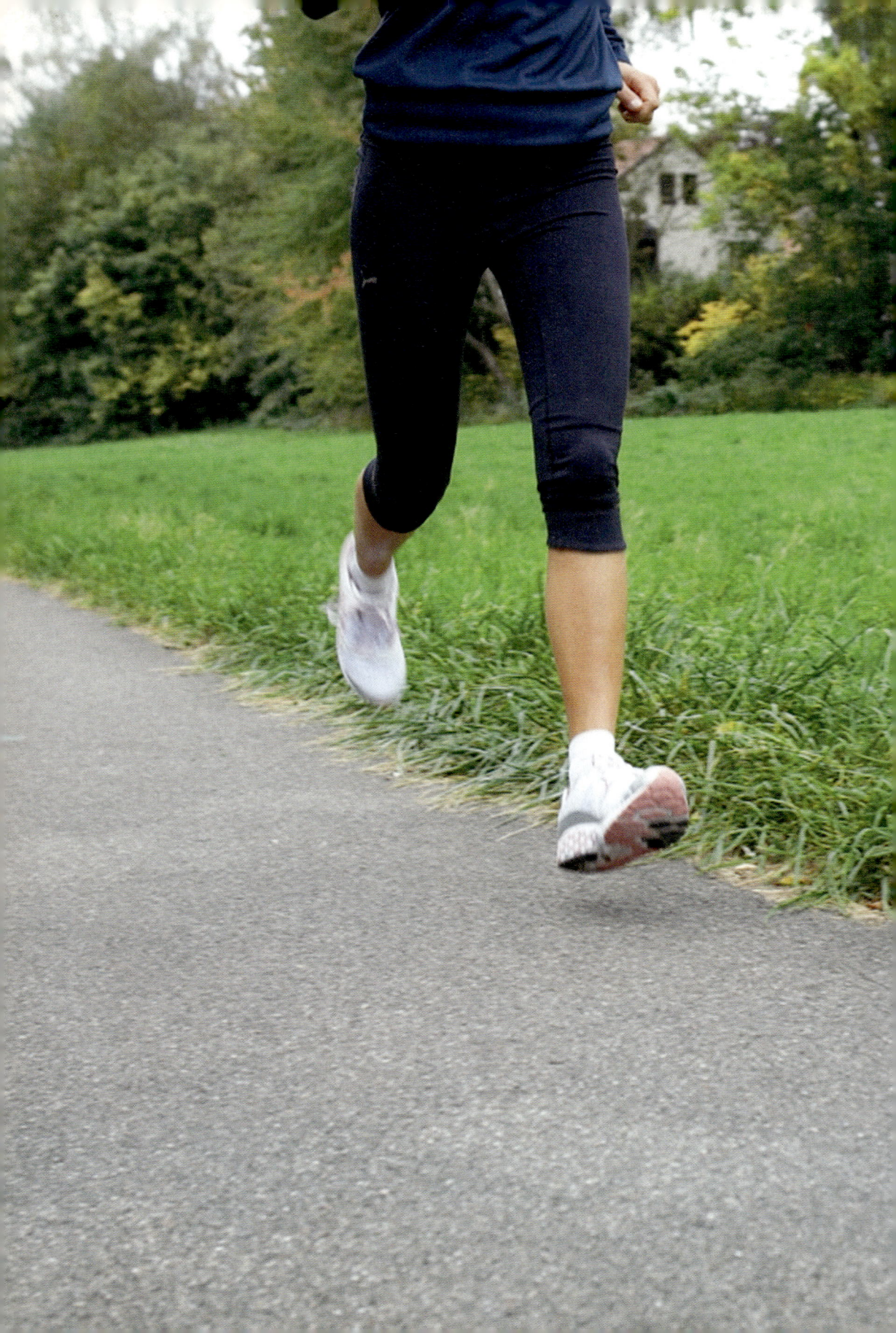

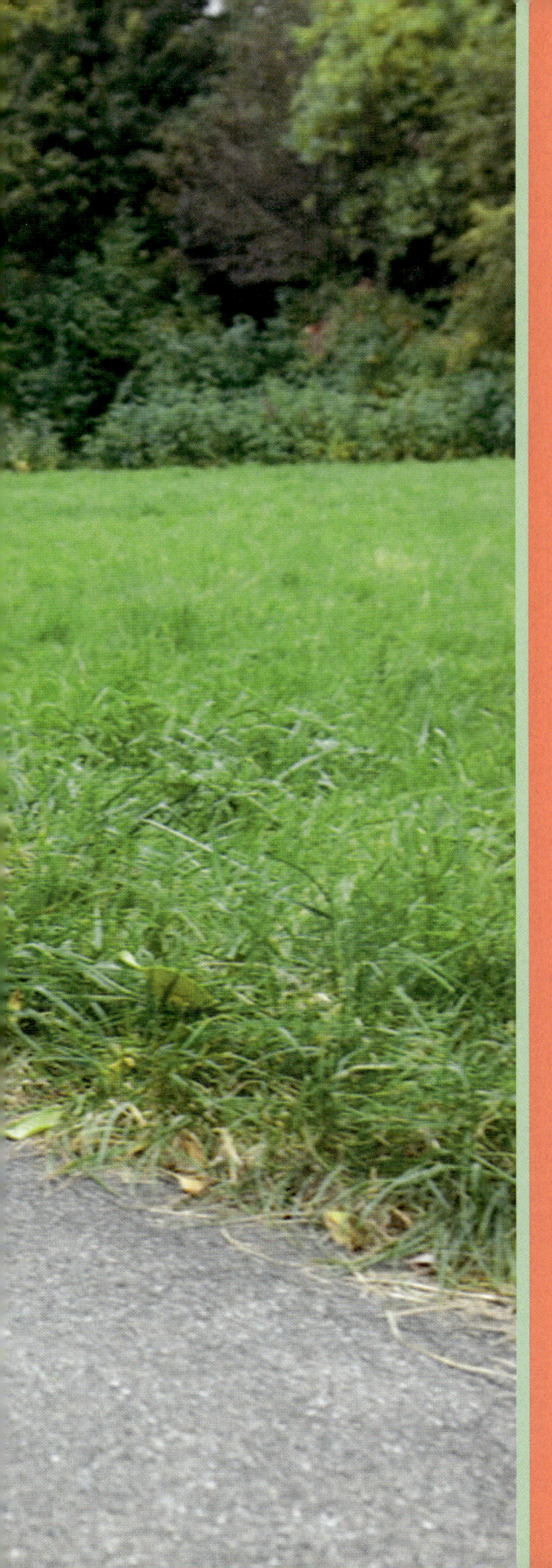

Symptome

3

Übelkeit

Übelkeit, oft verbunden mit Brechreiz, ist ein sehr häufiges Symptom, das wohl jeder Mensch mehr oder weniger gut kennt. Die Ursachen sind mannigfaltig, mancher reagiert als Beifahrer schon auf eine Autofahrt über kurvige Straßen mit heftiger Übelkeit, den anderen erwischt es auf hoher See oder im Flugzeug. Der Anblick verdorbener Speisen oder anderer Ekel erregender Objekte kann Übelkeit und Erbrechen auslösen, typisch ist Übelkeit im Verlauf einer Schwangerschaft.

Diagnose

Neben diesen und weiteren Ursachen, die fern vom Magen-Darm-Trakt entstehen, können selbstverständlich auch Vergiftungen, Infektionen, Medikamente, Narkosemittel und eine Vielzahl anderer Krankheiten Übelkeit auslösen. Das sogenannte Brechzentrum liegt beim Menschen im verlängerten Rückenmark, das sich oberhalb des Halsmarks knapp unterhalb des Hirnschädels befindet.

Was macht der Arzt?

Die Schulmedizin unterscheidet symptomatisches und ursächliches Vorgehen. Das symptomatische Vorgehen zielt lediglich darauf, die Übelkeit zu beseitigen, ohne ursächliche Maßnahmen. Hier sind sogenannte Antiemetika (Dimenhydrat/Vomex A®, Metoclopramid/Paspertin® und viele andere mehr) wirksam, die zum Teil auch vorbeugend – beispielsweise bei Reisekrankheit – eingesetzt werden können. Die Verordnung erfolgt über den Arzt. Auch Hausmittel wie Ingwer und Fenchel oder alternative Maßnahmen wie die (Ohr-) Akupunktur sind sehr gebräuchlich.

Ist die Ursache der Übelkeit hingegen auf eine Infektion zurückzuführen, wäre es fatal, in diesem Falle Antiemetika zu geben. Hier versucht der Körper ja, sich der schädigenden Keime mithilfe des Erbrechens zu entledigen. Insofern steht therapeutisch die Beseitigung der Ursache im Vordergrund – bei einer Infektion ggf. mit Antibiotika, darüber hinaus müssen die Verluste an Flüssigkeit und Salzen ersetzt werden.

Die Vielschichtigkeit der Ursachen – von ganz banalen bis hin zu lebensbedrohlichen – zeigt, wie wichtig es ist, die Hintergründe einer neu aufgetretenen Übelkeit zu erkennen. Daher ist es in sehr vielen Fällen unerlässlich, ärztlichen Rat einzuholen.

Komplementärmedizin

Auch bei Reisekrankheit: Schlimmer durch Autofahren, mit starkem Speichelfluss, geringste Erschütterung verschlimmert und frische Luft verschlimmert: Cocculus C30, 5 Globuli. Reise- und Seekrankheit mit heftigem Erbrechen, wo frische Luft deutlich bessert: Tabaccum C30, 5 Globuli.

Fieber

Fieber gehört zu den häufigsten Symptomen überhaupt, die den Menschen auf ein wie auch immer geartetes Geschehen im Organismus hinweisen und einen Arztkontakt verursachen.

Ursache und Verlauf

Bei Fieber erhöht das Thermoregulationszentrum im Zwischenhirn den Sollwert der Körpertemperatur. Einfach formuliert geschieht dies, um die Abwehrkräfte des Körpers zu aktivieren – chemische Prozesse laufen schneller ab, die Durchblutung vor allem der Peripherie wird verbessert, möglicherweise führt die höhere Köpertemperatur auch zum Absterben von Bakterien und Viren.

Insofern ist Fieber zunächst ein sinnvoller, gegebenenfalls lebenserhaltender Vorgang und sollte daher auch nicht unmittelbar durch fiebersenkende Mittel »behandelt« werden. Erst wenn das Fieber außer Kontrolle zu geraten scheint und die Körpertemperatur über 40 °C steigt, sind fiebersenkende Maßnahmen angezeigt. Jenseits von etwa 42,5 °C führt sehr hohes Fieber zum Tode.

Was macht der Arzt?

Selbstverständlich wird der Arzt zunächst nach der Ursache des Fiebers suchen – wie immer bei unspezifischen Symptomen. Typischerweise kommen Infekte in Betracht, eine Grippe, eine Magen-Darm-Infektion, ein Harnwegsinfekt. Manche Diagnose lässt sich aus dem Verlauf der Fieberkurve ablesen, ja sie ist gelegentlich zum Namen für die Krankheit geworden (3-Tage-Fieber bei Kindern, ausgelöst durch eine Herpesinfektion). Aber auch schwerwiegende organische Krankheiten können hinter einer Erhöhung der Körpertemperatur stehen, zum Beispiel Krebserkrankungen oder sogenannte Autoimmunerkrankungen wie rheumatisches Fieber, Morbus Crohn, Colitis ulcerosa, Multiple Sklerose und viele andere mehr.

> **WICHTIG**
>
> ### Wann zum Arzt?
>
> Daraus sollte man keineswegs den Schluss ziehen, bei jeder fiebrigen Erkrankung gleich Schlimmes zu vermuten. Die allermeisten Fälle von Fieber sind auf vergleichsweise banale Ursachen zurückzuführen. Wenn das Fieber aber gehäuft, in starker Form oder in Verbindung mit weiteren Symptomen (Schmerzen, z.B. Gelenkschmerzen, Sehstörungen, Gefühlsstörungen usw.) auftritt, sollte auf jeden Fall der Arzt aufgesucht werden.

Zunächst wird eine verlässliche Messung erfolgen, und die gelingt am sichersten im After. Im Mund würde die gemessene Temperatur zirka 0,3–0,5 °C geringer ausfallen, unter den Achseln noch niedriger (diese Messmethode ist zu unsicher und daher ungeeignet).

Fieber führt zu vermehrter Schweißproduktion und hat verstärkte Flüssigkeitsverluste zur Folge. Daher gehört ausreichender Flüssigkeitsersatz stets zum Betreuungskonzept bei Patienten mit Fieber. Bei Schüttelfrost sollte der Patient warm gehalten werden. Generell ist bei Fieber Schonung angezeigt, wenn auch nicht unbedingt Bettruhe. Sportliche Aktivitäten, vor allem intensive Belastungen (Marathonlauf!) sind bei Fieber strengstens verboten. Fieber ist als ein unspezifisches Warnsignal aufzufassen, ohne dass die Höhe des Fiebers direkte Rückschlüsse auf die potenziellen Gefahren zuließe. Eine »verschleppte« Infektion kann aufgrund nicht angemessenen Verhaltens der Patienten zu verschiedensten schwerwiegenden Komplikationen wie Unfruchtbarkeit, Gelenkentzündungen, möglicherweise sogar Herzinfarkt und Schlaganfall führen.

Was kann ich tun?

Bei hohem Fieber kann man fiebersenkende Maßnahmen einsetzen. Neben geeigneten Medikamenten (Acetylsalicylsäure/Aspirin) helfen hier auch kalte Wickel in der Leistenregion oder an Armen und Beinen.

Komplementärmedizin
Plötzlich auftretendes Fieber, meist um Mitternacht, Folge von kalten Wind, mit Unruhe und Angst, trockene Haut (schwitzt nicht): Aconitum C 30 (3 Gaben à 5 Globuli in 12 Stunden).

Plötzlich eintretendes Fieber, meist am Nachmittag, roter Kopf und blasse kalte Füße, große Pupillen, eher wütend als ängstlich, sehr empfindlich auf Berührung, starkes Schwitzen: Belladonna C 30 (3 Gaben à 5 Globuli in 12 Stunden).

Schlafstörungen

Schlafstörungen können sehr unterschiedliche Erscheinungsformen aufweisen. In der Regel redet man von Schlafstörungen, wenn jemand nicht genug schlafen kann – und denkt an Störungen des Einschlafens, des Durchschlafens oder an frühzeitiges, ungewolltes Aufwachen. Im medizinischen Sinne gehören dazu aber auch seltenere Störungen wie das Schlafwandeln, übermäßiges Schlafen und andere.

Diagnose

Prinzipiell können viele Ursachen zur Schlafstörung führen – psychische und organische, situative und auch solche, die nicht einwandfrei zuzuordnen sind. Diese gilt es zunächst abzuklären. Zumindest ein Gespräch mit dem Hausarzt sollte erfolgen, anstatt unkritisch gleich zu Schlafmitteln zu greifen.

Liegen sogenannte organische Ursachen von Schlafstörungen vor, handelt es sich in der Regel um Krankheiten, beispielsweise innerer Organe (Herz, Lungen, Darm, Schilddrüse usw.), um Schmerzen, um Ohrgeräusche (Tinnitus) und anderes mehr. Hier ist die Behandlung der Ursache angezeigt.

Was macht der Arzt?

Kann eine Grundkrankheit ausgeschlossen werden, wählt der Arzt meist symptomatische Behandlungsmaßnahmen, die jedoch keineswegs gleichbedeutend mit Schlafmitteln sind. Der Gebrauch von Schlafmitteln hingegen erscheint zunächst unkompliziert, ist gesellschaftlich sanktioniert, aber mit mehr oder weniger starken Nebeneffekten behaftet. Die wohl bekannteste (auf ärztliche Verordnung hin) erhältliche Gruppe von Schlaf- und Beruhigungsmitteln sind die Benzodiazepine. Handelspräparate wie Valium (Diazepam), Librium (Chlordiazepoxid), Lexotanil (Bromazepam), Tavor (Lorazepam), Rohypnol (Flunitrazepam) sind weltweit viele Millionen Mal eingenommen worden. Daraus spricht eine gewisse Sicherheit, aber keineswegs die vollständige Risikofreiheit. Konzentrationsstörungen, verminderte Reaktionsfähigkeit oder gar Benommenheit sind in Verbindung mit der eigentlich gewünschten eintretenden Müdigkeit riskant, wenn der Betreffende am Straßenverkehr teilnimmt oder beispielsweise Maschinen zu bedienen hat. Dabei muss berücksichtigt werden, dass Benzodiazepine gegebenenfalls eine sehr lange Verweildauer im menschlichen Körper aufweisen. Bei Diazepam liegt sie zwischen 20 und maximal etwa 200(!) Stunden. Die spätabendliche Einnahme ist daher nahezu zwangsläufig mit einer verminderten Aufmerksamkeit am nächsten Morgen verbunden. Nach etwa 3 Monaten ist meist ein Gewöhnungseffekt eingetreten, der den Wechsel des Präparats oder die Erhöhung der Dosis erforderlich macht.

Spätestens dann ist mit weiteren Nebeneffekten wie Muskelschwäche, Atemstörungen, Verstopfung bis hin zu Wesensveränderungen zu rechnen.

Was kann ich tun?

Zur Behandlung von Schlafstörungen können viele einfache Maßnahmen eingesetzt werden, die keinerlei unerwünschte Nebeneffekte nach sich ziehen: ein Buch vor dem Einschlafen lesen oder entspannende Musik hören; Entspannungsübungen durchführen oder ein warmes Bad nehmen (eventuell mit Badezusätzen); einen beruhigenden Tee oder warme Milch trinken oder reichlich körperliche Aktivität über den Tag verteilt. Eine Hauptursache für die Schlafstörungen angesichts der heutigen Lebensweise liegt – ganz banal – darin, dass wir tagsüber nicht ausreichend müde werden. Ein Spaziergang, eine halbe Stunde Joggen können schon Wunder wirken.

Oft sind es auch einfache Rituale in Verbindung mit einer geregelten Lebensführung, die zu einem bestimmten Zeitpunkt am Abend die Müdigkeit ohne Weiteres eintreten lassen und keine wesentlichen Nachteile mit sich bringen. Allerdings lässt nicht jede Lebenssituation die Entwicklung solcher Rituale und Gewohnheiten zu (Beispiel: Schichtarbeit).

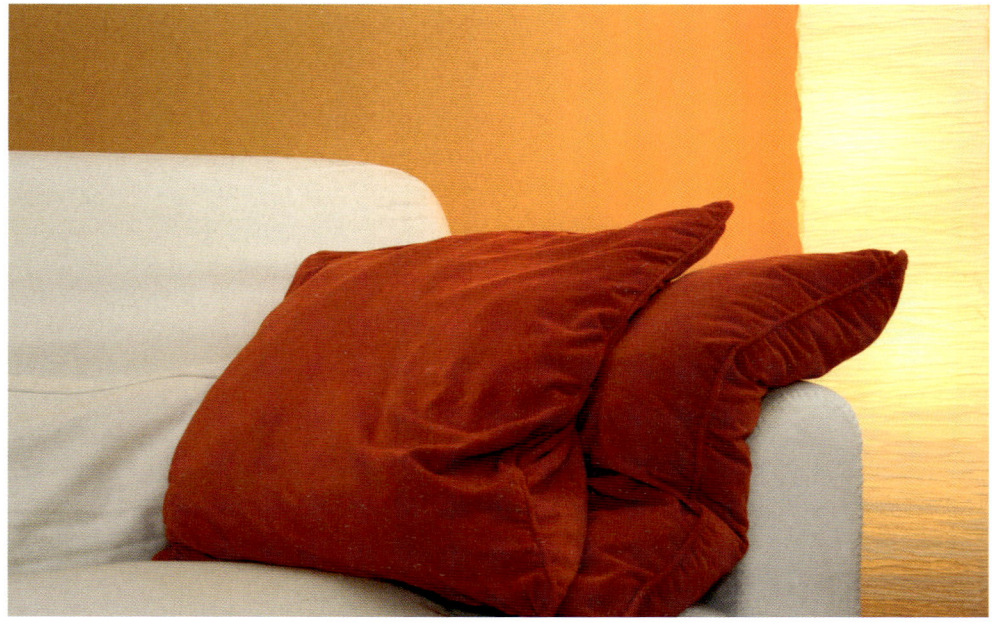

Komplementärmedizin

Die folgende spagyrische Rezeptur wird vor allem bei stressbedingten Schlafstörungen angewendet:

Avena sativa spag. Spagyros	7 ml
Lavendula officinalis spag. Spagyros	7 ml
Piper methysticum spag. Spagyros	7 ml
Valeriana officinalis spag. Spagyros	9 ml

Schreiben Sie diese Rezeptur ab und gehen damit in eine Apotheke. Dort lassen Sie die Mischung herstellen. Sie benützen dieses Heilmittel 3–5-mal ab 16:00 Uhr. Pro Anwendung müssen sie 2 Hübe in den Mund sprühen, kurz im Mund behalten, gut einspeicheln und dann schlucken.

Avena sativa (Hafer)

Die hier auftretende Schlaflosigkeit ist eindeutig durch eine Erschöpfung des Nervensystems verursachte. Hier kann häufig Angst als Begleitsymptom beobachtet werden. Diese Angst ist deutlich zu unterscheiden von der Aconitum-Angst. Die Haferangst ist deutlich mit Erschöpfung und Nervenschwäche verbunden, und damit einhergehender Schlaflosigkeit.

Lavendula officinalis (Lavendel)

Herzklopfen, Schwindel, Erregungszustände und Schlaflosigkeit sind die Leitsymptome für den Lavendel.

Piper methysticum (Rauschpfeffer)

Kava-Kava wird häufig als Schlafmittel bei angstverursachten Schlafstörungen eingesetzt. Indikationen sind nervöse Spannungs-, Angst- und Unruhezustände. Er wird als pflanzlicher Tranquillizer bei vegetativer Übererregtheit verwendet.

Valeriana officinalis (Baldrian)

Der Baldrian wirkt schlafanstoßend und kann gut eingesetzt werden, wenn die Schlaflosigkeit auch noch mit lebhaften Träumen verbunden ist.

Unlust, Leistungsabfall

Unlust, Leistungsabfall, Motivationsverlust sind vermutlich die unspezifischsten aller Symptome überhaupt. Und sehr interessant, da an ihnen die fließende Grenze zwischen Gesundheit und Krankheit mit all ihren unzählbaren Zwischenstufen deutlich wird. Meist liegen diese bekannten, alltäglichen Störungen in der großen Grauzone, die uns fortwährend beschäftigt.

Tipp

Stellen Sie sich einen schönen Novembermorgen vor: Grau hängt der Nebel in Bäumen und an Strommasten – falls es überhaupt schon hell geworden ist. Das Licht im Auto und im Büro müssen Sie sowieso den ganzen Tag brennen lassen. Umweltschutz hin oder her.

Beim Aufstehen freuen Sie sich tierisch auf den Tag, da eine mehrstündige Sitzung mit einem total nervigen Kunden auf dem Programm steht und Sie danach noch einen Termin beim Vorstand Ihres Unternehmens haben, der noch nerviger ist. Ihre Sekretärin hat schon angedeutet, dass es nicht um eine Erhöhung Ihrer monatlichen Bezüge gehen wird.

Nach einem knappen Frühstück in aller Eile (natürlich hatte Ihre Tochter wieder das Bad belegt, und wenn die erst mal da drin ist ...) sitzen Sie im Auto an Ihrer Lieblingsampel und freuen sich über den im Vergleich zur Vorwoche noch etwas üppigeren Stau. Und plötzlich spüren Sie so etwas wie Unlust in sich aufkeimen, ein wenig systemische Müdigkeit. Es könnte, das ist Ihnen klar, mit dem vor Ihnen liegenden Tag zu tun haben. Es könnte aber selbstverständlich auch ein erstes Symptom für ein zart aufkeimendes Burn-out-Syndrom sein. Oder Leukämie? Letztens hatten Sie doch das Gespräch mit diesem Kollegen aus der IT-Abteilung, bei dessen Bekanntem hatte der Blutkrebs auch so angefangen. Ein bisschen müde, ein bisschen schlapp. Die Freude, dass Sie jetzt nur noch 2 Ampelphasen warten müssen, bis Sie möglicherweise die Kreuzung schon überqueren können, lässt rapide nach. Sollten Sie jetzt geradeaus in die Firma fahren oder lieber gleich rechts abbiegen, um als einer der Ersten im Wartezimmer Ihres Internisten zu sein? Er könnte dann auch gleich noch einmal die Prostata untersuchen, letzte Woche nach der Betriebsfeier mussten Sie nachts ja zweimal aufstehen. Das hatten sie noch nie. Oder sollten Sie besser gleich zum Urologen fahren? Ach nein, Ihre Kasse favorisiert ja das Hausarztmodell, da sollten Sie sich erst eine Überweisung holen. Oder besser zwei – für beide Fachärzte. Aber der Hausarzt könnte ja auch zu Ihnen ins Haus kommen. Heißt ja nicht umsonst Hausarzt. Also fahren Sie weder geradeaus noch rechts, sondern zurück ...

Unlust und Leistungsabfall können also alles und nichts sein. Nur das Wetter oder eine schwere Krankheit.

Was kann ich tun?

Natürlich können Sie ganz viel tun. Zum Beispiel ein geregeltes Leben führen. Regelmäßiger Schlaf in ausreichender Menge. Regelmäßige Bewegung – am besten täglich, aber mindestens etwa 2 Stunden pro

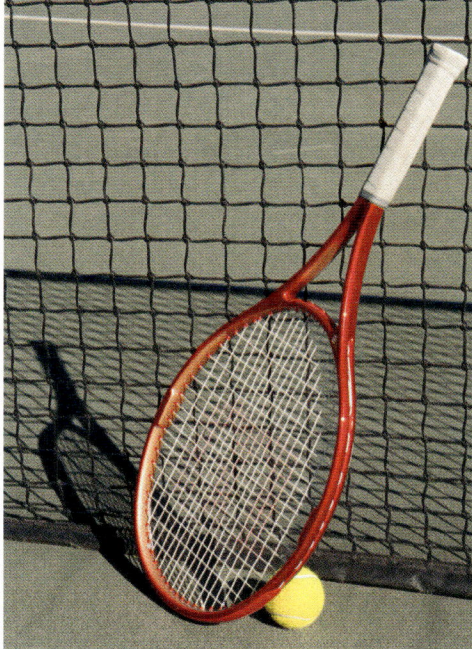

Woche, und zwar so, dass Sie ins Schwitzen kommen. Regelmäßige und angemessene Ernährung. Frisches Obst und Gemüse (also genug Vitamine und Mineralstoffe), ausreichend Eiweiß, die richtigen Fette, genug Flüssigkeit usw. Sie wissen schon! Und das soll helfen? Ja, tut's.

Falls nichts Schwerwiegendes dahinter steht. Wenn die Unlust und die Leistungsschwäche längere Zeit bestehen bleibt oder wenn sie stärker ist, als Sie das aus früheren Episoden kennen, dann sollten Sie wirklich einmal mit dem Hausarzt sprechen

Komplementärmedizin

Ein bewährtes spagyrisches Einzelmittel bei dieser Indikation ist:

Eleutherocuccus senticosus spag. Spagyros (Taigawurzel)

Die Taigawurzel fördert die Anpassungsfähigkeit sowie die geistige und körperliche Leistungsfähigkeit. (3-mal täglich 3 Hübe direkt auf die Mundschleimhaut).

Übergewicht

Übergewicht ist vermutlich die häufigs-te und augenfälligste Erscheinungs-form der Lebensweise des Menschen in der modernen Industriegesellschaft. Es ist kaum glaublich, wie rasant der Anteil übergewichtiger Menschen in diesen Län-dern in den vergangenen 20 Jahren zuge-nommen hat. Die konservativsten Zah-len für Deutschland werden jährlich vom Deutschen Statistischen Bundesamt veröf-fentlicht. Danach sind derzeit (2007–2008) ca. 58 % aller deutschen Männer und 42 % aller deutschen Frauen übergewichtig. In der Altersgruppe der über 70-jährigen Männer sind es sogar 70 %! In absoluten Zahlen heißt das: über 37 Mio. erwachsene Deutsche sind übergewichtig oder fettlei-big, zusätzlich rund 2 Mio. Kinder.

Diagnose

Dabei ist Übergewicht nicht allein ein äs-thetisches Problem, sondern einer der wichtigsten Risikofaktoren für so häufige und gefährliche Krankheiten wie Herzin-farkt, Schlaganfall, Zuckerkrankheit (Dia-betes mellitus). Die Abhängigkeit ist eine exponentielle – je stärker das Übergewicht zunimmt, umso rasanter steigt das Krank-heitsrisiko.

Bei Schwangeren erhöht Übergewicht, ohne dass ein Diabetes mellitus vorliegt, das Risiko von diversen Fehlbildungen des werdenden Kindes, zum Beispiel einer Spi-na bifida (»offener Rücken«, d.h. der man-gelhafte Schluss des Neuralrohrs in der embryonalen Entwicklung) auf mehr als das Doppelte, von Herzfehlern auf knapp das Eineinhalbfache.

Die Quantifizierung des Übergewichts und damit eine konkrete Aussage über dessen gesundheitliche Bedeutung war von jeher ein Problem. Früher sprach man vom Nor-malgewicht und vom Idealgewicht (Broca-Index), nur um festzustellen, dass diese Klassifizierungen zu ungenau waren. Bes-ser gelang die Einstufung mithilfe des BMI (Body-Mass-Index). Eine verhältnismäßig einfache Formel erlaubt die Berechnung

> **GUT ZU WISSEN**
>
> Übergewicht wird aber immer mehr auch zu einem wirtschaftlichen Problem. In vielen Branchen verhindert Überge-wicht, dass Beschäftigte an dem für sie eigentlich vorgesehenen Arbeitsplatz eingesetzt werden. Im Bergbau bei-spielsweise, in dem hohe Klimabelas-tungen bei der Tätigkeit unter Tage auf die Bergarbeiter einwirken, aber auch in anderen Bereichen des produzierenden Gewerbes. Je stärker das Übergewicht ausgeprägt ist, desto geringer die Quote derjenigen, die den Anforderungen des Arbeitsplatzes gerecht werden. Schluss-folgerung: Die Gefahr des Arbeitsplatz-verlustes steigt mit dem Körpergewicht.

und auch Einstufung des eigenen Körpergewichts in Relation zur Körpergröße (Körperoberfläche): Das Körpergewicht [kg] wird durch Körpergröße [m] × Körpergröße [m] geteilt.

Ein Mathematiker hätte es sich nicht besser ausdenken können: Die entstehenden Kategorien scheinen sich in idealer Weise am Dezimalsystem zu orientieren:

- Untergewicht < 18,5
- Normalgewicht 18,5–25,0
- Übergewicht 25,1–30,0
- Fettleibigkeit (Adipositas) Grad I 30,1–35,0
- Fettleibigkeit (Adipositas) Grad II 35,1–40,0
- Fettleibigkeit (Adipositas) Grad III > 40,0

Als orientierende Hilfe ist dieses System fraglos geeignet, aber es wirft auch Fragen auf. So konnten Wissenschaftler in den USA nachweisen, dass die höchste Lebenserwartung derzeit offenbar bei einem BMI von ca. 26, also bei leichtem Übergewicht zu erwarten ist Das sagt natürlich nichts aus über die Lebensqualität, aber hat doch dazu geführt, dass der BMI als alleiniger Standard überdacht wurde.

Interessanterweise scheinen sich die sehr einfach durchzuführenden Messungen des Bauchumfangs bzw. das Verhältnis von Hüft- zu Bauchumfang sehr gut zur Risikoabschätzung zu eignen. Bei einem Bauchumfang von mehr als 94 cm haben Männer demnach ein höheres Diabetes-mellitus-Typ-2 Risiko, Frauen bei mehr als 80 cm. Die Waist-to-Hip-Ratio (Verhältnis Bauch- zu Hüftumfang) scheint nach den Ergebnissen der neuen Interheart Studie ein besserer Indikator für das Herzinfarktrisiko zu sein als der BMI. Ein vergleichsweise niedriges Erkrankungsrisiko findet sich unterhalb von 0,7 bei Frauen und 0,9 bei Männern.

Was macht der Arzt?

Bei der Bekämpfung von Übergewicht fällt sehr häufig das Stichwort der »ungesunden« Ernährung. Dazu muss zunächst festgestellt werden, dass wir in den modernen Industrieländern in einer Zeit leben, in der das Nahrungsangebot besser ist als jemals zuvor. Wer sich gesund ernähren will, kann es. Obst und Gemüse, eiweißreiche und energiehaltige Nahrungsmittel stehen uns das ganze Jahr über unbegrenzt zur Verfügung.

Die meisten angeschuldigten Nahrungsmittel sind an sich nicht ungesund. Ein Burger ist weder giftig noch ist sein Verzehr gesundheitsschädigend. Er enthält Getreide, Salat, ggf. Käse, Fleisch. Verspeist man allerdings 8 am Tag davon, ist das ungesund. Außer man arbeitet körperlich viele Stunden lang, wie das in der Entwicklungsgeschichte des Menschen über Tausende von Jahren normal war. Es ist weniger das Nahrungsmittel selbst als vielmehr der unsachliche Umgang damit, der gesundheitliche Nachteile mit sich bringt.

Allerdings ist die Behauptung nicht von der Hand zu weisen, dass die angemessene

Auswahl der richtigen Nahrungsmittel in der richtigen Dosierung heute schwierig ist und viele Menschen damit offenbar überfordert sind. Werbung, Lifestyle, Trägheit verbinden sich zu einer Mischung höchster Brisanz, die schon bald mehr Menschen das Leben kosten könnte als die Hungersnöte früherer Jahrhunderte.

Dessen ungeachtet forschen die Wissenschaftler unablässig nach genetischen Ursachen für das Übergewicht. Entscheidend für die Regulation des Energiehaushalts scheint das Melanokortin-System zu sein. Es steuert die Balance zwischen Fett- und Kohlenhydratstoffwechsel sowie zwischen der Speicherung und Verbrennung von Energieträgern. Und hier gibt es in der Tat Anhaltspunkte dafür, dass genetisch bedingte Einflüsse Übergewicht verursachen können. Andererseits liegt es auf der Hand, dass die 37 Mio. Übergewichtigen in Deutschland nicht einen genetischen Defekt aufweisen. Vielmehr ist die Tatsache unwiderlegbar, dass es dem Menschen auch in Zeiten hohen Wissens und Bildungsniveaus schwer fällt, mit Überfluss vernünftig umzugehen.

Was kann ich tun?

Darum ist die Bekämpfung des Übergewichts eine gesamtgesellschaftliche Aufgabe und nicht eine, die einzelnen Berufsgruppen zuzuordnen wäre. Besonders deutlich wird es, wenn wir das Übergewicht der Kinder und Jugendlichen betrachten. Nicht die Ärzte allein, nicht die Lehrer, nicht die Krankenkassen, nicht die Eltern allein werden es fertigbringen, dieses Problem zu lösen. Wenn wir davon ausgehen, dass die gesellschaftlichen und vor allem wirtschaftlichen Rahmenbedingungen in der derzeitigen Form bestehen bleiben, kann nur eine konzertierte Aktion aller Beteiligten zum Erfolg führen. Diese muss möglichst frühzeitig einsetzen (Kindergarten, Grundschule), Bewusstsein schaffen, Wissen vermitteln und geeignete Handlungsweisen trainieren. Rituale (zum Beispiel das Verhalten bei gemeinsamen Mahlzeiten) müssen geschaffen, Vorurteile (Bewegung strengt an und ist blöd) abgebaut werden. Studien zeigen immer wieder, dass es möglich ist, Kinder vor Übergewicht und damit einem späteren Leben in chronischer Krankheit zu bewahren. Sie zeigen aber auch, dass es viel Zeit und Mühe kostet. Nicht so sehr im direkten Umgang mit den Kindern, sondern vielmehr die verkrusteten Strukturen in den Köpfen der Erwachsenen zu beeinflussen. Denn wie ist es sonst möglich – so fragt man sich zwangsläufig – dass unsere Gesellschaft sich selbst zerstört und wir es geschehen lassen?

Ernährung

Um Körpergewicht zu reduzieren, ist eine negative Kalorienbilanz notwendig: der Verbrauch an Kalorien (über Stoffwechsel und Bewegung) muss größer sein als die Kalorienzufuhr über Essen und Trinken. Erfolgsstrategien für eine negative Kalorienbilanz sind:

▮ Verringerung der Mahlzeitenhäufigkeit auf 3 Hauptmahlzeiten

- keine Zwischenmahlzeiten oder, wenn nötig, gezielte Zwischenmahlzeiten. Langanhaltende und nährstoffdichte Zwischenmahlzeiten sind eine Hand voll Nüsse, Naturjoghurt, Tomatensaft oder Gemüse
- Salat- oder Gemüseteller vor jeder Mittags- oder Abendmahlzeit (aber Vorsicht beim Dressing und der Sauce – hier verstecken sich oft wahre Kalorienbomben)
- täglich große Salat- und Gemüseportionen
- 1 großes Glas stilles Mineralwasser vor jeder Mahlzeit
- bewusstes, langes Kauen bei jeder Mahlzeit
- sich mehr Zeit für das Essen nehmen und die Essgeschwindigkeit verringern
- Erhöhung der Esskultur mit Tischtuch und schön gedecktem Tisch
- essen sie möglichst immer im Sitzen an einem fest definierten Essplatz
- konzentrieren sie sich aufs Essen, kein Fernseher, keine Zeitung nebenher
- weniger Saucen und Beilagen – kleinere Portionen
- Abends weniger essen und nach 19 Uhr keinen Alkohol mehr
- ein mal pro Woche: abends keine Mahlzeit sondern einen Gemüse- oder Gemüsesaftabend. Geeignet ist z.B. Tomatensaft, mit Chili gewürzt
- 3-mal Ausdauersport pro Woche

Aktivierung des Stoffwechsels durch gezielte Ernährung und Bewegung

Stoffwechselaktivierend und dadurch kalorienverbrennend wirkt Ausdauersport. Versuchen Sie 3-mal pro Woche, sich mit Freunden zu einer sportlichen Betätigung von mindestens 30–40 Minuten zu verabreden: Schwimmen, Spazierengehen, Walken, Nordic Walking, Joggen, Radfahren.

Der Stoffwechsel wird ebenfalls aktiviert durch großzügige Verwendung von Gewürzen (Chili, Pfeffer, Ingwer, Zimt), Kräutern (Schnittlauch, Petersilie, Zwiebelröhrchen) sowie Brennnessel-, Grün- oder Schwarztee. Neue Untersuchungen zeigen, dass besonders dem Chili eine herausragende Funktion im Gewichtsmanagement zukommt, da Chili zusätzlich die Fetteinlagerung in den Fettzellen unterdrückt und auch Hungergefühle unterbindet.

> ### Tipp
> ### Chilischlucken
>
> Chilis sind Fatburner in Vollendung. Über das Essen kann man in der Regel keine physiologisch wirksamen Mengen Chili aufnehmen. Besorgen Sie sich kleine getrocknete Chilis (0,5–1 cm lang). Diese können Sie mit viel Wasser gut nach der Mahlzeit immer zusätzlich schlucken. Menge: 2–3 Stück pro Mahlzeit.

Aktivierend auf den Stoffwechsel wirkt auch eine gute Versorgung an Vitaminen (besonders an B-Vitaminen), Mineralien (besonders Magnesium und Kalzium) und Spurenelementen (besonders Selen und Jod). Die Tabelle zeigt Ihnen, welche Lebensmittel pro Woche mehrmals aufgenommen werden sollten, um stoffwechselaktiv versorgt zu sein.

Da im deutschsprachigen Raum die Jodversorgung selbst bei bewusster Ernährung nicht gedeckt wird, wird vonseiten der

Ernährungsmedizin eine zusätzliche Verwendung von jodiertem Speisesalz oder eine Nahrungsergänzung mit jodhaltigen Meeresalgen empfohlen.

Komplementärmedizin

Diese 3 spagyrischen Heilmittel dämpfen das Hungergefühl. Der Blasentang (Fucus) hat eine leicht schilddrüsenfördernde Wirkung.

Fucus vesiculosus spag. Spagyros
Punica granatum spag. Spagyros
Helianthus tuberosa
   spag. Spagyros   aa ad 30,00 ml

Schreiben Sie diese Rezeptur ab und gehen damit in eine Apotheke. Dort lassen Sie die Mischung herstellen. Sie benützen dieses Heilmittel 3–5 mal am Tag. Pro Anwendung müssen sie 2 Hübe in den Mund sprühen, kurz im Mund behalten, gut einspeicheln und dann schlucken.

Fucus vesiculosus

Der Blasentang hat eine leicht schilddrüsenfördernde Wirkung. Er wird deswegen gerne zur Behandlung von Übergwicht eingesetzt. Dieser Effekt basiert auf dem Jodreichtum der Pflanze und entspricht dem Therapieansatz bei einer Schilddrüsenunterfunktion.

Punica granatum

Der Granatapfel fördert das Sättigungsgefühl und stillt einen tieferen Hunger. Er ist das Mittel zur Behandlung des essenziellen Hungers, der häufig mit Nahrungsmitteln nicht gestillt werden kann. Ein typisches Symptom ist der unstillbare Hunger wie er bei kompensatorischer Fresssucht beobachtet werden kann.

Helianthus tuberosa

Topinambur wird bei Übergewicht eingesetzt. Die Powerknolle ist ein guter Zuckerersatz für Diabetiker und wird gerne als Salat genossen.

Ein alternatives spagyrisches Heilmittel ist der Piper methysticum (Kava-Kava). Er wird bei Übergewicht mit sozialem Bezug, z. B. Leistungszwang, eingesetzt.

Stoffwechselaktivatoren in der täglichen Ernährung

B-Vitamin-spender	Kalzium-spender	Magnesiumspender	Selenspender	Jodspender
Vollkornreis	Milch	magnesiumreiches Mineralwasser	Kokosraspeln	Kabeljau, Hering, Garnelen
Haferflocken	Joghurt	Nüsse	Thunfisch	Thunfisch
Vollkornbrot	Brokkoli	Weizenkeime	Vollkornprodukte	Hering
Hefeflocken		Salat, Gemüse	Nüsse	Lachs
		Vollkornprodukte		

Untergewicht

Untergewicht ist eine Erscheinung, die seit es Menschen gibt, immer eine große Bedeutung hatte. Unendlich viele Menschen haben in vergangenen Zeiten an Untergewicht gelitten und tun es in vielen Regionen der Welt noch heute. Hunger ist die Ursache der Mangelversorgung mit dem Allernötigsten, das der Mensch zum (Über-)Leben braucht.

WICHTIG

Anorexie und Bulimie

Die bei jüngeren Menschen häufigste Ursache ist eine psychosomatische, die Anorexia nervosa (Magersucht). Sie ist dadurch gekennzeichnet, dass Patienten bewusst Untergewicht herbeiführen und aufrechterhalten, indem die Nahrungsaufnahme eingeschränkt wird. Zu demselben Krankheitskomplex zählt die Bulimia nervosa (Fress-Brech-Sucht), bei der sich Heißhungeranfälle und absichtlich herbeigeführtes Erbrechen abwechseln.

Die Häufigkeit von Anorexie und Bulimie nimmt zu. Die Betroffenen – etwa zehnmal mehr Frauen als Männer – sind meist zwischen 15 und 35 Jahre alt. An Anorexie sind in Deutschland derzeit etwa 150 Personen auf 100 000 Einwohner erkrankt, an Bulimie rund 300 Personen.

Die Ursache für die Krankheit entsteht in der Pubertät, wenn sich der Körper deutlich verändert und die neue, weibliche Rolle übernommen werden muss. Gefördert durch diverse Faktoren, die in Gesellschaft, Familie, kulturellem Umfeld ihren Ursprung haben können, kommt ein Konflikt zum Tragen, nämlich das Auseinanderklaffen von körperlicher Idealvorstellung und Realität. Die innere Ablehnung der weiblichen Rolle, nicht zuletzt auch sexueller Triebimpulse, führt zu Bewältigungsmechanismen, die auf die orale Ebene verlagert werden.

Oft kommen geringes Selbstbewusstsein, mangelhafte Stressbelastbarkeit und andere innere Konflikte hinzu.

Die Diagnosestellung setzt einen BMI unter 17,5 kg/m² oder 15 % Untergewicht voraus, wenn das Untergewicht durch eigenes Verhalten (eingeschränkte Nahrungsaufnahme, selbst herbeigeführtes Erbrechen oder Abführen, extremes Sporttreiben usw.) verursacht ist.

Bei der Bulimie ereignen sich mindestens 2 Fressattacken pro Woche über einen Zeitraum von 3 Monaten, die Patienten beschäftigen sich eigentlich ständig mit dem Essen und leben in dem Zwiespalt von übermäßiger Nahrungsaufnahme (Fressattacke), verbunden mit schlechtem Gewissen und zwanghaftem Verhalten, dieses Essen wieder loszuwerden.

Gerade bei Sportlerinnen und Sportlern (sogenannte Female Athlete Triad) sind die beschriebenen Krankheiten vergleichsweise häufig anzutreffen. Das vom Sport geprägte Körperideal scheint dabei eine wichtige auslösende Rolle zu spielen.

Häufige Komplikationen beinhalten das Ausbleiben der Regelblutung (Amenorrhö), eine unzureichende Knochenstruktur mit erhöhter Knochenbrüchigkeit (Osteoporose), Kreislaufschwäche (Hypotonie), geringe Körpertemperatur (Hypothermie) u. a.

Diagnose

Als untergewichtig gilt ein Mensch, wenn sein BMI 18,5 unterschreitet. In Deutschland gibt es etwa 2 Mio. Menschen mit Untergewicht, allerdings nicht wegen Unterversorgung mit Nahrungsmitteln. In Mitteleuropa oder den USA sind es andere Gründe, die dieses Symptom verursachen, vor allem chronische körperliche oder psychische Krankheiten. Auch Sport und das Verfolgen von Schönheitsidealen können zu Untergewicht führen. Bei der Diagnosestellung darf trotz typischer Hinweise (Alter, Geschlecht) nicht außer Acht gelassen werden, dass auch andere Ursachen für Untergewicht infrage kommen, z.B. Störungen der Nahrungsaufnahme bei Darmerkrankungen, hormonelle Veränderungen bei Erkrankungen der Nebennieren oder des Nervensystems, Tumoren u.a.m.

Was macht der Arzt?

Die Behandlung von Anorexie und Bulimie ist schwierig, langwierig und nicht immer von Erfolg gekrönt. Nur ein geringer Teil der Erkrankten (ca. 10%) erreicht zu einem späteren Zeitpunkt des Lebens wieder eine vollkommen normalisierte Einstellung zu Nahrungsmitteln und zum Essen. Im Zentrum der therapeutischen Bemühungen steht in der Regel eine kognitive Verhaltenspsychotherapie, also ein pragmatischer Ansatz, um dem Patienten nach Einsicht in Entstehungsgeschichte und Ursachen der gesundheitlichen Probleme Methoden zu vermitteln, die das Bewältigen des Alltags erleichtern. Dazu wird die Grundlage der Belastbarkeit ermittelt (was kann die Patientin, der Patient noch?), gleichzeitig werden die Schwachstellen definiert sowie interne und externe Auslöser aufgedeckt. In der Regel wird auf eine Verhaltensanalyse (Verhalten des Patienten, Gefühle, Gedanken, körperliche Prozesse, Umfeld) eine Zielanalyse folgen (was wollen/können wir erreichen?), Therapeut und Patient schließen einen »Therapievertrag«. Natürlich müssen auch körperliche Ziele definiert werden (z.B. 0,5 kg Gewichtszunahme pro Woche) und mögliche Nebeneffekte der Krankheit mitbehandelt werden (Osteoporosemedikation, Ersatz von Elektrolytverlusten usw.).

Was kann ich tun?

Komplementärmedizin

Folgende spagyrische Rezeptur hat sich bei Untergewicht bewährt:

Angelica archangelica spag. Spagyros	7 ml
Thymus vulgaris spag. Spagyros	7 ml
Calamus aromaticus spag. Spagyros	7 ml
Cinnamomum ceylanicum spag. Spagyros	9 ml

Schreiben Sie diese Rezeptur ab und gehen damit in eine Apotheke. Dort lassen

Sie die Mischung herstellen. Sie benützen dieses Heilmittel 3–5-mal am Tag. Pro Anwendung müssen sie 2 Hübe in den Mund sprühen, kurz im Mund behalten, gut einspeicheln und dann schlucken.

Angelica archangelica (Engelwurz)

Die Engelwurz ist ein allgemeines Tonikum für den gesamten Verdauungstrakt und fördert die Aufnahme von Nährstoffen aus dem Darm.

Thymus vulgaris (Thymian)

Der Thymian wird in der klassischen Heilkunde häufig bei Verdauungsstörungen und katarrhalen Erkrankungen eingesetzt.

Er wirkt verdauungsstärkend und allgemein stärkend.

Calamus aromaticus (Kalmus)

Der Kalmus wirkt stark tonisierend und erwärmend und wird bei Appetitmangel, Appetitstörungen, bei Magen- und Darmstörungen, bei Erschöpfungs- und Schwächezuständen sowie als Tonikum bei Kindern, die nicht richtig wachsen, eingesetzt.

Cinnamomum ceylanicum (Zimt)

Der Zimt stärkt den schwachen Magen, fördert die Verdauung und wirkt allgemein tonisierend.

Verstopfung/Obstipation

In der medizinischen Literatur wird Obstipation durch eine Reihe von typischen Auffälligkeiten beim Stuhlgang definiert (z.B. weniger als dreimal Stuhlgang pro Woche, Pressen beim Stuhlgang, harter Stuhlgang, Gefühl der unvollständigen Entleerung). Obstipation kann mit und ohne ständigen Stuhldrang vorliegen.

Diagnose

Die Häufigkeit der Obstipation nimmt mit dem Alter zu, bei der Bevölkerungsgruppe der über 60-Jährigen geht man in den Industrieländern davon aus, dass etwa 20–30 % aller Menschen betroffen sind, Frauen häufiger als Männer. Die Dunkelziffer und der Abführmittelmissbrauch sind hoch.

Die häufigste Ursache der Obstipation entsteht durch Fehlverhalten und hat zunächst keinen Krankheitswert: Faserarme Ernährung, zu wenig Flüssigkeit und Bewegungsmangel führen zu geringem Stuhlgewicht und zur Unterdrückung des Stuhlreizes.

Nicht selten aber ist die Obstipation Ausdruck einer zugrunde liegenden Krankheit, weshalb eine ärztliche Untersuchung und Beratung immer sinnvoll ist, wenn eine Obstipation auftritt oder ungeklärt schon länger besteht.

Besonders schnell und konsequent sollte die Ursachenforschung erfolgen, wenn Blut im Stuhl, Gewichtsverlust und/oder Zeichen eines Darmverschlusses (Bauchdeckenabwehrspannung, Darmgeräusche, Schmerz usw.) vorliegen.

Die Obstipation kann auf unterschiedliche, z.T. schwer wiegende Gesundheitsstörungen hindeuten. Tumoren, Divertikelkrankheit, Medikamente, neurologische Krankheiten wie Morbus Parkinson oder Multiple Sklerose und viele andere mehr können eine Obstipation verursachen. Daher ist die Klärung der Grundkrankheit in diesen Fällen gleichbedeutend mit dem Behandlungskonzept der Obstipation.

Was macht der Arzt?

Häufiger wird eine Umstellung der Lebensweise ausreichen. Von der Umstellung einer Medikation auf andere Präparate über das Weglassen von Nahrungsmitteln, die eine Obstipation auslösen können (Kakao, Schokolade, schwarzer Tee, Rotwein, Weißbrot) bis hin zu einem konsequenten Bewegungsprogramm. Gelegentlich sind es auch sehr einfach klingende Verhaltensregeln, die das Problem lösen können, z.B. den Stuhlreiz konsequent zu beachten und den Stuhlgang nicht ständig zu verschieben oder morgens ein Glas Wasser auf nüchternen Magen zu trinken, um den Magen-Darm-Reflex zu nutzen.

Was kann ich tun?

Ernährung

Unterstützend kann der Betroffene geeignete Nahrungsmittel oder Abführmittel (Laxanzien) einsetzen, um die Darmentleerung zu fördern:

- Quell- und Füllstoffe (Leinsamen, Plantago, Laktulose, PEG)
- salzhaltige Abführmittel (Bittersalz, Galubersalz)
- darmanregende Abführmittel (Bisacodyl, Natriumpicosulfat, Sennoside)

Abführmittel sollten wenn möglich nur sehr kurzfristig eingesetzt werden und nur, wenn die Umstellung der Lebensweise und der Ernährung allein nicht ausreichen. Nicht empfehlenswert sind Abführmittel, die am Darm direkt angreifen (Rizinusöl, Anthrachinone, Diphenole, Gallensäuren), da sie den Wasser- und Salzhaushalt des Körpers stören und sogar die Darmmuskulatur schädigen können.

Komplementärmedizin

Artemisia vulgaris spag. Spagyros 6 ml
Fumaria officinalis spag. Spagyros 6 ml
Glechoma hederacea spag. Spagyros 6 ml
Hydrastis canadensis spag. Spagyros 6 ml
Rheum. palmatum spag. Spagyros 6 ml

Schreiben Sie diese Rezeptur ab und gehen damit in eine Apotheke. Dort lassen Sie die Mischung herstellen. Sie benützen dieses Heilmittel 3–5-mal am Tag. Pro Anwendung müssen sie 2 Hübe in den Mund sprühen, kurz im Mund behalten, gut einspeicheln und dann schlucken

Artemisia vulgaris (Beifuß)

Der Beifuß hat eine ausscheidungsfördernde Wirkung. Er treibt den Schweiß, den Harn, den Stuhl und die Menstruation. Damit hat er auch eine entgiftende Wirkung.

Fumaria officinalis (Erdrauch)

Der Erdrauch ist ein gutes Mittel bei chronischen Verstopfungen. Er sollte jedoch immer in Kombination mit anderen Heilmitteln eingesetzt werden. Zentrales Wirkprinzip ist die Anregung des Gallenflusses, was dann direkt zu einer gesteigerten Darmbewegung führt.

Glechoma hederacea (Gundelrebe)

Die Gundelrebe stimuliert den Stoffwechsel und hat eine ausleitende Wirkung.

Hydrastis canadensis (kanadische Gelbwurz)

Die kanadische Gelbwurz wird häufig bei einer ausgeprägten Stuhlverstopfung eingesetzt. Der seltene Stuhl ist knollig und mit Schleim überzogen.

Rheum. palmatum (Rhabarber)

Der Medizinalrhabarber hat stuhltreibende Wirkung und kann bei einfachen, kurzen Stuhlverstopfungen eingesetzt werden.

Schmerzen

▶ **Magenschmerzen**
▶ **Muskelschmerzen**
▶ **Kopfschmerzen**
▶ **Fibromyalgiesyndrom/somatoforme Schmerzstörung**

Schmerzen, vor allem chronischen Charakters, werden heute oft als eigenständige Krankheit aufgefasst und einer speziellen, über die übliche krankheitsbezogene Therapie hinausgehenden Behandlung zugeführt. Eine besondere Rolle spielt die Schmerztherapie in der Behandlung schwerstkranker, dem Tode geweihter Patienten – zum Beispiel bei Krebserkrankungen (sogenannte Palliativmedizin).

Diagnose

Wie bei allen anderen Erkrankungen spielt auch in der speziellen Schmerztherapie die Suche nach der Ursache eine entscheidende Rolle. Diese Suche ist – leider – nicht in allen Fällen erfolgreich, oder trotz erfolgreicher Diagnostik sind die Schmerzen der Patienten nicht beherrschbar. Nicht immer steht die Grundkrankheit in einem erklärbaren Zusammenhang zu den empfundenen Schmerzen. Gerade in diesen Fällen

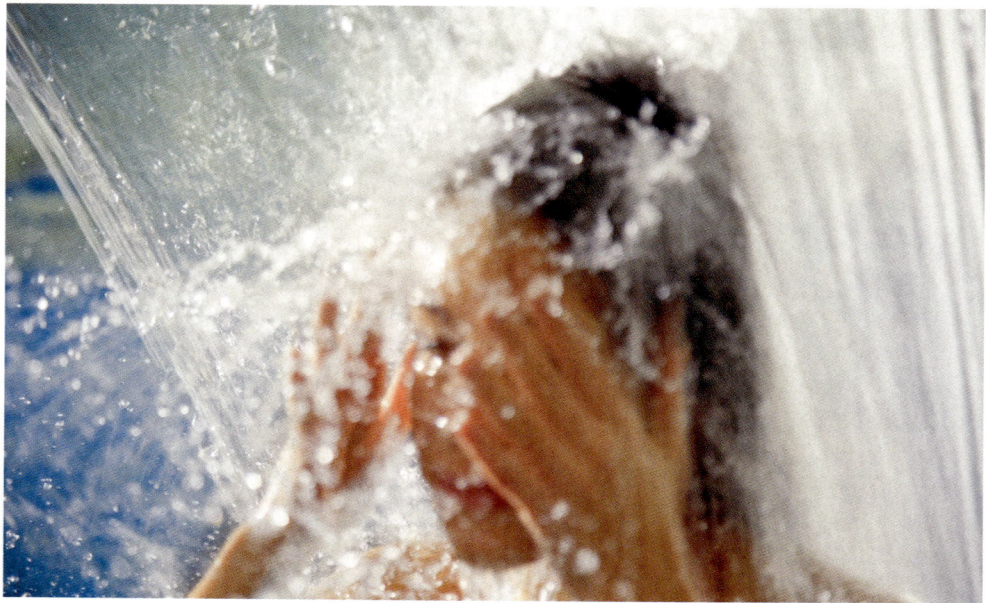

kommt es auf einen angemessenen, kompetenten Einsatz der Schmerztherapie an. Diese umfasst verschiedene Ebenen. Ein wesentlicher Faktor einer erfolgreichen Schmerztherapie ist der Patient selbst. Er kann in die Analyse der Schmerzen ein-

bezogen werden, indem er regelmäßig ein sogenanntes Schmerztagebuch führt (Wann treten die Schmerzen auf? Wo treten sie auf? Welche Schmerzcharakteristik? Was verschlechtert, was verbessert die Schmerzen? usw.).

Was macht der Arzt?

Im Rahmen einer psychotherapeutischen Behandlung wird der Patient dazu angeleitet, die Schmerzen besser zu akzeptieren und mit ihnen umzugehen. Oft ist es hilfreich, über die Schmerzen zu sprechen und die Schmerzerfahrungen mit dem Therapeuten oder in einer Gruppe ähnlich betroffener Schmerzpatienten zu diskutieren. Natürlich spielen auch schmerzlindernde Medikamente eine wichtige Rolle – aber

nicht die alleinige. Bei der Verabreichung von Schmerzmitteln gilt es, wichtige Fragen zu klären, beispielsweise diejenige nach der besten Darreichungsform (oral/als Tablette, perkutan/als Hautpflaster oder Gel, als Suppositorium/Zäpfchen, parenteral/als Spritze oder Infusion). Die Art des Schmerzmittels, dessen Vor- und Nachteile (Stärke der Schmerzlinderung, Dauer der Wirkung, Art und Stärke der Nebenwirkun-

---

GUT ZU WISSEN

Fibromyalgie

Eine besondere, in den letzten Jahren sehr häufig diagnostizierte Krankheit ist die Fibromyalgie (übersetzt: »Bindegewebe-Schmerzkrankheit«). Zunächst durch amerikanische Rheumatologen beschrieben und definiert, weiß man heute, dass sie nichts mit dem rheumatologischen Fachgebiet zu tun hat. Dessen Domäne sind entzündliche Krankheiten des Bindegewebes wie Morbus Bechterew, chronische Polyarthritis, Morbus Sjögren usw. Die Fibromyalgie, eigentlich besser als somatoforme Schmerzstörung bezeichnet, wird heute meist durch psychotherapeutische Maßnahmen behandelt. Die Schmerzsituation wird von den Betroffenen in der Regel als diffus beschrieben (»Schmerzen überall«). Oftmals finden sich unter den meist weiblichen Patienten Persönlichkeiten, die sich hohe Ziele setzen,

Leistungsdruck aufbauen und Misserfolge weniger gut verarbeiten. Der wiederholten Frustration folgt der Schmerz, der sich im Laufe der Zeit verselbständigen kann. Eine gestörte Schmerzverarbeitung führt dann zum Vollbild der Krankheit.

Dieser Prozess läuft bei der Fibromyalgie/somatoformen Schmerzstörung in typischer Weise ab, kann aber selbstverständlich auch bei anderen Schmerzbildern auftreten. Auch bei chronischen Magenschmerzen, Rückenschmerzen oder anderen Lokalisationen kann eine psychosomatische Störung vorliegen. Immer aber – und das ist imperativ – muss eine rein somatische Ursache sicher ausgeschlossen werden: eine »echte« rheumatologische Erkrankung, ein Magengeschwür oder gar ein Magentumor oder Bandscheibenvorfall.

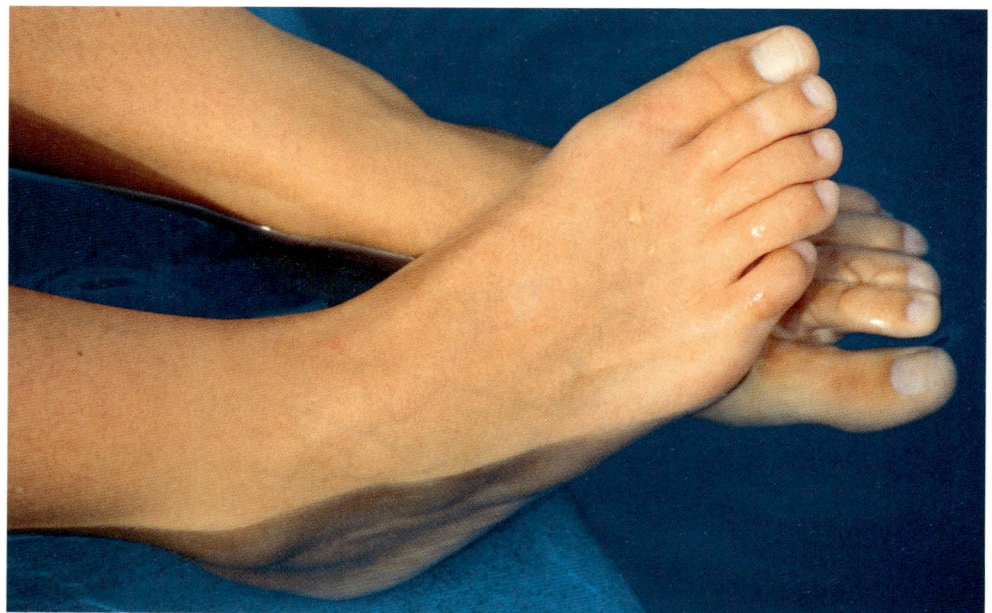

gen, Suchtpotenzial) und eventuelle Wechselwirkungen mit anderen notwendigen Medikamenten sind zu prüfen. Prinzipiell ist die orale Gabe anzustreben. Diese sollte nach einem festen Zeitschema erfolgen, die optimale Dosis ist zu erproben, das Schmerzmittel gegebenenfalls durch begleitende Medikamente zu ergänzen.

Auch chirurgische Maßnahmen gehören zum Spektrum der speziellen Schmerztherapie. Nervenblockaden, Nervendurchtrennungen können probehalber oder als Ultima Ratio (letzte Möglichkeit) eingesetzt werden.

Was kann ich tun?

Ernährung

Der Körper hat ein hohes Selbstheilungspotenzial und ist deshalb bestrebt, Verletzungen immer zu reparieren. Kaputte Zellstrukturen werden abgebaut und es kommt am Ort der Verletzung zu Entzündungsreaktionen mit mehr oder weniger ausgeprägter Wassereinlagerung (»ein Gelenk wird dick«). Hierbei werden Schmerzrezeptoren gereizt, die dieses Signal an

das Gehirn weiterleiten. Dort wird es als Schmerz erkannt.

Entzündungsreaktionen laufen meist überschießend ab. Die Herunterregulierung überschießender Entzündungsreaktionen und Entzündungsstoffen kann deshalb Schmerzen entscheidend verringern. Entzündungssenkend wirken Omega-3-Fettsäuren (enthalten in Seefisch, besonders

Hering und Makrele), Polyphenole (grüner, schwarzer Tee, Traubenschalen und gemahlene Traubenkerne, Walnüsse, Grünkohl, Vollkornweizen, Zwiebeln, Ingwer, Zimt, Kurkuma) und Sulfide (Zwiebeln, Knoblauch, Schnittlauch).

Schmerzlindernde Mikronährstoffe sind in den Kapiteln Bindegewebe- und Muskelbeschwerden (siehe S. 97) beschrieben. Besonders wirksam sind Chili und Brennnessel, da diese Gewürze die Schmerzweiterleitung abschwächen. Auch das äußerliche Auftragen dieser Wirkstoffe mithilfe von speziellen Wickeln oder Balsam ist dort aufgeführt.

Komplementärmedizin

Die folgende Rezeptur eignet sich zur Behandlung von einfachen Magenschmerzen sowie von Magenbrennen.

Achillea millefolium spag. Spagyros 6 ml
Angelica archangelica spag. Spagyros 6 ml
Gaultheria procumbens
   spag. Spagyros 6 ml
Clycyrrhiza glabra pag. Spagyros 6 ml
Avena sativa spag. Spagyros 6 ml

Schreiben Sie diese Rezeptur ab und gehen damit in eine Apotheke. Dort lassen Sie die Mischung herstellen. Sie benützen dieses Heilmittel 3–5-mal am Tag. Pro Anwendung müssen sie 2 Hübe in den Mund sprühen, kurz im Mund behalten, gut einspeicheln und dann schlucken.

Achillea millefolium (Schafgarbe)

Die Schafgarbe kann bei schmerzhaften Krampfzuständen im kleinen Becken mit psychovegetativem Ursprung sowie bei Bauch- und Zahnschmerzen eingesetzt werden.

Gaultheria procumbens (Amerikanisches Wintergrün)

Schmerzen allgemein, Gelenkrheuma mit heftigen Schmerzen (chronisch und akut), neuralgische Gliederschmerzen, Ischias, Arthritis, Magenschmerzen, Brustschmerzen, Eierstockschmerzen.

Angelica archangelica (Engelwurz)

Die Erzengelwurz hat eine ausgleichende Wirkung auf die Über- oder Untersäuerung im Magen. Er fördert die Magensaftsekretion und wirkt spasmolytisch und cholagog. Eingesetzt wird er bei Verdauungsbeschwerden, Appetitlosigkeit, chronischen Magenkrankheiten und Dyspepsie.

Glycyrrhiza glabra (Süßholz)

Wir haben im Süßholz ein ausgezeichnetes Schleimhautpflegemittel. Es hat einen starken Bezug zum Bronchialsystem sowie der Magen- und Duodenalschleimhaut. Die Liquiritia bildet einen kolloidalen Film über die Schleimhaut, womit diese gegen Reize geschützt ist.

Avena sativa (Hafer)

Der Hafer eignet sich vorzüglich zur Behandlung von Magen-Darm-Beschwerden, zur Anregung des Stoffwechsels sowie zur Senkung des Cholesterin- und Harnsäurespiegels sowie zur Vorbeugung von Zivilisationskrankheiten.

Im Zusammenhang mit der Fibromyalgie ist hauptsächlich die umfassende Wirkung auf den gesamten Stoffwechsel von zentraler Bedeutung.

Gewürze und Kräuter gegen Entzündungen

Mit Chili den Schmerz dämpfen

Mehrere Studien konnten inzwischen eindeutig belegen, dass Chili – äußerlich angewendet – Entzündungen senkt und schmerzlindernd wirkt. Der direkte schmerzlindernde Effekt beruht dabei auf dem Inhaltsstoff Capsaicin, der den Neurotransmitterspeicher im Bereich der Schmerzweiterleitung (Substanz P = pain releasing substance) entleert. Substanz P sorgt auch dafür, dass eine Entzündungsreaktion anhält. Wenn weniger Substanz P aufgrund der Chiliwirkung da ist, dann klingt eine Entzündung schneller ab. Auch bei Krebspatienten wurde erfolgreich mit Chilibalsam gearbeitet, um Schmerzen zu dämpfen. Die schmerzlindernden Effekte wurden dabei durch täglich viermaliges Auftragen des Chilibalsams erzielt.

Innerlich zu sich genommen aktivieren Chilischoten und Chilipulver den Stoffwechsel und kräftigen das Immunsystem. Ebenso konnte nachgewiesen werden, dass Chili die Endorphinproduktion im Gehirn erhöht und damit glücklich macht. Auch bei Magengeschwüren wird heute Chili verwendet, da der Wirkstoff im Chili, das Capsaicin, schleimhautschützend wirkt.

Mit Brennnessel und Ingwer gegen Entzündungen

Brennnessel sowohl äußerlich als auch innerlich angewendet, kann bei Entzündungen ebenfalls helfen: In der Studie wurden täglich Brennnesselblätter äußerlich aufgetragen und es kam innerhalb von 1 Woche zu einer deutlichen Schmerzreduzierung. Bei innerlicher Anwendung konnte für Brennnesselextrakte darüber hinaus eine Hemmung des Entzündungsmediators TNF-α nachgewiesen werden.

Auch für Ingwer gibt es inzwischen Studien, die die Wirksamkeit bei Schmerzen belegen: In einer plazebokontrollierten Doppelblindstudie an 247 Patienten verringerte ein Ingwerextrakt die Schmerzen der Teilnehmer beim Gehen und Stehen. Bestätigt wurde die Wirksamkeit von Ingwerextrakt in einer weiteren Studie bei Kniegelenksarthrose. Ebenfalls konnte nachgewiesen werden, dass Ingwer die Produktion von Entzündungsförderern hemmt.

Tipp: Essen Sie täglich einen Joghurt mit Gewürzen (Rezept siehe S. 63) und massieren Sie mit Chili-Ingwer-Brennnessel-Balsame belastete Stellen ein (Bezugsquelle s. Anhang).

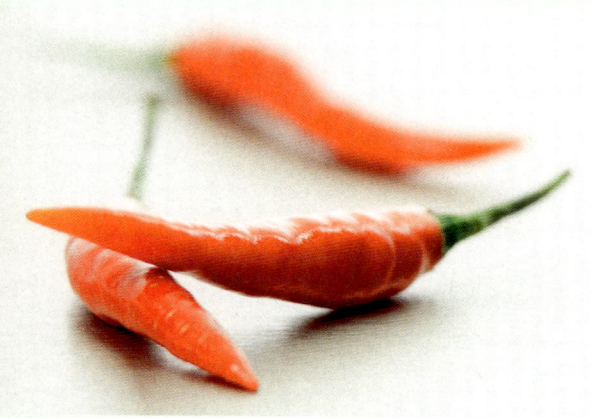

Seitenstechen

Die Ursachen für dieses sehr häufige, unangenehme aber harmlose Phänomen liegen immer noch weitgehend im Dunkeln. Recht typisch ist Seitenstechen, wenn man nach dem Essen Sport treibt. Also: vor dem Training 2–3 Stunden nüchtern bleiben!

Ursachen und Abhilfe

Eine recht plausible aber bislang unbewiesene Theorie bringt das Seitenstechen ursächlich mit dem Rückstrom des Blutes aus den Beinen in den Brustkorb zusammen. Auf seinem Wege durch Leber und Milz kann ein Stau entstehen – beispielsweise durch eine unrhythmische oder verflachende Atmung. Dies wiederum kann durch Reden beim Laufen oder auch durch Bergablaufen ausgelöst werden. Das Gegenmittel – sehr banal – ist eine vertiefte Atmung. Bewusstes tiefes Einatmen, forciertes Ausatmen kann den Blutstrom unterstützen und das Seitenstechen zum Verschwinden bringen. Interessanterweise führt auch Bergauflaufen oft zum Abklingen der Beschwerden, vermutlich durch die ebenfalls intensivierte Atmung.

Oft reicht es auch, mit der Hand in die schmerzhafte Unterbauchregion zu drücken. Gegebenenfalls muss man sogar kurz in die Hocke gehen, wenn die Schmerzen zu intensiv sind. Offenbar führt der erhöhte äußere Druck zur Entlastung der schmerzempfindlichen Kapselstrukturen von Leber und Milz.

Sport und Dialyse

Weltweit sind aktuell etwa 1,5 Mio. Patienten dialysepflichtig. Sie leiden an chronischem Nierenversagen, sodass ihr Körper Abfall- und Giftstoffe nicht über die Nieren ausscheiden kann. Diese Funktion übernehmen bei der Dialyse große Maschinen, durch die das Blut des Betroffenen geleitet und dabei gereinigt wird. Der Prozess dauert in der Regel 4–6 Stunden und muss meist dreimal pro Woche durchgeführt werden.

In den Industrie- und Schwellenländern steigt die Anzahl der Dialysepatienten kontinuierlich. Während in Deutschland im Jahre 1995 noch etwa 40000 Dialysepatienten gezählt wurden, waren es 2005 schon etwa 60000. Das heißt, eine Steigerung von 50% in 10 Jahren. Die Hauptursache liegt in den zivilisationsbedingten Krankheiten. Zum Zeitpunkt, an dem die Dialysepflichtigkeit einsetzt, sind ca. 45% der Patienten Diabetiker, 25% leiden an Bluthochdruck.

Bewegung ist wichtig

Umso wichtiger ist es, Dialysepatienten zu regelmäßiger Bewegung zu animieren. Sanfter Ausdauersport wie Nordic Walking, Aqua Jogging, Ergometertraining ist optimal geeignet, die Nachteile der chronischen Krankheit zu kompensieren. Zusätzlich kann die Muskulatur mit Therabandübungen oder Kräftigungsgymnastik erhalten werden.

Manche Dialyseeinrichtungen in touristisch reizvoller Lage bieten gezielte Urlaubsprogramme an, in denen die Patienten unter fachkundiger Anleitung sinnvolle Bewegungskonzepte erlernen und erproben können.

Ein guter Kompromiss besteht auch darin, während der Dialyse Bewegungskonzepte anzubieten – zum Beispiel mithilfe von Therabandübungen oder eines Bett-Ergometers.

Bewegung dient beim Dialysepatienten also verschiedenen Zwecken,

▌ dem Ausgleich der krankheitsbedingten Inaktivität,
▌ der Unterstützung der eingeschränkten Herz-Kreislauf-Funktion,
▌ der Verbesserung der Lebensqualität und ggf. sogar
▌ der Lebensverlängerung.

Ernährungsempfehlungen

Bei der Dialyse verliert der Organismus Aminosäuren und wasserlösliche Vitamine. Deshalb sollte die tägliche Eiweißzufuhr bei 1,0 bis 1,2 g pro kg Körpergewicht liegen. Das ist leicht machbar, wenn Sie regelmäßig auf den Eiweißgehalt in Ihren Mahlzeiten achten. Biologisch hochwertige Eiweißkombinationen sind zum Beispiel:

▌ Kartoffeln mit Ei im Mischungsverhältnis: 2 große Kartoffeln, 1 Ei
▌ Getreide mit Milchprodukten (Müsli, Hafer-, Griesbrei)
▌ Mais mit Bohnen (wie in Chili con Carne)

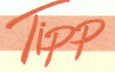

Tofu-Tipp

Tofu ist fermentiertes und dadurch gut verwertbares Soja mit einem hohen Eiweißanteil. Tofu ist relativ geschmacksneutral und deshalb vielfältig einsetzbar. Schneiden Sie Tofu in Würfel (2-cm-Stücke) und braten Sie diese in etwas Olivenöl (oder Sesamöl) an. Anschließend mit Sojasauce und Pfeffer würzen und bei Bedarf mit Sesamsamen bestreuen. Diese Tofubeilage passt in jeden Salat oder auch zu Gemüse und Saucen.

Die bei der Dialyse verloren gegangenen wasserlöslichen Vitamine (B1, B2, B6, B12, Folsäure, Pantothensäure, Nikotinsäureamid,

Biotin und Vitamin C) nehmen Sie am besten regelmäßig über ein Multivitaminpräparat auf, damit ist sichergestellt, dass der Verlust vollständig ausgeglichen wird.

Bei Dialysepatienten sind Elektrolytstörungen häufig: deshalb sollte bei der Hämodialyse die Kochsalzzufuhr auf maximal 4–5 g pro Tag beschränkt werden. In Deutschland werden durchschnittlich pro Tag 10 Gramm Kochsalz aufgenommen, das ist auch für den gesunden Organismus schon fast zu viel – achten Sie deshalb besonders auf Kochsalzfallen. So ist z. B. in den meisten Fertiggerichten wesentlich mehr Kochsalz enthalten als Sie selbst in ihrer Küche verwenden würden.

Ebenso sollte die tägliche Kaliumaufnahme die 2,4 g nicht überschreiten. Deshalb ist es sinnvoll, kaliumarme Lebensmittel auszuwählen. Die Spalte mit den höheren Kaliumwerten ist nur zur Information, wenn Sie die Wahl haben, sollten Sie den Lebensmitteln mit dem geringeren Kaliumgehalt den Vorzug geben.

Dialysepatienten sind auch häufig mit Selen unterversorgt. Kokosraspel verfügen über sehr viel Selen, in nur 5 g Kokosraspel (= 2 TL) steckt die empfohlene zusätzliche Dosis im Bereich von 30–50 µg. Eine so kleine Menge an Kokosraspel kann also die Nahrungsergänzung mit Selen ersetzen.

Dialysepatienten müssen zudem die Flüssigkeitszufuhr auf maximal 1,5 l pro Tag beschränken, da es sonst zu lebensbedrohlichen Hirn- und Lungenödemen kommen kann. Langfristig wird dabei das Herz überlastet. Im medizinischen Fachjargon spricht man dann von einer sich entwickelnden Linksherzinsuffizienz.

Wenn Ausdauersport betrieben wird, kann die Flüssigkeitsmenge vermehrt aufgenommen werden, die durchs Schwitzen verloren gegangen ist. Da die Schweißmenge pro Belastungsstunde von der Außentemperatur und von der Belastungsintensität abhängt, ist dies nur unter ärztlicher Betreuung abzustimmen. Die besten Getränke für Dialysepatienten sind natriumarme Mineralwässer (weniger als 20 mg Natrium pro Liter), Leitungswasser und Tee.

Kaliumgehalt von Lebensmitteln pro 100 g

Obst < 200 mg	Obst > 200 mg	Gemüse < 300 mg	Gemüse > 300 mg
Wassermelone,	Honigmelone	Blattsalate,	Feldsalat
Ananas, Apfel	Bananen	Chicorée	Endiviensalat
Birne, Orangen	Mandarine,	Chinakohl	Brokkoli, Kohlrabi
Erdbeeren	Johannisbeeren,	Zucchini, Spargel	rote Rüben, Sellerie
Himbeeren	Pflaumen	Tomaten, Zwiebel	Kohl, Spinat, Mangold
Grapefruits		Karotten, Oliven	Kakao, Nüsse
Heidelbeeren		Radieschen	Hülsenfrüchte

Ernährung und Nährstoffempfehlungen

Diese gelten für ein kräftiges Bindegewebe und zur schnellen Ausheilung von Verletzungen. Denn: Bindegewebestrukturen bilden häufig den Engpass in der Trainingsverträglichkeit. Oft sind es angegriffene Bindegewebestrukturen, die sich aufgrund von Überlastungen entzünden, reißen oder abnützen. Ziel der Kräftigung des Bindegewebes ist einerseits die Prävention von Verletzungen und andererseits intensives Training besser umsetzen zu können. Ebenso kann bei guter Bindegewebeernährung eine Verletzung beschleunigt ausheilen. Zum Bindegewebe zählen Sehnen, Bänder, Knochenhäute, Bandscheiben, Menisken und Gelenke mit den gesamten Knorpelstrukturen. Die Nährstoffempfehlungen für ein kräftiges Bindegewebe gelten deshalb bei allen in der folgenden Tabelle aufgezählten Beschwerdebildern, da es hierbei immer um die Stabilisierung und um die Reparatur von Bindegewebestrukturen geht.

Zum Aufbau stabiler Bindegewebestrukturen und auch bei allen in der Tabelle aufgeführten Verletzungen brauchen wir eine bindegewebekräftigende Basisernährung in Kombination mit gezielten Nährstoffgaben zum Bindegewebeaufbau. So wie bei einer akuten Erkältung oder Grippe das Vitamin C aus der normalen Ernährung nicht mehr ausreicht, so reicht auch hier die Basisernährung allein leider nicht mehr aus. In der Kombination bindegewebekräftigender Basisernährung und gezielter bindegewebeaufbauender Nahrungsergänzung werden neue Bindegewebestrukturen schneller, nachhaltiger und auch deutlich stabiler aufgebaut. Eine Verletzung heilt um 30–50% schneller und zugleich auch nachhaltiger aus, anschließendes Training wird dadurch besser vertragen und das Risiko einer erneuten Verletzung ist deutlich geringer.

Bindegewebekräftigende Basisernährung

Die Basisernährung für stabiles Bindegewebe braucht viel Kieselsäure und Lebensmittel, die reich an bindegewebeschützenden (antioxidativen) Stoffen sind.

Kieselsäurereiche Ernährung – die innere Bandage

Generell sollte die Ernährung sehr viele natürliche Kieselsäurespender enthalten. Stabilisierend auf das Bindegewebe wirkt dabei das Zentralatom der Kieselsäure: Silizium. Eine kieselsäure- und damit siliziumreiche Ernährung fördert sowohl die Bildung der kollagenen Fasern als auch die Produktion der Bindegewebegrundsubstanz. Reich an Kieselsäure und damit reich an Silizium sind brauner Reis (Vollkornreis), Haferflocken, Bananen und Kartoffelschalen. Grüne Kartoffelteile dürfen aufgrund des giftigen Solanins nicht verzehrt werden, also großzügig ausschneiden. Täglich Haferflocken sowie 2-mal pro Woche Naturreis bilden eine gute Basis, stabile Sehnen, Bänder und Knorpelstrukturen aufzubauen.

Anstelle von Naturreis können auch Reiskekse als Zwischenmahlzeit eingesetzt werden. Reiskekse sind runde, diskusartige Scheiben auf Naturreisbasis und mittlerweile von neut-

---

Tipp

Reiskekse

Rezept für 1 Portion (2 Reiskekse): 2 TL Speiseleinöl mit 4 EL mageren Speisequark und einer Prise Salz vermischen, frische Kräuter (Schnittlauch, Petersilie), etwas klein gehackte Zwiebeln und Knoblauch unterheben. Reiskekse mit Quark-Leinöl-Aufstrich als bindegewebekräftigende Zwischenmahlzeit.

Verletzungen, die in den Bereich des Bindegewebes fallen

Bein	Knie	Fuß und Fuß-gelenke	Rücken, Rückenbe-schwerden	Schulter-gelenk	Hüftgelenk
Schienbein-kantensyn-drom	Kniebe-schwer-den	Umknicken	Verspan-nungen	Schlüssel-beinbruch	Arthrose im Hüftgelenk
Achillesseh-nenreizung	Patella-spitzen-syndrom	Verstauchung	Bandschei-benvorfall	ausgekugel-te Schulter	Ermüdungs-bruch am Schenkel-hals (Schen-kelhalsfrak-tur)
Schleim-beutelent-zündung am Achillesseh-nenansatz	Kniege-lenkarth-rose	Sprunggelenk-verletzungen (Band, Kapsel), Fußgelenk-arthrose	Bandschei-benvorwöl-bung		
	Knochen-reizung am Ansatz der Knie-scheibe (Morbus Osgood-Schlatter)	Reizung der Plantarsehne	Wirbel-gleiten	Schlüssel-beinbruch	
	Meniskus-schaden	Ermüdungs-bruch Fersenbein	Lenden-schmerz	ausgekugel-te Schulter	
	Kreuz-bänder-An- und Abriss	Fersensporn	Hexen-schuss		
		Ermüdungs-bruch Mittelfuß-knochen Knochenreizung am Knöchel Knochenhaut (Reizung, Ent-zündung) Quergewölbe-Beschwerden			

ral über gesalzen, mit Sesam oder Buchweizen angereichert in einer großen Geschmacksvielfalt erhältlich.

Antioxidanzienreiche Ernährung – das Schutzschild unserer Zellen

Unser Körper ist vergleichbar mit einem Kraftwerk, das ständig Strom produziert. Und wie beim Kraftwerk entstehen auch im Körper »schädliche Abfallprodukte«, sogenannte »freie Radikale«, die gesunde Zellen und Bindegewebestrukturen (Sehnen, Bänder, Knorpel) angreifen und schädigen. Die angegriffenen Zellen »rosten«, der Mediziner spricht von zerstörerischer Oxidation der körpereigenen Strukturen. Unser Körper kann sich jedoch vor den zellschädigenden freien Radikalen doppelt schützen: zum einen durch die Bildung körpereigener, antioxidativ wirkender Enzyme und zum anderen durch Antioxidanzien, die wir ihm über die Ernährung zusätzlich zur Verfügung stellen.

Was kann ich nun tun, dass mein Körper ausreichend körpereigene antioxidativ wirkende Enzyme bilden kann und auch bildet? Welche Ernährung enthält nun besonders viele Antioxidanzien, damit insgesamt meine Bindegewebestrukturen vor vorzeitiger Alterung und Abbau geschützt werden?

Im Folgenden werden die drei antioxidativ wirkenden Enzymsysteme sowie die drei Gruppen antioxidativ wirkender Lebensmittel näher beleuchtet.

Selbsthilfe des Körpers – antioxidative Enzyme

Der Körper hat drei antioxidativ wirkende Enzymsysteme: Glutathionperoxidase, Katalase und Superoxiddismutase. Zur Herstellung dieser drei antioxidativen Enzymsysteme braucht er die Spurenelemente Zink, Selen, Eisen, Mangan und Kupfer in ausreichender Menge. Empfehlenswerte Lebensmittel, die diese Spurenelemente enthalten, sind Vollkornbrote mit Natursauerteig (Eisen, Selen, Zink, Mangan),

Haferflocken (Eisen, Mangan), Käse (Zink), Meeresfische (Zink), Kokosflocken (Selen), Linsen und Erbsen (Kupfer). Deshalb sollte man diese Lebensmittel mehrfach pro Woche essen.

Unterstützung durch die Ernährung – Schützende (antioxidative) Lebensmittel

Es gibt drei Gruppen antioxidativ wirkender Lebensmittel: zur ersten Gruppe gehören die Hülsenfrüchte (Sojaprodukte, Sojakeimlinge und Kartoffeln). Diese Lebensmittel enthalten Hemmstoffe (sogenannte Protease-Inhibitoren), die den Abbau von Bindegewebestrukturen verhindern.

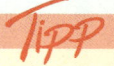

Soja nur kurz andünsten

Die bindegewebeschützenden Wirkstoffe aus Soja bleiben besser erhalten, wenn diese Lebensmittel nur kurz angedünstet werden.

Zu der zweiten Gruppe der Antioxidanzien zählen die Bitterstoffe, sogenannte Polyphenole, die in Gemüse (besonders Zwiebel, Grünkohl, grüne Bohnen, Brokkoli, Endivien), Früchten (besonders Äpfel, Grapefruits, Kirschen, Trauben, Traubenkerne), Beeren (besonders Brombeeren, schwarze Johannisbeeren), Walnüsse, grünem und schwarzen Tee vorkommen.

Zu der dritten Gruppe der Antioxidanzien gehören Lebensmittel, die besonders reich an Vitamin C und β-Carotin sind (Zitrusfrüchte und Gemüse, besonders Paprika und Karotten). Eine antioxidative Wirkung entfaltet auch das Vitamin E – allerdings liegt die notwendige Dosierung, für eine antioxidative Wirkung im Bereich von täglich 100–200 mg, was über Lebensmittel nicht erreicht wird. Reich an Vitamin E sind Weizenkeime mit 12 mg pro 100 g. Vitamin C hat neben der antioxidativen Wirkung auch eine direkte Funktion im Bindegewebestoffwechsel: Vitamin C wird benötigt für die Verkettung von Kollagen-Molekülen, sodass belastbare netzartige Strukturen entstehen, vergleichbar einem gut gewobenen Spinnennetz. Erst dadurch erreicht das Bindegewebe seine Stabilität und Festigkeit.

Für ein stabiles Bindegewebe sollten deshalb 2 Portionen Obst und 3 Portionen Gemüse täglich aufgenommen werden.

Bindegewebeaufbauende Nahrungsergänzung

Eine stärkende und aufbauende Wirkung auf Bindegewebestrukturen (Sehnen, Bänder, Bandscheiben, Knorpelstrukturen) haben die vier Nahrungsergänzungen Ackerschachtelhalmkonzentrat, Glucosamin, Chondroitin und Kollagenhydrolysat. Untersuchungen konnten zeigen, dass die Kombination dieser Nährstoffe bessere Ergebnisse liefert, als wenn nur ein Nährstoff alleine genommen wird. Bei Überlastungen, Abbauerscheinungen oder Verletzungen im Bereich des Bindegewebes findet man infolge der Bindegewebeschädigung auch häufig starke schmerzhafte Entzündungen. Sowohl Ackerschachtelhalm als auch Glucosamin und Chondroitin haben zusätzlich zu der bindegewebekräftigenden Kapazität auch eine entzündungshemmende Wirkung, wodurch Schmerzen gelindert werden.

Ackerschachtelhalm – der Chefnährstoff, gut verwertbare Kieselsäure pur

Ackerschachtelhalm wird von der Naturheilkunde seit Jahrzehnten als Stärkungsmittel für das Bindegewebe empfohlen. Ackerschachtelhalm ist die Pflanze mit dem höchsten Kieselsäuregehalt. Weitere bindegewebestabilisierende Bestandteile des Ackerschachtelhalms sind die sekundären Pflanzenstoffe Quercetin, Rutin und Kämpferol, die zu den Polyphenolen zählen und für die entzündungsabbauende Wirkung verantwortlich sind. Die handelsübli

chen Kieselsäure- bzw. Kieselerdepulver kann der Körper kaum verwerten (Resorptionsrate weniger als 1%) und sind deshalb als Nahrungsergänzung wenig wirksam.

Ackerschachtelhalm gibt es als flüssiges Konzentrat (Bezugsquellen siehe am Ende des Buches) oder als pulverförmigen Extrakt in Kapseln. Auch Ackerschachtelhalmtee wirkt unterstützend auf das Bindegewebe, jedoch ist die Herstellung etwas aufwendig (siehe Rezept). Die empfohlene Dosierung liegt bei 1 Liter speziell zubereitetem Ackerschachtelhalmtee (zubereitet mit 1 EL Ackerschachteldroge) oder bei 3 Gramm (ein Teelöffel) Ackerschachtelhalmkonzentrat.

Tipp

Ackerschachtelhalmtee

1 Liter Wasser mit 1 EL Ackerschachtelhalm-Teedroge aufkochen und bei kleiner Flamme mindestens 2 Stunden köcheln lassen – anschließend über Nacht ziehen lassen und am Morgen abseihen. Das Abgeseihte mit einem Mörser gut zerdrücken und auspressen. Presssaft dem Tee dazugeben. Nur dieses aufwändige Verfahren gewährleistet einen hohen Anteil an gut verwertbarer Kieselsäure.

Glucosamin – Nahrung für die Grundsubstanz

Glucosamin kommt natürlich vor in Krabbenschalen, Muttermilch und Fleisch. Zum täglichen Verzehr sind die beiden erstgenannten Lebensmittel dauerhaft offensichtlich nicht tauglich. Auch mehr als zwei Portionen Fleisch pro Woche sind ernährungsphysiologisch nicht sinnvoll.

Bei angegriffenen Bindegewebe- und Knorpelstrukturen reicht die aufgenommene Glucosaminmenge über die täglichen Lebensmittel nicht aus. Eine zusätzliche Glucosaminauf nahme hat zur Folge, dass vermehrt im Körper kollagene Fasern gebildet werden. Die durch viele Studien belegte, aufbauende Dosis liegt bei 1 500 mg Glucosaminsulfat oder Glucosaminchlorid, wobei generell die Sulfatform des Glucosamins für den Knorpelstoffwechsel wirksamer ist. Bei dieser ausreichend hohen Dosierung an Glucosamin produziert der Körper zusätzlich auch genügend Hyaluronsäure. Diese trägt dazu bei, Knorpelbausteine miteinander zu verketten, wodurch die Knorpelgrundsubstanz insgesamt noch stabiler wird.

Chondroitin – der Stoßdämpfer im Bindegewebe

Chondroitinsulfat hat wie Glucosaminsulfat (bzw. Glucosaminchlorid) ein stark bindegewebeaufbauendes und Entzündungen senkendes Potenzial. Chondroitin ist Bestandteil der Grundsubstanz im Bindegewebe und hat eine hohe Wasserbindungskapazität. Hierdurch wirkt Chondroitin wie ein Stoßdämpfer für Gelenke und andere Bindegewebestrukturen. Die wirksame Dosis liegt bei 800 mg Chondroitinsulfat pro Tag. Chondroitin wird industriell gewonnen aus Fisch, Schwein oder Rind.

Kollagenhydrolysat – lässt kollagene Fasern wachsen

Kollagenhydrolysat ist speziell aufgespaltenes, hochgereinigtes Gelatinepulver. Während Gelatine im Darm vollständig abgebaut wird und dadurch einzelne Aminosäuren im Darm aufgenommen werden, kann Kollagenhydrolysat auch in Form mehrerer Aminosäuren (und damit als vorgefertigte Bauteile) resorbiert werden. Dadurch können in Bindegewebestrukturen gleich größere Bauteile eingebaut werden. Kollagenhydrolysat kann in Fruchtsäften, Tees oder Joghurt eingerührt werden, ohne dass es noch geliert. Kollagenhydrolysat fördert ebenfalls die Kollagenbildung in den Knorpelzellen und trägt somit ebenfalls zur weiteren Bindegewebestabilisierung bei. Die wirksame Dosierung liegt bei täglich 10 g Kollagenhydrolysat.

Um eine ähnliche bindewebeaufbauende Wirkung über gelatinehaltige Gummibärchen zu erreichen, bedarf es täglich ca. 150 g Gummibärchen. Da man hierbei täglich mehr als 100 g Zucker aufnimmt, stellen Gummibärchen keinen auf die Dauer empfehlenswerten Nährstoff für das Bindegewebe dar.

Die bindegewebeaufbauenden Nährstoffe Ackerschachtelhalm, Glucosamin, Chondroitin und Kollagenhydrolysat sollten bei allen Sehnen-, Bänder- und Gelenkbeschwerden sowie auch zur Vorbeugung bei hoher Belastung (z. B. Marathonlauf, Ballspielarten) immer zusammen, also parallel, angewendet werden. Die stabilisierende Wirkung tritt dadurch schneller und nachhaltiger ein.

Obwohl Heilungsprozesse und Anpassungen im Bereich des Bindegewebes schon nach 2–6 Wochen spürbar sind, sollten Bindegewebenährstoffe mindestens 3–6 Monate lang angewendet werden. Das Versorgungsnetz im Bindegewebe ist nicht so gut ausgebaut wie in der Muskulatur, deshalb bedarf es dieser langen Nährstoffgabe, damit Verletzungen gut ausheilen und Bindegewebestrukturen nachhaltig aufgebaut werden. Eine allmähliche Wiederbelastung kann jedoch viel früher erfolgen.

Die Nährstoffversorgung Ihrer Sehnen, Bänder und Knorpel erfolgt hauptsächlich durch Diffusion. Das können Sie sich vorstellen wie an einem See, wo durch die Wellenbewegung Dinge ans Ufer gespült werden. Bewegung unterstützt diese Diffusion der Nährstoffe zu Ihren Bindegewebestrukturen.

Eine Daueranwendung aller Nährstoffe bei chronischen Bindegewebeproblemen ist möglich, jedoch in der Regel nicht notwendig, da nach einer dreimonatigen Anwendung die Aktivität der bindegewebeaufbauenden Zellen noch einige Monate nachwirkt. Bei kleineren Gelenkbeschwerden empfehlen wir die gesamte dreimonatige Nährstoffkur einmal pro Jahr durchzuführen, bei stärkeren Beschwerden 6 Monate lang.

In der folgenden Tabelle sind im Überblick alle Ernährungs- und Nährstoffempfehlungen für alle genannten Beschwerdebilder aufgeführt. Alle Maßnahmen sollten bei Beschwerden oder Verletzungen zusammen 3–6 Monate lang gezielt angewandt werden, wobei die bindegewebekräftigende Basisernährung immer beibehalten werden sollte.

Überblick Nährstoffempfehlungen für kräftiges Bindegewebe und schnelles Ausheilen von Verletzungen

Bindegewebekräftigende Basisernährung

▌ Kieselsäurereiche Lebensmittel
Vollkornreis, Reiswaffeln, Haferflocken,
Kartoffeln mit Schale (grüne Teile vorher entfernen)

▌ Lebensmittel zur Bildung körpereigener antioxidativer Enzyme
Vollkornbrot mit Sauerteig
Haferflocken, Käse, Meeresfische, Kokosflocken, Linsen, Erbsen

▌ Lebensmittel mit Antioxidanzien I (Proteasen-Inhibitoren)
Soja, Tofu, Sojakeimlinge
Kartoffeln

▌ Lebensmittel mit Antioxidanzien II (Polyphenole)
Zwiebeln, Grünkohl, grüne Bohnen
Brokkoli, Endiviensalat, Früchte
Äpfel, Grapefruits, Kirschen
Trauben, gemahlene Traubenkerne
Beeren
Walnüsse
grüner, schwarzer Tee
Zimt 1,5 g ($^1/_2$ TL)
Kurkuma 3 g (1 TL)

▌ Pfeffer (täglich eine extra Prise)
Chili: 3 kleine Chilis pro Mahlzeit schlucken

▌ Lebensmittel mit Antioxidanzien III (Vitamine)
Vitamin C (Früchte, Paprika)
Vitamin E (Weizenkeime)
β-Carotin (Gemüse, Salat, Früchte)

▌ Enzymreiche Lebensmittel
$^1/_2$ frische Ananas oder 1 unreife Papaya

Tägliche bindegewebeaufbauende Nahrungsergänzung

- 1 TL Ackerschachtelhalmkonzentrat
- Glucosaminsulfat 1500 mg
- Chondroitinsulfat 800 mg
- Kollagenhydrolysat 10 g

Tägliche Nahrungsergänzung zum Abbau von Entzündungen

- Vitamin C 100–1000 mg
- Vitamin E 100–200 mg
- Zink 15–20 mg
- Selen 50–200 μg
- Mangan 2–3 mg
- Kupfer 3 mg
- OPC-Kapseln
- 2 TL Speiseleinöl bzw. 2 g Fischölkapseln
- Papain- bzw. Bromelain-Kapseln

Infektanfälligkeit, Immunschwäche

Das Immunsystem ist einer der größten und komplexesten Funktionsbereiche im menschlichen Organismus. In deutscher Übersetzung passt am besten der Begriff des Abwehrsystems, das über spezifische (d. h. nur auf einen ganz bestimmten, eng begrenzten Auslöser passende) und unspezifische (mit breiterem Wirkungsspektrum ausgestattete) Abwehrmechanismen verfügt, die sowohl im strömenden Blut (Antikörper, das Komplementsystem) als auch zellgebunden (weiße Blutkörperchen) vorkommen.

Das System funktioniert auf erstaunliche Weise, indem Antigene, also Fremdkörper, Erreger und auch fehlerhafte Zellen (z. B. bei Krebserkrankungen) erkannt und dann auf geeignete Weise bekämpft werden. Die Funktionsträger warten quasi in Rufbereitschaft an verschiedenen Orten, zum Beispiel im Knochenmark, in Lymphknoten, in speziellen lymphatischen Organen im Darm, in der Milz. Bei Antigenkontakt laufen sehr unterschiedliche, oft kaskadenförmige Reaktionen ab, an deren Ende der Einsatz sehr wirkungsvoller Abwehrkräfte steht, speziell zugeschnitten auf die jeweilige Aufgabe. Gleichzeitig hemmt sich das System selbst, um unkontrollierte und damit gefährliche Immunreaktionen zu verhindern.

Diagnostik

Mehr und veränderte weiße Blutzellen finden sich normalerweise bei Stressbelastungen und außergewöhnlichen körperlichen Beanspruchungen, in der Schwangerschaft, bei Neugeborenen. Aber auch bei

- Infektionen (z. B. bei Diphtherie, Scharlach),
- Entzündungen (z. B. bei Abszessen, rheumatischem Fieber),
- Tumorerkrankungen (z. B. bei Leukämie),
- Gewebezerstörungen (z. B. bei Herzinfarkt),
- Stoffwechselstörungen (z. B. bei Gicht),
- Medikamenteneinnahme (z. B. Kortisonpräparate, Psychopharmaka),
- Unfällen, Blutungen

und bei vielen anderen Ursachen.

Der Komplexität des Systems entsprechend kennen wir heute eine schier unüberschaubare Zahl unterschiedlicher Immunstörungen, die sich in erhöhter Infektanfälligkeit, Krebsgefährdung, sogenannten Autoimmunerkrankungen usw. äußern. Diese können durch sehr unterschiedliche Störfaktoren hervorgerufen werden, z. B. durch Chemikalien (Benzol), Medikamente, Strahlen, Erreger. In vielen Fällen können wir den Entstehungsmechanismus der Krankheit allerdings (noch) nicht nachvollziehen. Manche sind angeboren, gehen also auf einen genetischen Defekt zurück, viele entstehen erst im Laufe des Lebens.

Was kann ich tun?

Die Stärkung des Immunsystems gehört lebenslang zu den wichtigsten Zielen gesundheitsbewussten Verhaltens. In Deutschland seit Pfarrer Kneipp bestens bekannt sind die Wirkungen von Bewegung und physikalischen Reizen (kaltes Wasser, »frische Luft«). Der Verzicht auf Genussmittel (Rauchen) oder zumindest der streng dosierte Konsum (Alkohol) gehört genauso dazu wie ausreichender Antigenkontakt in frühester Kindheit, damit sich das System bestmöglich entwickeln kann. Kinder sollten viel im Freien und mit anderen Kindern spielen, übertriebene Hygiene schadet nur. Bei der Ernährung wie auch der Hygiene gilt es, Schadstoffe (Chemikalien) möglichst vom Körper fernzuhalten und deren Einsatz auf das Notwendigste zu beschränken.

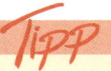

Im den USA wurde nachgewiesen, dass Kinder aus höheren Gesellschaftsschichten im späteren Leben einen höheren DDT-Spiegel aufweisen als solche aus Familien mit niedrigerem Durchschnittseinkommen. Das wird auf den stärkeren Gebrauch von Waschmitteln, Putzmitteln und auch den Konsum vermeintlich hochwertigerer Nahrungsmittel zurückgeführt, die höher mit Pflanzenschutzmitteln belastet sind. Der aktuelle Trend zur Bio-Kost hat insofern einen durchaus vernünftigen Hintergrund – fernab jeder ideologischen Überhöhung des Themas.

Ernährung
Über die Ernährung sollten viele Lebensmittel aufgenommen werden, die das Im-

munsystem beim Kampf gegen Erkältungserreger unterstützen. Ein Schwerpunkt der Immunstabilisierung liegt dabei in der Kräftigung von Darmschleimhaut und Darmflora (siehe S. 134). Stabilisierend auf das Immunsystem wirkt darüber hinaus eine gezielt pflanzenbetonte Kost, also eine Ernährung mit viel frischem Obst, Gemüse und Salat. Mit dieser pflanzenbetonten Kost wird das Immunsystem gleich mehrfach gestärkt.

Vitamin C und sekundäre Pflanzenstoffe
siehe Abschnitt Infektionskrankheiten S. 143

Selen
siehe S. 144.

Zink
siehe S. 144.

Komplementärmedizin
Die folgende spagyrische Rezeptur hat sich vor allem zur Behandlung von Immunschwächen und immer wiederkehrenden Infekten bewährt. Besonderes Gewicht bekommt hier die Prophylaxe, gerade auch nach sportlichen Anstrengungen, also die direkte Steigerung der Immunkompetenz, um Infekten vorzubeugen.

Pelargonium sidoides spag. Spagyros
Eleutherocuccus senticosus spag.
 Spagyros
Hypericum perforatum spag. Spagyros
Thuja occidentalis
 spag. Spagyros   aa ad 30 ml

Schreiben Sie diese Rezeptur ab und gehen damit in eine Apotheke. Dort lassen Sie die Mischung herstellen. Sie benützen dieses Heilmittel 3–5-mal am Tag. Pro Anwendung müssen sie 2 Hübe in den Mund sprühen, kurz im Mund behalten, gut einspeicheln und dann schlucken.

Pelargonium sidoides (Pelargonie)
Die Kapland-Geranie ist ein bekanntes Mittel zur Steigerung der Immunkompetenz. Sie zeigt auch eine antibiotische Wirkung auf mehrfachresistente Bakterienstämme.

Eleutherocuccus senticosus (Taigawurzel)
Die Taigawurzel steigert die körperliche und geistige Leistungsfähigkeit, führt zur Vermehrung der T-Lymphozyten sowie der natürlichen Killerzellen. Daher einsetzbar zu Leistungssteigerung und zur Grippeprophylaxe.

Hypericum perforatum (Johanniskraut)
Das Johanniskraut verbindet das Nervensystem mit dem Immunsystem. Sie hat auf beide eine stärkende Wirkung und fördert so die Resistenz.

Thuja occidentalis (Thuja)
Immunmodulation (die Polysaccharidfraktion aus der Thuja zeigt in div. Testmodellen Effekte, die auf eine Immunstimulation schließen lassen).

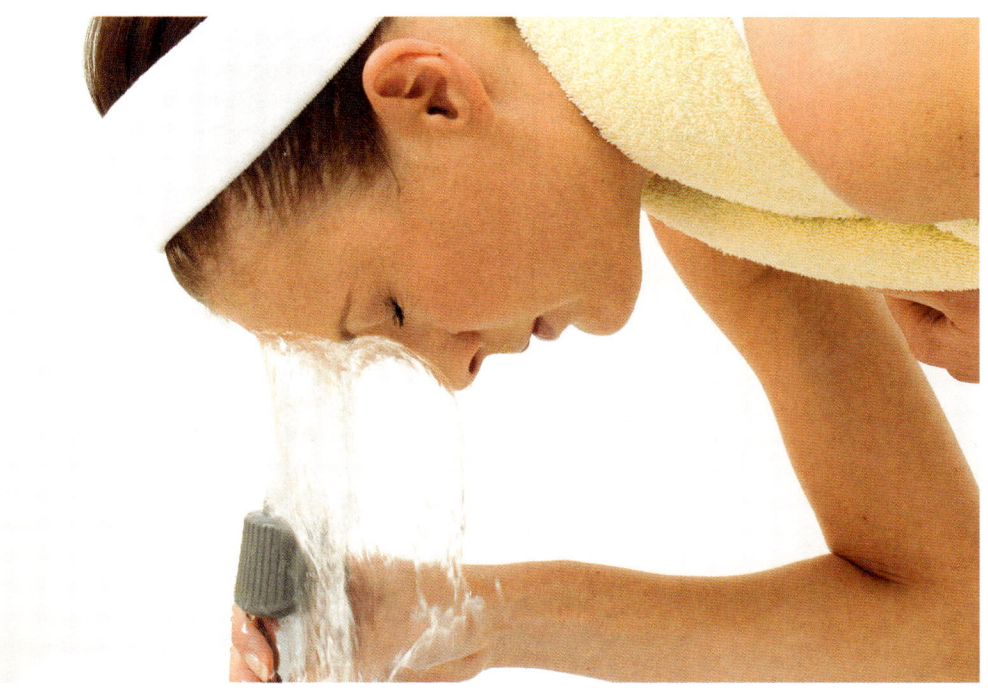

Anhang

Homepage der Autoren / Bezugsquellen

www.thomas-wessinghage.de
www.dr-feil.com
www.ryffel.ch

Übersicht über Sportgetränke: hensen@cng-media.de

Sportgetränk für die schnelle Regeneration nach Training und Wettkampf: ULTRA Refresher, www.ultra-sports.de

Ackerschachtelhalmkonzentrat, Chili-Ingwer-Brennnessel-Balsam, Argininpräparat mit natürlichen Nussproteinen: www.ultra-sports.de

Dinkelkeimlinge für die Ernährung des Darmes: www.fit-food-service.com

Probiotische Lactobakterien mit hoher Dosierung (Tagesanwendung 3 Mrd. Keime): www.allsani.de

Bücher/Zeitschriften

Ernährungs-Coach: Mehr Leistung im Sport (W. Feil, S. Oberem, A. Reichenauer-Feil): Karl F. Haug Verlag, 2008

Zeitschrift »Aktiv laufen«: www.dsv-sportverlag.de

Stichwortverzeichnis

Stichwortverzeichnis

Impressum

*Bibliografische Information
der Deutschen Nationalbibliothek*
Die Deutsche Nationalbibliothek verzeichnet diese
Publikation in der Deutschen Nationalbibliografie;
detaillierte bibliografische Daten sind im Internet
über http://dnb.d-nb.de abrufbar.

Programmplanung: Dr. Elvira Weißmann-Orzlowski

Redaktion: con:text, Thomas Kopal
Bildredaktion: Christoph Frick

Umschlaggestaltung und Layout:
CYCLUS · Visuelle Kommunikation, Stuttgart

Bildnachweis:
Umschlagfoto: Gettyimages
Fotos im Innenteil:
Banana Stock: S. 47; Lothar Bertrams, Stuttgart: S. 4, 5,
6, 8/9, 21, 22, 23, 24, 25, 26, 27, 48, 76, 77, 78, 79, 80, 81,
82, 83, 84, 85, 86/87, 170, 171, 172, 188, 190/191; ccvision:
S. 91, 173, 210; Dynamic Graphics: S. 166; Christoph Frick:
S. 51, 62, 63; Gettyimages: S. 3; Jupiterimages: S. 127;
MEV: S. 107; Frank Kleinbach, Stuttgart: S. 214; Thomas
Möller, Stuttgart: S. 69, 227; Photo Disc: S. 12, 52, 114,
146, 199, 212: Pitopia: S. 36, 99, 121, 196; Pixland: S. 160;
Michael Zimmermann, Stuttgart: S. 183
Alle Übungsfotos zeigen die Sportlerin Ingalena Heuck.

Liebe Leserin, lieber Leser,
hat Ihnen dieses Buch weitergeholfen? Für Anre-
gungen, Kritik, aber auch für Lob sind wir offen. So
können wir in Zukunft noch besser auf Ihre Wünsche
eingehen. Schreiben Sie uns, denn Ihre Meinung zählt!

Ihr Haug Verlag
E-Mail Leserservice: heike.schmid@medizinverlage.de

Adresse:
Lektorat Haug Verlag, Postfach 30 05 04,
70445 Stuttgart
Fax: 0711 - 8931-748

Ingalena Heuck ist Langstreckenläuferin mit den Para-
dedisziplinen 5000 m, 10000 m und Cross. Mithilfe ihres
Trainers und Dr. Wolfgang Feil hat die 22-jährige Sportstu-
dentin in der Saison 2008 drei deutsche Junioren-Meister-
titel holen können und wurde bei den Frauen über 5000 m
Zweite. Laufen sieht Ingalena als eine Art »Lebensschule«
– durch das Laufen lernt sie ihren Körper und damit ihre
Grenzen kennen und forciert gleichzeitig das Entwickeln
von psychischen Eigenschaften, wie Durchhaltevermögen,
Disziplin und Ehrgeiz. Ganz nach dem Motto »Entlastung
durch Belastung« wird das Training in den Alltag integriert
und damit zum Entspannungsteil des Tages, selbst wenn
Ingalena teilweise über 150 km pro Woche trainiert.

© 2009 Karl F. Haug Verlag in
MVS Medizinverlage Stuttgart GmbH & Co. KG
Oswald-Hesse-Straße 50, 70469 Stuttgart

Printed in Germany

Satz: Fotosatz Buck, 84036 Kumhausen
gesetzt in: InDesign CS3
Druck: Grafisches Centrum Cuno GmbH & Co. KG,
39240 Calbe

Gedruckt auf chlorfrei gebleichtem Papier

ISBN 978-3-8304-2222-8   1 2 3 4 5 6